# DEIN LEBEN HAT GEWICHT

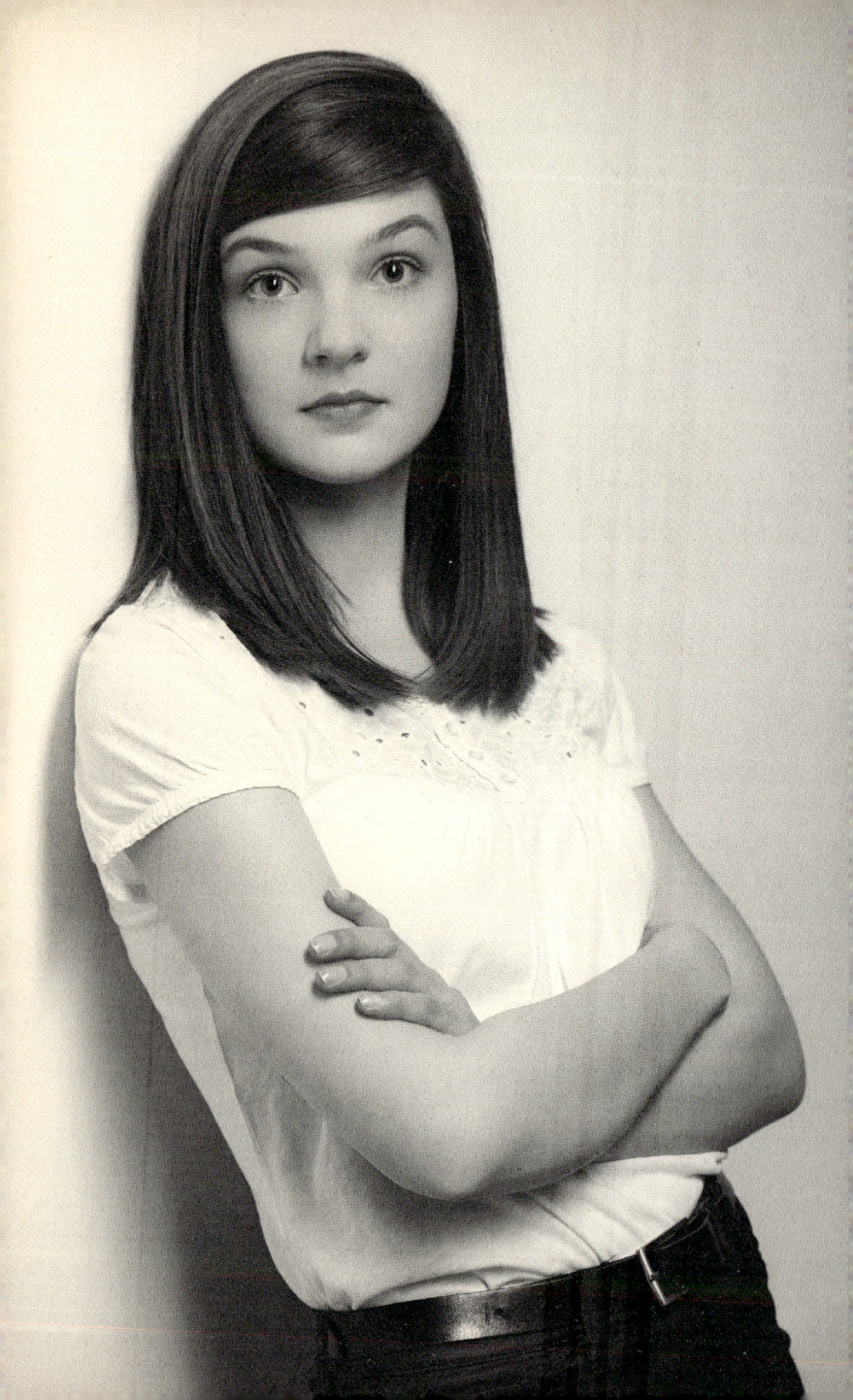

Beke Worthmann

# DEIN LEBEN
# HAT GEWICHT

## Elf Porträts junger Magersüchtiger

SCHWARZKOPF & SCHWARZKOPF

# INHALT

MEIN LEBEN HAT GEWICHT
Vorwort . . . . . . . . . . . . . . . . . . . . . . . . . . . . . . . . . . . . . . . . . . . . . . . . 7

GEFANGEN WIE EIN VOGEL IM KÄFIG
Rebekka (16) . . . . . . . . . . . . . . . . . . . . . . . . . . . . . . . . . . . . . . . . . . . 11

MEINE EINSAMKEIT BEDEUTETE DEN ANFANG VOM ENDE
Vicky (17) . . . . . . . . . . . . . . . . . . . . . . . . . . . . . . . . . . . . . . . . . . . . . . 35

GEZEICHNET VOM LEBEN
Sarah (16) . . . . . . . . . . . . . . . . . . . . . . . . . . . . . . . . . . . . . . . . . . . . . . 55

NICHTS SCHMECKT SO GUT, WIE SICH DÜNN SEIN ANFÜHLT
Tobias (17) . . . . . . . . . . . . . . . . . . . . . . . . . . . . . . . . . . . . . . . . . . . . 75

ICH WILL KEIN MITLEID
Lisa (17) . . . . . . . . . . . . . . . . . . . . . . . . . . . . . . . . . . . . . . . . . . . . . . 101

SO SPIELT (LEIDER) DAS LEBEN
Saskia (18) . . . . . . . . . . . . . . . . . . . . . . . . . . . . . . . . . . . . . . . . . . . . 121

ICH WAR / BIN SO ANDERS
Steffen (15) . . . . . . . . . . . . . . . . . . . . . . . . . . . . . . . . . . . . . . . . . . . . 143

ÜBERFORDERT MIT MEINER WELT
Joline (16) . . . . . . . . . . . . . . . . . . . . . . . . . . . . . . . . . . . . . . . . . . . . . 165

BLINDLINGS SOLLTE MAN NICHT WETTEN
Nele (14) . . . . . . . . . . . . . . . . . . . . . . . . . . . . . . . . . . . . . . . . . . . . . . 181

WIE LEICHT MUSS ICH SEIN, DAMIT ICH PERFEKT BIN?
Amélie (18) . . . . . . . . . . . . . . . . . . . . . . . . . . . . . . . . . . . . . . . . . . . . 199

ES IST NIE ZU SPÄT
Beke (17) . . . . . . . . . . . . . . . . . . . . . . . . . . . . . . . . . . . . . . . . . . . . . . 223

WENN MENSCHEN AUFHÖREN ZU ESSEN
Interview mit Dr. med. Wünsch-Leiteritz,
Leitende Oberärztin der Klinik Lüneburger Heide
in Bad Bevensen . . . . . . . . . . . . . . . . . . . . . . . . . . . . . . . . . . . . . . . 245

MEINE EMPFEHLUNGEN FÜR EUCH
Kliniken . . . . . . . . . . . . . . . . . . . . . . . . . . . . . . . . . . . . . . . . . . . . . . . 258
Betreutes Wohnen . . . . . . . . . . . . . . . . . . . . . . . . . . . . . . . . . . . . . . 261
Beratungsstellen . . . . . . . . . . . . . . . . . . . . . . . . . . . . . . . . . . . . . . . 262
Internetadressen . . . . . . . . . . . . . . . . . . . . . . . . . . . . . . . . . . . . . . . 263
Danksagungen . . . . . . . . . . . . . . . . . . . . . . . . . . . . . . . . . . . . . . . . . 263

Falscher Stolz, Eitelkeit.
Dein Leben, doch für das Leben keine Zeit.
Mit dieser Leere Bücher vollgeschrieben.
Dein Albtraum auf Wolke 7.

*Max Herre feat. Philipp Poisel,*
*»Wolke 7«*

# Mein Leben hat Gewicht

*Vorwort*

Essstörungen sind in Deutschland weit verbreitet. Nach Angaben der Ärztekammer Niedersachsen sind hierzulande über 220.000 junge Menschen im Alter von 15 bis 24 Jahren an Anorexie (Magersucht) oder Bulimie (Ess-Brech-Sucht) erkrankt – eine alarmierende Zahl! Nur etwa die Hälfte aller Erkrankten wird gesund, viele Menschen begleitet diese Krankheit ihr ganzes Leben lang und in 15 bis 20 Prozent der Fälle verläuft sie tödlich. Die Bekämpfung von Essstörungen ist nicht nur eine persönliche, sondern auch eine gesellschaftliche Herausforderung – wie bereits zahlreiche Studien zur Wechselwirkung von medialen Botschaften und ungesundem Essverhalten zeigen konnten. Und trotz Zunahme der öffentlichen Diskussion des Themas besteht weiterhin ein Aufklärungsdefizit. Sowohl für Erkrankte, ihre Angehörigen und Freunde als auch für Bezugspersonen wie zum Beispiel Lehrer ist es aber essenziell, die ersten Hinweise auf die Krankheit zu erkennen, um rechtzeitig reagieren zu können.

Doch was verbirgt sich hinter einer Essstörung? Geht es wirklich nur ums Dünn-Sein, um Model-Maße und um purzelnde Kilos oder steckt hinter dieser heimtückischen Krankheit viel mehr?

Um diese Frage zu beantworten, habe ich mich im letzten halben Jahr auf die Suche nach jungen Menschen begeben, die der Gesellschaft zeigen sollten, was es bedeutet, an Magersucht oder Bulimie zu erkranken. Auch ich selbst habe Erfahrungen mit einer Essstörung gemacht, weshalb ich schließlich auf die Idee kam, dieses Projekt anzugehen.

Während ich mich in einer Klinik befand, haute ich – im Ohr *Mehr Gewicht* von Luxuslärm – die ersten Buchstaben dieser Seiten in die Tasten. Mir war klar, dass es keine leichte Aufgabe sein würde, junge Erwachsene, wie ich es bin, zu finden, die ihre intimsten Gedanken mit mir teilen. Und doch kann ich euch heute die wunderbarste Auswahl präsentieren, die ich je hätte finden können: zehn junge Menschen im Alter von 14 bis 18 Jahren, die voll Herz und Sensibilität ihr persönlichstes Thema offenlegen. Jeder von ihnen stand mir gnadenlos Rede und Antwort und berichtete von eigenen Erfahrungen. Doch in meinen Interviews ging es nicht nur um die Krankheit selbst – vor allem das Leben mit ihr im Alltag und das ganze Drumherum kamen zur Sprache.

Ob im Starbucks, am Telefon oder im guten alten Kinderzimmer – die Gespräche waren allesamt mitreißend, oft auch traurig und erschütternd. Jedes von ihnen hatte etwas Besonderes, denn ich habe selten so intensiv mit Menschen über ein Thema gesprochen wie mit den zehn Befragten aus diesem Buch. Und vor allem freut es mich, in Steffen und Tobias zwei echt tolle Kerle gefunden zu haben, die sich trotz ihrer Männlichkeit nicht scheuen zuzugeben, an einer Essstörung erkrankt zu sein. Den Mut dazu haben ja sonst nur Mädchen.

Mein Ziel war es, noch immer oder ehemaligen Betroffenen eine Stimme zu geben, sodass noch einmal alles Geschehene an die Oberfläche kommt und sich der ein oder andere Schalter vielleicht etwas bewegt. Meine zehn Befragten machen das Buch mit ihren ehrlichen Aussagen, die in einer solchen Vielfalt selten zu finden sind, zu einem großen Erfahrungsschatz, von dem hoffentlich viele Betroffene, Angehörige und Interessierte profitieren können.

So unterschiedlich die Persönlichkeiten meiner Gesprächspartner auch sind, so einig sind sie sich doch in der Sache, dass viel Falsches im Umlauf ist und man die Dinge ins richtige Licht rücken muss, um Fehler auszuradieren. Vielleicht haben wir ja zusammen eine gute Grundlage dafür geschaffen.

Um das Buch zu vervollständigen, habe ich mich auch auf die Suche nach einer Psychologin begeben. Mit Frau Dr. med. Wünsch-Leiteritz habe ich mit Sicherheit eine der Besten in dem Bereich gefunden. Mein Interview mit ihr ist auf den hinteren Seiten zu finden. *Dein Leben hat Gewicht* ist der Versuch, ein Thema offenzulegen, über das hinterm Rücken viel gesprochen wird, Eindrücke zu verschaffen und Vorurteile in der Gesellschaft infrage zu stellen. Voll jugendlicher Spannkraft geht es hier um keine Nebensache, es geht um die Vielfalt eines Problems, das sich schon in jungen Jahren in die Köpfe jedes Menschen schleichen kann. Ob Scheidungskind, Mauerblümchen, Nesthäkchen, Partyhengst oder Berühmtheit – es kann jeden treffen! Und deshalb ist es wichtig, sich zu informieren, Hilfe zu suchen und zu handeln. Ich hoffe, ich kann mit den Anlaufstellen, die ich am Ende des Buches aufgelistet habe, eine Basis dafür schaffen. Es sind auch solche dabei, die meine Gesprächspartner empfohlen und die sie vielleicht sogar selbst in Anspruch genommen haben.

Für mich war die Entstehung von *Dein Leben hat Gewicht* wie eine Reise in verschiedene Welten. Ich habe die Möglichkeit bekommen, hinter Fassaden zu schauen, hinter die sonst keiner schauen mag. Es war spannend, die unterschiedlichsten Geschichten zu hören, Geheimnisse erzählt und Weltanschauungen offenbart zu bekommen, mit denen ich mich identifizieren konnte oder auch nicht. Jetzt ist es schön zu wissen, auf irgendeine Art geholfen zu haben oder helfen zu können.

Mich selbst hat die Arbeit an diesem Buch sehr bewegt. Das Ziel der Reise war letztendlich ich selber, denn ich habe – und darüber bin ich ausgesprochen froh – endlich abschließen können. Für mich wird es nicht mehr darum gehen, um jeden Preis dünn sein zu müssen. Das Leben ist zu kostbar, auch nur einen Tag darauf zu verschwenden, die Gedanken darum kreisen zu lassen. Meine Welt dreht sich jetzt um Wichtigeres. Ich hoffe, deine tut es auch.

*Beke Worthmann*

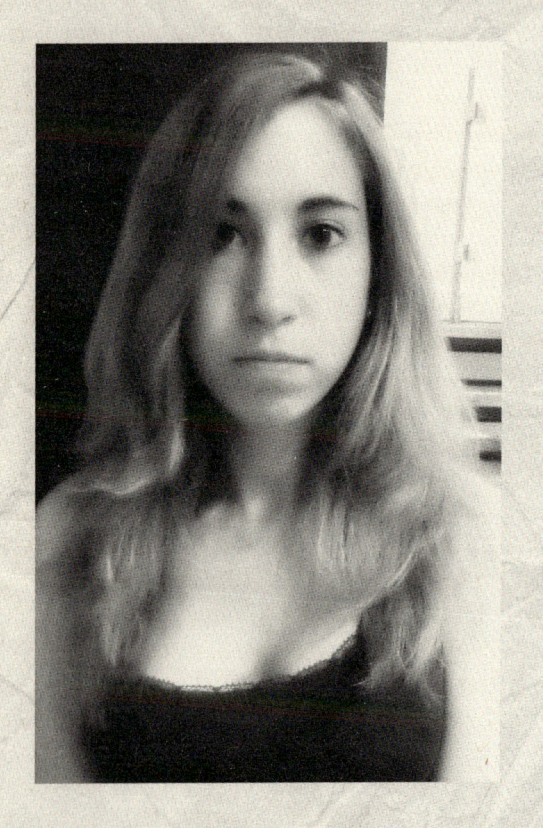

# 1

# Gefangen wie ein Vogel im Käfig

*Rebekka (16)*

Manchmal frage ich mich, warum es mich gibt. Bisher jedoch ohne Erfolg, denn ich bin kein großer Philosoph, der solchen Fragen Tag für Tag auf der Spur ist. Das würde mich wahnsinnig machen und ich muss nicht noch verrückter werden, als ich es sowieso schon bin. Zugegebenermaßen bin ich nicht einmal auf irgendeine amüsante Art und Weise verrückt. Ich bezeichne mich selbst als dumme, kranke, fette und asoziale Kuh mit Pferdefresse, die wohl nichts anderes tut, als dämlich auf ihrer Wiese zu stehen und tonnenweise giftgrünes Gras zu verdrücken.

Normalerweise gebe ich niemandem diese Gedanken preis, denn es lädiert mich jedes Mal aufs Neue, wenn ich das von mir behaupten muss. Nicht nur, dass dann Wunden anfangen zu brennen, nein, mein Gegenüber stempelt meine Empfindungen wahrscheinlich als Lappalie ab, nicht würdig, dass man über sie redet. Wegen dieses Unwohlseins flüchte ich mich in die kranke Welt der Verrückten: um Schutz zu suchen, um das Fühlen zu verlernen, um mich zu verstecken.

*

Seit Sommer 2008 geht das nun schon so. Angefangen mit einem Gefühl der Unreinheit, aufgehört heute hier, im Schlepptau der Magersucht. Wenn die meisten Menschen dieses Wort gebrauchen, klingt es brutal, eklig und kaum erstrebenswert. Andere wissen

aber, warum es das Wort in ihrem Wortschatz gibt. Es trifft nämlich genau den Kern: Die Magersucht ist eines der abschreckendsten
Dinge, die ich kenne. Weil das Wort so brutal klingt, benutze ich
es auch immer, wenn es darum geht, mich wieder einmal damit
auseinandersetzen zu müssen. Mager*sucht* bringt es, einfach gesagt, auf den Punkt. Nicht mehr und nicht weniger. Die einfache
Essstörung ist zu allgemein und Probleme mit dem Essen – ja, wer
hat die nicht manchmal?! Essen muss eben gelernt sein, egal, ob es
um die Manieren geht oder um den Sinn dahinter.

*

Angefangen hat es bei mir mit zwölf. Krass, wenn man überlegt,
dass der Wahn heutzutage schon auf Kinder übergreift. Damals war
ich ja noch ein Kind, vielleicht gerade am Anfang der Pubertät, ich
hatte keine Ahnung, in was ich mich da stürzte. Ich wusste zwar,
dass ich mir ein großes Loch schaufelte, aber das hat mich nicht
davon abgehalten, mit dem Spaten in der bereits wunden Hand
immer weiterzumachen.

Psychische Probleme waren mir damals nicht unbekannt,
denn mein Bruder litt und leidet bis heute an einer schweren
Depression. Sowieso zeigt mein Familienstammbaum einige
psychische Krankheiten auf – vom Uropa bis zur Omi … Kein
Wunder also, dass auch ich damals schon unter Ängsten litt. Vor
allem die Angst vor Erbrechen setzte mir so stark zu, dass es mir
schwerfiel, unter Leute zu gehen, ohne dass sich ein Brechreiz
bemerkbar machte. Auch Gewitter ließen mich schaudern und
Nächte, in denen ich mich in der Dunkelheit einsam fühlte. Ich
war schon länger in Therapie und wusste also bereits, was die
Psychotante, die vor mir saß, von mir wollte. Ganz im Gegensatz
zu Gleichaltrigen.

*

Als ich in die Magersucht rutschte, war das nicht wie ein Wurf ins kalte Wasser, sondern eher wie das langsame Untergehen der Sonne. Schritt für Schritt wurde es dunkler in meinem Leben, ohne dass eine einzige aufmerksame Seele in meinem Umfeld die Dämmerung heraufziehen sah. Ich kann mich kaum noch an den Tag erinnern, an dem ich es cool fand, mal eine Diät auszuprobieren, auf Biokost umzusteigen und einen auf ernährungsbewusst zu machen. Heute zähle ich Diäten zu den schwachsinnigsten Dingen, die es auf diesem Planeten gibt. Wer auch immer sich diesen Kram ausgedacht hat, sollte eine Anmerkung im Patent hinterlassen: Benutzung auf eigene Gefahr! Ich finde, die Menschen sollten sich so akzeptieren, wie sie sind. Denn die Seele und vor allem der Körper haben Grenzen. Schlankheitskuren gehören zu Überschreitungen dieser Grenzen und sind somit unzulässig.

Doch ich wollte damals von diesen Grenzen, von dem ich heute selber spreche, nichts hören und machte mich voller Elan und Enthusiasmus an die Arbeit. Runter mit den Kilos!, so lautete die Parole. Nicht, dass ich ein kleines moppeliges Mädchen gewesen wäre, aber ich wollte mich einfach in mir selbst wohler fühlen. Ich träumte sogar nachts von der Bereicherung, am Umfang meines Bauches weniger Zentimeter zu messen. Wer sich schon einmal intensiver mit Träumen auseinandergesetzt hat, der weiß, dass alle Bilder, die wir sehen, und die intensiven Gefühle, die wir spüren, nachts als mentale Aktivitäten auftauchen und uns als Träume in Erinnerung bleiben. Wir sehen Gesehenes und fühlen Gefühltes noch einmal. Wieso also nicht auch von einer Rebekka träumen, die den Umfang einer Bohne hat, wenn die Gedanken nur noch darum kreisen. Meine Eltern hätten mich eingesperrt und nicht mehr aus den Augen gelassen, wenn ich ihnen meine tiefsten Gedanken preisgegeben hätte. Vielleicht hätte mich das vor meiner heutigen Gegenwart bewahrt, aber gelernt hätte ich nichts.

*

13

Meine Familie und ich passen sowieso nicht in das Bild der perfekten Familie, das wir nach außen hin abgeben. Die Krankheit hat das Ganze noch verschlimmert. Wir fingen an, uns um eine einzelne Erbse zu streiten, die verlassen am Tellerrand auf meine Geschmackszellen wartete. Doch ich wollte diese Erbse nicht. Nie hätte ich mich für sie entschieden, wenn es auch die Wahl der Verweigerung gab.

Essen abzulehnen fiel mir nach den ersten paar Tagen im Ring mit mir und meinem Hungergefühl nicht mehr sehr schwer. Wenn man den ersten Schritt gewagt hatte, ließ der zweite nicht lange auf sich warten. Ich wollte keine Bonbons mehr essen, keine leckere Schokolade, die doch angeblich glücklich machen soll, keine süße Zuckerwatte und keine Kekse zu Weihnachten. Nein, das alles kam auf meine virtuelle schwarze Liste, die nach Einsetzen der kranken Gedanken immer länger wurde.

*

Auch fing ich an, mich mehr zu bewegen. Ich lief Treppen rauf und runter, wenn niemand zu Hause war, ging Wege entlang, die ich noch nicht kannte, oder drehte »fröhliche« Runden in meinem kleinen Zimmer. Abends sorgte nicht mehr der Fernseher für meine Beschäftigung, sondern die sportlichen Übungen, die ich im Bett tätigte. Auch heute erwische ich mich noch ab und zu dabei, dass ich in Versuchung gerate, mich vom Sportzwang verführen zu lassen.

Tag für Tag wurde die Bewegung immer mehr und das Essen immer weniger. Natürlich stieg da die Motivation weiterzumachen, auch als ich eines Morgens den Gang auf die Waage wagte und sah, dass ich mein Ziel von 40 Kilo schon längst erreicht hatte. Dieses Glücksgefühl, das ich dort zum ersten Mal so intensiv empfand, war das schönste, an das ich mich seither erinnern kann. Ich weiß, es klingt naiv und ist banal, aber es entspricht der Wahrheit. Es ist wie ein Rausch. Man ist von der Zahl benebelt, wie wenn man zu viel Alkohol trinkt und einen langsam alle Hemmungen verlassen.

Ich merkte, dass es mir guttat, tatsächlich sehen zu können, dass ich mit meinen Bemühungen Erfolg hatte. Die Einsamkeit wurde derweil jedoch immer größer. Niemand von meinen Freunden kam in der Zeit so sehr an seine Grenzen, wie ich es tat, da bin ich mir sicher. Ich spielte mir vor, das Unmögliche möglich machen zu können.

*

Die Waage wurde von da an meine Freundin. Jeden Morgen begrüßte sie mich und nach ein paar anfänglichen Sekunden im Ungewissen startete ich in meinen Tag oft heiterer als vorher. Das sinkende Gewicht ließ mich strahlen und der Stolz auf mich wuchs.

Die Magersucht schuf mir meine eigene kleine Welt, in der nur ich zu Hause war. Meine Eltern hatten keinen Zutritt und Freunde waren auch nicht willkommen. Das mit den Freunden war eh etwas kompliziert. Bevor ich in den Geschmack der angeblichen Lebensenergie von Luft und Hunger gekommen war, glaubte ich, gute Freunde zu haben. Klar, daran glaubt jedes kleine Mädchen, wenn es sympathische Menschen gibt, die einem sagen, sie wären in allen Lebenslagen immer für einen da. Doch wie ich später feststellte, war fast keiner dieser Menschen für mich da, als es darauf ankam. Der Schein trog. Und daran habe ich bis heute zu knabbern, denn diese laute Antipathie, die mir jetzt entgegendröhnt, lässt sich nicht einfach leiser stellen wie Musik, die einem auf die Nerven geht. Dabei gehören doch Freundschaft und Vertrauen zu den wichtigsten Dingen überhaupt. Damals zumindest glaubte ich, mich auf meine Freunde verlassen zu können.

*

Zur Euphorie meiner Hungerkur kam dann die Depressivität. Ich wanderte auf einem schmalen Grat zwischen Magersucht und den depressiven Momenten. Ich kannte solche depressionsbesessenen Phasen bereits von meinem Bruder, doch das, was ich jetzt erlebte, war schlimmer, als es sich jeder glückliche Mensch vorstellen kann.

Warum auf einmal depressive Gedanken kamen und ob sie schon vorher in mir schlummerten, ich aber keine Ahnung davon hatte, weiß ich bis heute nicht. Die Ursachen sind nicht geklärt. Fakt ist, die Depressivität ist da und der Kampf mit der Melancholie, der Niedergeschlagenheit, Antriebslosigkeit und Traurigkeit gehört mit zu meinen täglichen Hürden. Es fällt mir schwer, morgens das Bett zu verlassen, wenn die pessimistischen Gedanken einen viel größeren Raum einnehmen als mein Optimismus. Irgendwann lerne ich hoffentlich das Fliegen, dann kann ich einfach über diese Hürden hinwegschweben und die Schwermut buchstäblich in den Wind schießen.

Ich merkte schnell, in der Magersucht und in der Depression zwei Begleiter gefunden zu haben, die sich nicht ausstehen können. Sie vertragen sich einfach nicht. Der eine will dies, der andere das. Das ist wie mit dem Teufelchen und dem Engelchen auf jedermanns Schulter. Die Magersucht verlangte die volle Aufmerksamkeit und die Depression auch. Ich hätte mich also teilen müssen und fühlte mich so, als rissen unzählige Hände an mir, um sich die meiste Anerkennung zu holen. Es fühlte sich an wie ein Tauziehen um meine Seele und um meinen Körper. Ich stand in der Mitte und die Magersucht und die Depression rangen um mich, damit aus mir eine parteiische Anhängerin werden würde.

*

Nach dem beschriebenen Ausflug in die berauschende Welt der Sucht folgte eine Reise in das Dunkle, in den düsteren Wald mit großen Bäumen und unsichtbaren Geistern, die einem Kopf und

Gedanken vernebelten. Ich wollte mir nicht eingestehen, dass der Übergang vom Märchenhaften in die grausame Dunkelheit bereits hinter mir lag, doch musste ich irgendwann feststellen, dass die Waage, meine Zahlenfreundin, auch zur Feindin werden konnte.

In den ersten zwei Monaten hatte ich eine Menge Gewicht verloren, doch wie das irgendwann so ist – man bleibt stehen: 38,3 Kilo, 38,6 Kilo, 37,9 Kilo … Die Grammzahlen spielten miteinander und es konnte schon mal sein, dass ich 100 Gramm mehr als am vorherigen Tag wog. Wenn dies der Fall war, stiegen eine solche Wut und Verzweiflung in mir auf, dass ich das Gefühl hatte, die sonst so gut funktionierende Kontrolle geriet wieder aus den Fugen. Dazu muss ich sagen, dass die Kilos, die ich schon verloren hatte, nichts zählten. Es war für mich zur Routine geworden, dass ich an Gewicht verlor, und somit kein besonderes »Highlight« mehr. Ich empfand es als normal, jeden Tag weniger zu wiegen. Etwas anderes konnte ich mir nicht mehr vorstellen.

Auf der Waage nahm ich jetzt stündlich meinen Platz ein, um zu kontrollieren, ob ich zu Mittag nicht vielleicht 200 Milliliter Wasser zu viel getrunken hatte. Die Sicherheit, die ich am Anfang so sehr zu spüren vermochte, entwich mir. Doch ich kämpfte weiter gegen den inneren Schweinehund an, wollte weiter runter und bekam trotz dieser Bemühungen nur selten die Bestätigung, nach der ich mich so sehnte. Menschen in meiner Umgebung warfen mir keine verwunderten Blicke zu und es traute sich auch niemand Sätze auszusprechen wie »Oh Rebekka, du bist ja so dünn geworden«. Diese Worte wären Balsam für meine Seele gewesen, aber nicht, weil ich Aufmerksamkeit wünschte, sondern weil ich wollte, dass man mir ansah, dass ich mich nicht wohlfühlte.

*

Ich gab der Sucht noch ein Stückchen mehr nach und ließ ihr den Freiraum, den sie brauchte, um sich zu entfalten. Den Platz bekam sie bei mir ein für alle Mal. Der Platz für meine Eltern und meine angeblichen Freunde verringerte sich hingegen drastisch.

Meine Eltern suchten oft das Gespräch, aber ich blockte ab. Sie hatten natürlich längst begriffen, dass es sich bei meinem Vorhaben nicht um eine bloße Diät handelte. Sie wurden wütend, wenn ich das Essen verweigerte und mich nach der Schule in mein Zimmer zurückzog, um meinen sportlichen Aktivitäten nachzugehen oder den Schulaufgaben volle Aufmerksamkeit zu widmen. Trotz der Tatsache, dass wir unter einem Dach lebten, führte ich ein isoliertes Leben – mit meiner Freundin, der Magersucht, und meinem Feind, der Depression. Meine Eltern und Geschwister wollte ich aus bewusster Isolation heraus nicht in dieses Leben hineinbitten. Meine Mutter reagierte da wohl am empfindlichsten, denn sie ist die Sensibilität in Person. Es geht ihr sehr schlecht, wenn es mir oder meinen Geschwistern nicht gut geht. Sie macht sich bis heute so viele Sorgen um uns, dass sie selbst krank geworden ist. Angesichts ihrer dünnen Haut merkte man es ihr sehr an, dass sie verzweifelt und traurig war. Oft weinte sie unter der Dusche. Wenn ich das hörte, spürte selbst ich, die die Gefühle schon lange außer Sicht geparkt hatte, mein Herz bluten. Als Elternteil muss es das Schlimmste sein, Tag für Tag mit anzusehen, dass das eigene Kind immer weniger wird. Ich war mir dessen zwar bewusst, aber die Wirkung der Sucht ist hundertmal größer als die Einsicht, die eigenen Eltern mit seinen Machenschaften zu verletzen. Man ist so high, dass man alles außer dem eigenen Nutzen, dem man mit seinen Taten zu dienen glaubt, ausblendet, auch die Liebe der Mutter und des Vaters.

Nach dieser Liebe hatte ich mich so sehr gesehnt, denn ich hatte das Gefühl, mich von ihr auf meinem Weg zum pubertierenden Teenager distanziert zu haben. Vielleicht wollte ich sie deshalb provozieren und handelte oft aus Trotz, wenn meine Eltern mir mal wieder drohten, mich in eine Klinik einweisen zu lassen, würde ich nicht bald wieder zur Gabel greifen. Gerade in diesen Situationen fiel es mir nämlich besonders leicht, den Mund geschlossen zu halten und die Speisen nicht einmal anzuschauen.

Es war ein Hilfeschrei, gerichtet an mein Umfeld. Obwohl er in mir so laut hallte, hörten die Menschen, mit denen ich zusammen war, vielleicht nur ein leises Fiepen. Niemand nahm es wahr, weshalb ich immer lauter schreien wollte und dabei die elendige Gestalt eines Skeletts annahm.

*

So ging es also weiter und aus der zunächst so tollen Diät wurde ein Kampf mit mir selbst, mit meinen Eltern und mit den äußeren Kräften. Ich hatte schon lange keinen Spaß mehr an der Schule, denn sie stresste mich. Mein wachsender Ehrgeiz strebte die besten Noten an und ich konnte nicht anders, als mich ihm zu unterwerfen. Überhaupt verlor ich den Spaß an allem. Ich mochte nicht mehr unter Menschen sein, wollte mich nicht mehr mit »Freunden« treffen, ins Kino gehen, schöne Gespräche führen, gute Musik hören … Alle Dinge, die mich einmal fasziniert hatten, begannen ihren Reiz zu verlieren. Das Gedankenkarussell drehte sich schneller und schneller. Ich war in der Sucht gefangen, wie ein Vogel im Käfig. Man sieht zwar die Welt um einen herum, aber man nimmt sie kaum wahr.

So fühle ich mich heute noch. Aber meine jetzigen Freunde, von denen ich behaupten kann, dass sie bei mir sind, wenn ich ihr offenes Ohr brauche, erhaschen ab und zu Blicke in diesen Käfig und versuchen, das Schloss zu knacken, sodass der Vogel vielleicht eines Tages frischere Luft bekommt. Besonders Nayla und Frederico arbeiten daran. Dank Naylas Fähigkeit, mich zum Lachen zu bringen, haben wir manchmal sogar Spaß dabei. Ich brauche in meinem Leben Menschen wie sie, mit denen ich lachen kann. Sie ist eine der wenigen, die mich ohne Worte verstehen und mir Vertrauen schenken. Sie akzeptiert mich mit all meinen Macken. Das schätze ich sehr. Und Frederico – von ihm könnte ich stundenlang schwärmen. Er ist keiner von diesen oberflächlichen Machos oder von den apathischen Schwanzeinziehern. Er ist ein echt klasse Typ, musikalisch hochbegabt und einer meiner liebsten Gesprächspartner. Manchmal ist mir seine philosophische Art, zu reden und zu sein, etwas zu kompliziert, aber in ihm steckt eine Menge Bildung, und das gefällt mir.

Ich lernte Nayla und Frederico erst nach meinem ersten Klinikaufenthalt kennen. Das ärgert mich total, weil ich so herzensgute Menschen in dieser Zeit gebraucht hätte, als das Hungern der Mittelpunkt meines Lebens geworden war.

*

Die Fähigkeit, mich wieder zu besinnen, war wie weggeblasen. Vielleicht war das der Punkt, an dem die Suizidgedanken in mein Leben traten. Sie lieferten mir die Antworten auf meine Fragen, wenn ich nicht mehr wusste, was ich mit mir anstellen sollte. Ich machte es mir damit allerdings nicht leicht, doch hatte ich im Hinterhalt immer noch die Chance zu gehen, wenn ich keinen anderen Ausweg fand. Denn sich mal eben die Kugel zu geben oder doch den Sprung von ganz oben zu wagen dauerte nur Sekunden. Was waren Sekunden gegen den mich plagenden Weltschmerz? Die Möglichkeit, vor vollen Tellern zu verhungern, fand ich auch gar nicht so abwegig. Damit würde ich ein Zeichen setzen, verdeutlichen, dass die mediale Inszenierung eines gesunden Lebens nicht der Realität entspricht. Wie können dürre Models die Haute Couture der zukünftigen Kollektionen präsentieren, wenn nicht einmal ihr Körper Aussichten auf eine Zukunft hat? Und warum gibt es *The Biggest Loser*, wenn Menschen in Afrika verhungern? Ich konnte mit dem medialen Druck nicht umgehen und stellte mir viele Fragen, die mir bis heute keiner beantworten kann.

*

Der Blick in den Spiegel lieferte mir dann den Rest. Ich bestand nur noch aus Haut und Knochen, gezeichnet von blauen Venen, die unter der durchscheinenden Haut hervortraten, und einem dünnen, den Körper bedeckenden Haarflaum, der mich schützen sollte. Es waren die Erscheinungen des Hungers. Mein Gehirn bekam Nährstoffe nur noch als Sparportion und täuschte mir so vor, dass mein ganzer Körper stark in die Breite ging. Das ist das Fatale: Je mehr Gewicht man verliert, desto dicker erscheint der Körper, den das Spiegelbild zeigt.

Immer wenn ich es wagte, den Blick auf dieses Bild zu richten, sah ich ein fettes, aufgeblasenes, triefendes Monster, dessen Bauch wie in der Schwangerschaft hervortrat und dessen Oberschenkel die stämmigsten Stampfer waren, die ich je gesehen hatte. Auch mein Gesicht sah merkwürdig aus. Wenn ich lachte, bildeten sich Falten, und Augenringe, die unter den Höhlen zum Vorschein kamen, waren unverkennbar. Meine Haare fielen aus, kräuselten sich und wuchsen an anderen Stellen vermehrt. Wie bei den Affen, die zugegebenermaßen seit Jahren mein Herz erobern, sobald ich eines dieser Tiere erblicke. Sie bilden ein Gleichgewicht aus Mensch und Tier. Obendrein wurden meine Finger- und Fußnägel dünner und verloren ihren Halt in den Kuppen nun fast ganz, was daran lag, dass sich an ihnen auch meine häufige Nervosität zu schaffen machte. Ich pulte nämlich immer an ihnen herum und beschädigte sie deshalb noch stärker.

\*

Ich liebte das Gefühl, am lebensbedrohlichen Abgrund zu stehen und jeden Moment fallen zu können. So machte es mir auch nichts aus, die Weiblichkeit in Form der Regelblutung hinter mir zu lassen und einfach mal auszusetzen.

Die Krankheit machte mich zum gefühllosen Roboter, der ständig unter Strom stand, aber über keine Stopptaste verfügte. Ich funktionierte, obwohl mein Leben schon lange vorbei war. Dennoch hatte es nach außen hin den Anschein, als wäre ich voll und ganz in Schuss. Wenn ich heute auf diese Zeit zurückblicke, sitzt mir oft ein Kloß im Hals. Manchmal zerfließe ich in Tränen, wenn mir bewusst wird, dass ich ein hammerhartes Spiel mit dem Tod gespielt habe.

\*

Als ich das erste Mal ins Krankenhaus kam, zerbrach meine Welt in noch kleinere Scherben als die, in die sie eh schon zersplittert war. Ich hatte schon fünf Monate ambulante Therapie hinter mir, immer mit der Auflage, nie unter 34 Kilo zu geraten. Aber so etwas lässt sich kein magersüchtiges Mädchen sagen. Wir brauchen *klare* Verbote. Aus der 34 kann schnell eine 33 werden. So kam es dann auch. Der Sog in die Tiefe war einfach zu verlockend.

Ich erinnere mich noch genau an den Tag. Es war Sommer und die schwüle Luft raubte mir den Atem. Als ich an dem Tag die Augen öffnete, wusste ich bereits von dem auf mich zukommenden Sturm, der mein Leben zum Einsturz bringen sollte. Meine Eltern fragten mich, ob wir uns heute noch mal einen schönen Tag gönnen wollten – wer weiß, was danach kommen würde. Dieser Satz bleibt mir wohl für immer in Erinnerung, denn der Galgenhumor, der sich dahinter verbarg, war kaum zu überhören. Ich fand es angemessen, im wahrsten Sinne des Wortes noch einmal tiefer zu tauchen, und wollte schwimmen gehen. Ziemlich rücksichtslos von mir, jedenfalls aus der Sicht eines gesunden Menschen betrachtet, denn wer will schon ein Gerippe im Bikini sehen? Da ich mir des Anblicks meines Körpers nicht mehr bewusst war, empfand ich keine Achtlosigkeit, sondern einfach nur den Willen, mich vom Wasser tragen zu lassen. Wenn ich schwimme, bin ich in meinem Element. Ich hasse meinen Körper mehr als alles andere, doch die Lust am Schwimmen lässt mich den Hass für ein paar Momente vergessen. Es ist so befreiend, mitsamt all seiner Lasten getragen zu werden und die monotonen Gedanken dem Wasser zu übergeben.

Letztendlich landete ich an diesem Tag auf einer Station eines in meiner Nähe liegenden Krankenhauses. Meine ambulante Psychologin überwies mich dorthin, in der Hoffnung, nach dem Klinikaufenthalt eine gesündere Rebekka betreuen zu können. Was mich dort erwartete? Bettruhe, Mästung, Untersuchungen und viele leere Stunden. Ich befand mich in einem Viererzimmer, alleine. Auf Toilette gehen durfte ich nicht, dafür gab es ja schließlich die Nachtschüsseln, in denen Urin und Stuhl landeten. Ein Beutel mit Salzlösung und langer Nadel klemmte in meiner Armbeuge, nachdem ich im Fahrstuhl zu Boden gesackt war. Später wurde die Infusion durch reines Fett ausgetauscht, das schwabbelnd in meinen Arm sickerte. Nach ein paar Tagen bekam ich sogar die unglaubliche Freiheit, mich auf den Toilettenstuhl setzen zu dürfen. Die Grenze des Erträglichen war jedoch erreicht, als ich Mitpatienten ins Zimmer bekam. Wenn man viel trinken und sechs Mahlzeiten am Tag hinunterwürgen muss, gestaltet es sich schwierig, nur fünfmal am Tag Wasser zu lassen. Ich musste öfter. Sich jedoch in Anwesenheit von Patienten und Besuchern auf den Toilettenstuhl zu setzen, war das Barbarischste, was ich je tun musste. Diese Respektlosigkeit raubte mir das letzte bisschen Würde. Die Empörung darüber lässt sich auch nicht durch meinen Humor verbergen, wenn ich heute jemandem von dieser Erfahrung berichte.

*

Ich habe einen Humor, von dem alle behaupten, er sei sarkastisch und ein großer Teil meines Wesens. Vielleicht stimmt das, doch bestätigen mag ich es nicht. Sowieso werde ich nie zugeben, wenn mir etwas an mir gefällt. Ich bin die von sich selbst unüberzeugteste Person, die es gibt. Ich mag mich einfach nicht und das habe ich mit Sicherheit auch der Anorexie zu verdanken. Seit sie nicht von meiner Seite weicht, fühle ich mich nicht nur kugelrund, sondern auch sehr hässlich. Mein Gesicht ist teigig und speckig, ich habe ein Doppelkinn und eine undefinierbare, vielleicht straßenköterähnliche Haarfarbe. Im Kontrast zu meinen fast schwarzen Augenbrauen sieht das nicht gerade anziehend aus. Ich trage schon seit Langem eine Brille auf der Nase, die ich jedoch häufig durch Kontaktlinsen ersetze. Ich finde nichts an mir schön und beneide ziemlich viele andere Mädchen wegen ihres Aussehens. Mich dagegen empfinde ich als plump und durchschnittlich. Nichts, das einen irgendwie positiv faszinieren könnte. Jedenfalls bin ich dieser Meinung. Andere mögen mein Äußeres, doch dem kann ich überhaupt nicht trauen.

Damals träumte ich übrigens von einem Märchenprinzen, der auf seinem hohen Ross angeritten kommen würde. Er sollte interessant, zuverlässig und romantisch sein, eine magische Ader haben, gute Gespräche führen können und mir die Nähe vermitteln, nach der ich mich so sehnte. Ich wollte keinen Typen mit Staralüren, der auf jedes Mädchen abfahren würde. Heute habe ich jemanden an meiner Seite, der dem ziemlich ähnlich ist.

Ehrlich gesagt, hätte ich nie daran geglaubt, dass irgendein Kerl jemals Lust hat, meine Hand zu halten. Vor drei Jahren existierte diese Vorstellung nicht einmal. Jetzt muss ich nur aufpassen, dass meine Eifersucht mich nicht reinreißt. Ich bin, was das betrifft, die argwöhnischste Person in meinem Umfeld. Ich kann auf alles eifersüchtig sein: auf gute Noten, auf Freunde und deren Freunde, auf das Aussehen eines Menschen und so weiter. Oft geht mir der Neid gegen den Strich, aber abstellen kann ich ihn nicht.

*

Als ich nach diesem Aufenthalt das Krankenhaus wechselte, hatte ich die Chance, meine schwammige Vorstellung von einer Klapse ins rechte Licht zu rücken. Ich wurde in eine 100 Kilometer entfernte Kinder- und Jugendpsychiatrie überwiesen. Und damit das klar ist: Klapse bedeutet nicht gleich Klapse. Es ist keine Auszeit mit therapeutischem Hintergrund, sondern eher ein Leben unter einer Glaskuppel. Ich habe dort verlernt, was es heißt, ein realitätsnahes Leben zu führen. Daher ist es auf keinen Fall die beste Behandlungsplattform für Magersucht, aber tolle Menschen habe ich dort trotzdem kennengelernt. Mit einem Mädchen bin ich noch in besonders engem Kontakt. Sie hatte ebenfalls das Essen verlernt und kam kurz nach mir in das Viererzimmer, in dem ich dort lebte. Wir haben eine unglaubliche Verbindung zueinander, teilen die absonderlichsten Erinnerungen und wären unzertrennlich, bestände nicht die kilometerweite Entfernung. Wenn es hochkommt, sehen wir uns zwei- bis dreimal pro Jahr, dafür sprechen wir dann umso mehr und umso intensiver miteinander. Diese Freundschaft ist das perfekte Beispiel für eine Beziehung, die nur in solchen Einrichtungen entstehen kann. Man lernt sich unter den schlimmsten Lebensbedingungen kennen, schläft wochenlang Bett an Bett und trennt sich in absoluter Seelenverwandtschaft. Das ist aber auch das Einzige, womit ich andere Leute eventuell neidisch machen könnte, ansonsten gibt es wirklich keinen Grund, Missgunst zu empfinden.

*

Die Psychiatrie, in die ich eingewiesen wurde, hat mir, was meine Genesung angeht, nicht weitergeholfen. Meine Therapeutin war scheiße und jagte mir mit ihrem schrillen »Hallooooooooo«, mit dem sie täglich mindestens einmal über die Station wackelte, solche Panik ein, dass ich mich immer auf der Toilette einschloss, die für sechs bis sieben Mädchen ausreichen sollte. Mein Lieblingsort war jedoch unser Waschraum. Dort präsentierten wir uns gegenseitig unsere Bäuche und verglichen sie miteinander. Natürlich empfand jeder seinen eigenen als bedenklich adipös und an der Situation änderte es nichts. Es tat einfach nur gut, sich mit jemandem auszutauschen, der das Gleiche durchmachte.

Acht Monate verbrachte ich dort, immer abgekapselt von meinem Leben. Es gab zwar Handyzeiten, in denen wir unser Handy aus einer blauen Blechdose fischen durften, um für 25 Minuten Kontakt zur Außenwelt aufzunehmen. Aber reichen einem 25 Minuten am Tag, um mit den Menschen zu sprechen, die sein Leben ausmachen, damit diese einen nicht vergessen?

Ab einem bestimmten Gewichtsbereich, den man erreichen musste, erhielt man auch die Erlaubnis, am Wochenende heimzufahren, natürlich nur unter der Voraussetzung, dass man dem Essensplan treu blieb. Ich wollte nie nach Hause. Ich hatte Angst davor, eine Art Flashback zu erleben und in meinen Erinnerungen zu versinken. Ich wollte nicht die Zimmer betreten, an deren Wände meine Sucht geschrieben stand. Eines Wochenendes musste ich mich dann doch auf den Weg machen, um zu lernen, dem Angstgefühl die Stirn zu bieten. So führte ich für einige Zeit ein Leben an zwei Orten mit zwei verschiedenen Arten von Menschen: gesunden und kranken. Der Sprung zwischen beiden ist riesig und kaum definierbar.

Mir wuchsen die damaligen Betreuerinnen sehr ans Herz, die als Seelentröster und Bespaßer dienen sollten. Ich glaube, sie wuchsen mir *zu sehr* ans Herz. Anfangs konnte ich kaum einen Tag ohne meine Bezugsperson verbringen. Jetzt muss ich darüber lachen, wenn ich mich an eine Situation erinnere, in der ich zur Zwischenmahlzeit mit ein paar anderen Mädchen am Tisch saß und eine mir offenbarte, meine allerliebste Frau Kunze sei krank. Schockiert sprang ich auf und rannte heulend wie ein Schlosshund durch die Station. Es ist ein extremes Beispiel dafür, wie ich klammerte, wie sehr ich starke Menschen in meinem Leben brauchte. Ich wollte mich nicht mehr von den Betreuern und Mitpatienten lösen, denn der Alltag auf der Station war mein Leben geworden.

Nach langen acht Monaten blieb mir nichts anderes übrig, als doch wieder in meine alte Heimat zurückzukehren. Die Ärzte und Therapeuten konnten mir dort keinen Schritt mehr weiterhelfen.

Ich musste jetzt alleine gehen und es trat das ein, womit ich in meiner an Personen hängenden Lage nicht gerechnet hatte. Eine der mir nächststehenden Betreuerinnen, in der ich einen vertrauenswürdigen Menschen gefunden zu haben glaubte, der meine Situation versteht und mir nicht wie meine Eltern Vorschriften machte, ließ mich im Stich. Bis heute habe ich nichts mehr von ihr gehört. Klar, sie führte ihr eigenes Leben und ich war nur Teil ihrer Arbeit, aber dass ein Mensch so schnell ins Leben eintreten und auch wieder austreten kann, hätte ich nicht gedacht.

*

Es verging ein Jahr, bevor es wieder hieß: Auf ein Neues, du gutes, altes Krankenhaus. Ich hielt durch und gab doch irgendwann wieder auf. Die Leute vom vorherigen Aufenthalt hatten mich nicht gelehrt, wie man den Willen entwickelt, sich von der Krankheit abzukapseln und das Leben zu genießen. Ich fuhr immer auf der Schwarz-Weiß-Schiene. Entweder alles oder nichts. Entweder kerngesund oder eben todkrank. Meine Gedanken führten wieder zu alten Verhaltensmustern und das wöchentliche Wiegen brachte mich auch nicht voran. Ganz im Gegenteil. Meine Psychotherapeutin, die für das Wiegen und das Verschreiben von Medikamenten zuständig war, hatte wohl auch nicht besonders viel Ahnung, wie man sich gesund ernährt. Sie fiel vom Fleisch, genau wie ich. Und von einer, die sich nicht eingestehen will, dass Veränderungen notwendig sind, brauche ich nicht blankzuziehen.

*

Allgemein sollte es mehr Mädchen und Jungen geben, die sich outen. Es ist nicht schlimm, krank zu sein, schlimm wird es nur dann, wenn man es verheimlicht und nichts dagegen unternimmt. Unsere heutige Gesellschaft muss sich auf die Zunahme von Essstörungen gefasst machen, wenn sich der Trend zum Perfektionismus nicht ändert und weiterhin falsche Ideale propagiert werden. Es kann nun mal nicht jeder aussehen wie Megan Fox oder Jake Gyllenhaal. Eingeständnis und Offenbarung sind das A und O, um korrekte Unterstützung zu bekommen. Dass sie jemand war, der mir helfen sollte, obwohl sie selbst Hilfe brauchte, war aber nicht der springende Punkt, warum ich diese Ärztin nicht leiden konnte. Zwischen uns stimmte einfach die Chemie nicht. Sie mochte mich nicht, das spürte ich, aber ich mochte sie genauso wenig. Dass ausgerechnet sie mir dann auch noch zur richtigen Dosierung von meinen Antidepressiva verhelfen sollte, passte mir gar nicht in den Kram.

\*

Meine Antwort auf die fehlende Hilfe war Widerstand. Insgeheim hatte ich nie vor, ein gesundes Leben zu führen, also widersetzte ich mich auch der Vorstellung. Acht Monate waren für die Katz. Ich wechselte die Schule und lernte in der Zeit einige von meinen heutigen treuen Freunden kennen. Meine jetzige Klasse kommt meiner Vorstellung von einer angenehmen Schulgemeinschaft schon sehr viel näher als die vorherige, deshalb geht es mir heute auch besser. Doch die Magersucht, die Depression und die Suizidgedanken ließen mich nicht los. Mein Selbstwert blieb im Keller und der Perfektionismus wich nicht von meiner Seite. Ich glitt schnell wieder in mein altes, krankes Leben zurück. Die Beziehung zu meinen Eltern verschlechterte sich sogar. Obligatorisch rückten sie mir auf die Pelle und schüttelten den Kopf, wenn meine kranke Seite zum Vorschein kam. Mit Karolin, meiner Schwester, konnte ich kaum noch ein vernünftiges Wort wechseln, ohne dass sie in wütendes Geschrei ausbrach. Wir hatten uns völlig voneinander abgewandt. Eigentlich wäre sie ein super Vorbild, so wie es große Schwestern oft für ihre kleinen Nachzügler sind. Sie ist lebendig, zuverlässig und strahlt Zufriedenheit aus. Doch damals war sie nur meine mich nicht verstehende Schwester, die mich mit ihrer starken Art oft außer Gefecht setzte, wenn wir über die unmöglichsten Dinge stritten. Ich gab immer nach, wollte die wütenden Lawinen in mir nicht spüren oder gar nach außen lassen, sodass sie immer die Oberhand gewann. Ich kann mich nicht streiten, da mich dann sofort Gewissensbisse plagen, was zu Entschuldigungen meinerseits führt, auch wenn ich im Recht bin.

Generell verliefen Auseinandersetzungen mit den anderen Familienmitgliedern genauso – außer mit meinem Bruder. Aufgrund seiner eigenen Situation akzeptierte er die Tatsache, dass auch ich ein Problem mit mir hatte. Er konnte mich hinsichtlich meiner Depressionen verstehen. Ihm konnte ich vertrauen, wusste aber nicht, ob er fähig war, das alles zu verarbeiten, ohne wegen seiner depressiven Ader Schaden zu nehmen. Er hat wohl sehr viele Gene unserer Mutter geerbt. Natürlich stritten auch wir uns, ganz besonders in Phasen, in denen ich wieder abrutschte. Dies war so eine Phase.

Meine Unzufriedenheit wuchs und ich setzte voll und ganz auf die Magersucht. Sie verfrachtete mich ein Jahr später schließlich wieder in das würdelose Krankenhaus, wo eine ähnliche Prozedur stattfand, wie bereits beschrieben, nur in keinem so lebensbedrohlichen Stadium. Der Monitor, der die Herzfrequenz las, piepte diesmal nachts nicht durchgehend, weil das Herz Anschwung brauchte, um weiterzuschlagen. Ich durfte sogar duschen gehen. Zwar wurde ich zur Sicherheit immer durch den Türspalt beobachtet – ich hätte auf den drei Quadratmetern ja böse Dinge anstellen können –, aber immerhin.

\*

Nach sechs Wochen hatte ich das Déjà-vu hinter mir und auf mich wartete eine neue, professionellere Einrichtung, die mich willkommen hieß. Mein Aufenthalt dort ist nun ungefähr ein Jahr her und ich kann davon noch immer profitieren. Zum einen habe ich durch eine dort gefundene Freundin meine erste Jugendliebe kennengelernt und zum anderen befinde ich mich in einem körperlichen Zustand, mit dem es sich – zumindest für eine kurze Zeit – leben lässt. In dieser Klinik gab es viel mehr Angebote für Menschen wie mich, viele andere Therapien, und die Abschirmung vom eigenen Umfeld nahm nicht zu große Ausmaße an. Selbstverständlich befand ich mich nicht freiwillig dort, aber irgendwie muss man ja sehen, dass das eigene Leben nicht zu unausstehlich wird. Auf den ersten Blick ließ es sich hier leicht leben, die Mädchen und auch die Jungen verstanden einen blind und man bekam professionelle Unterstützung. Doch auf den zweiten Blick fehlten die Verbote, die ich im Alltag auch brauche, damit ich weiß, was ich darf und was nicht. Deswegen hatte ich kaum etwas, woran ich mich halten konnte, und gab der Sucht ihren Freiraum. Genau das zeigt, dass Verbote wichtig sind, damit man neuen Versuchungen widerstehen kann, wie in dem Fall beispielswiese dem 1-Kilometer-Walk um den See.

Anfangs fiel mir der Aufenthalt in der Einrichtung sehr schwer, und als ich nach wenigen Wochen angesichts einer Umstrukturierung auf eine andere Etage verlegt werden und so auch die Therapeuten und Mitpatienten wechseln musste, erstarrte meine Welt mal wieder. Das Ergebnis dieses Wechsels bestand darin, dass ich mich an alles neu gewöhnen musste. Das war keine leichte Aufgabe, denn ich kann mich nicht von heute auf morgen neuen Menschen öffnen oder mich einer Gruppe anvertrauen. Allgemein fällt es mir schwer, spontan zu sein und etwas ohne einen genauen Plan zu erledigen. So also auch in dieser Klinik.

Die Hoffnungslose in mir schrie in diesen Tagen lauter als je zuvor. Mein Essverhalten verschlechterte sich wieder und ich war eine der Personen, die am längsten in der Zusammenkunft des betreuten Essens verharrten. Ich konnte einfach nicht wie ein 16-jähriges Mädchen essen, wenn eine 30-Jährige neben mir mit dem Essen rumschmierte, als wäre sie drei. Die göttliche Ordnung der Dinge war hier maßgeblich durcheinandergeraten. In jeder weiteren essgestörten Person sah ich eine Konkurrentin, die mich vom Thron stoßen könnte. Für sich alleine zu essen wäre der erste Schritt in die richtige Richtung gewesen, doch wozu vernünftig sein, wenn es für mich absolut keine Argumente für die Pro-Seite gab? Irgendwann tat ich es trotzdem, denn ich wollte mich nicht jahrelang an diesem Ort aufhalten. Ich kehrte wieder in mein Elternhaus zurück, als ich 46 Kilo erreicht und ein wenig mehr Hüfte und Oberweite bekommen hatte. Meine Eintrittskarte in die freie, uneingeschränkte Welt.

\*

Seitdem halte ich mich trotz zwischenzeitlichen Psychologenwechsels mit einmal wöchentlich stattfindender Therapie über Wasser. Ich musste die Behandlung bei meiner alten Therapeutin beenden, weil mir die Fahrerei zu anstrengend wurde und ich endlich selbstständiger sein wollte. Dieser Wechsel basierte also ausnahmsweise mal nicht auf Ratlosigkeit, wovon meine Eltern und der Rest der Familie ansonsten geprägt sind.

Das Schweigen, das in unserem Hause herrscht, ist unglaublich laut. Obwohl wir eine Familie sind, haben wir uns voneinander distanziert. Klar, ich liebe meine Eltern, aber die Krankheitshistorie und -gegenwart haben eine hohe Mauer zwischen uns errichtet. Ich bin zu klein und zu schwach, um über sie hinwegzusehen und meine Eltern in den Arm zu nehmen und aus tiefstem Herzen zu sagen: »Eure Liebe ist aus Gold.«

\*

Meine Anorexie kontrolliert mich immer noch, verknüpft mit den Zwängen. Diese nehmen einen großen Teil in meinem Leben ein. Vor allem die Gedanken, ständig alles sauber halten zu müssen. Das hält mich auf Trab. Ich kann abends nicht *Desperate Housewives* einschalten oder nachmittags ein paar Leute im Internet stalken. Die Angst, mich dabei wie ein Scheusal zu fühlen, und der Zwang, immer etwas Sinnvolles tun zu müssen, verbieten es mir.

Alle Themen von vor drei Jahren sind noch präsent, aber sie sind ein Teil meiner Identität geworden. Ich kann mich an das Leben davor kaum erinnern. Es ist, als hätte Hermine Granger – die übrigens so ist, wie ich gerne sein würde – ihren Zauberstab geschwungen. Hermine ist so wissbegierig und gibt einem das Gefühl, alles verstehen zu können, wenn man nur hocherhobenen Hauptes durch das Leben stolziert.

Aber was wäre ich ohne diese magersüchtige Freundin, die depressive Stimme, die kontrollierenden Zwänge und ohne die Aufgaben, die mein Leben für einen winzigen Teil lebenswert machen?

*

Ich sollte noch eine Menge lernen und besonders muss ich mir geschickte Lösungen für das Kommunikationsproblem überlegen. Papas Anrufe, wenn er während einer Dienstreise mal wieder vertraute Stimmen hören möchte, kann ich nicht für immer ignorieren. Möglicherweise könnte ich ihm mit der Schlagfertigkeit harter Männer beweisen, sobald er mich im Restaurant fragt: »Na, bestellst du wieder ein Wasser?«, dass auch eine Rebekka Veränderungen kennt. Das nächste Mal strecke ich ihm hinter einem kalorienhaltigen schwarzen Getränk einfach meinen Mittelfinger entgegen. Ich bin nämlich offen für neue Dinge. Rebellion gegen die Gesundheit ist auf Dauer nicht möglich. Es ist wie mit dem Kapitalismus. Wenn es mit unerlaubter Geschwindigkeit immer weiter, höher, schneller gehen soll, verschwinden Arbeit, Kapital und Boden unter den Füßen. Und so gibt dann auch der Körper den Geist auf. Wenn ich mir das recht überlege, kann ich mich heute positionieren und sagen, dass ich das nicht möchte.

Doch bemerke ich auch schon eine verbotene Freude auf den Absturz, wenn ich 18 bin. Mich dann ganz auf meine Kosten fallen zu lassen scheint eine gute Lösung für meine innere Zerrissenheit zu sein … Das alles klingt sehr zwiegespalten. Ich weiß eben nicht, was ich will, aber es ist auch nicht so, dass ich keine Ziele habe. Ich möchte anderen Menschen helfen, Zeichen gegen den Perfektionismus setzen und damit die Welt bewegen. Ich will in andere Rollen schlüpfen, fremde Kulturen unter die Lupe nehmen, Tiere aus Versuchslaboren befreien und wieder unbeschwert lachen können. Zu den Niagarafällen möchte ich reisen, wilde Tiere vom Geländewagen einer Safari aus beobachten können und mich möglicherweise wieder meinem ehemaligen Handballfanatismus widmen. Ich habe Lust auf literarische Weiterbildung und freue mich auf die unzähligen Bücher, deren Seiten von mir berührt werden möchten. Wozu ich berufen bin, weiß ich nicht, vielleicht zur Psychologie. Ich mag es, zu untersuchen, warum und wieso Menschen so werden, wie sie sind. Es gibt so vieles, was ich erleben möchte, und eventuell lassen sich die Pläne mit den Menschen, die mir heute zur Seite stehen, verwirklichen.

∗

Die Störfaktoren werde ich wohl nie ganz beseitigen können, dafür treibe ich mich schon zu lange in gefährlichen Ecken herum. Die letzten Klinikerfahrungen werde ich auch nicht gesammelt haben. Ich bin noch eins mit der Magersucht und innerlich fertig, aber warum sollte ich nicht auch mal den großen Jackpot knacken und das Glück haben zu vergessen?

Zu sagen bleibt mir eins: Unsere Gesellschaft wird immer virtueller und damit auch oberflächlicher – oberflächliche Freundschaften, oberflächliches Glück. Ich bin mir sicher, hier fehlt etwas, was mehr Gewicht hat.

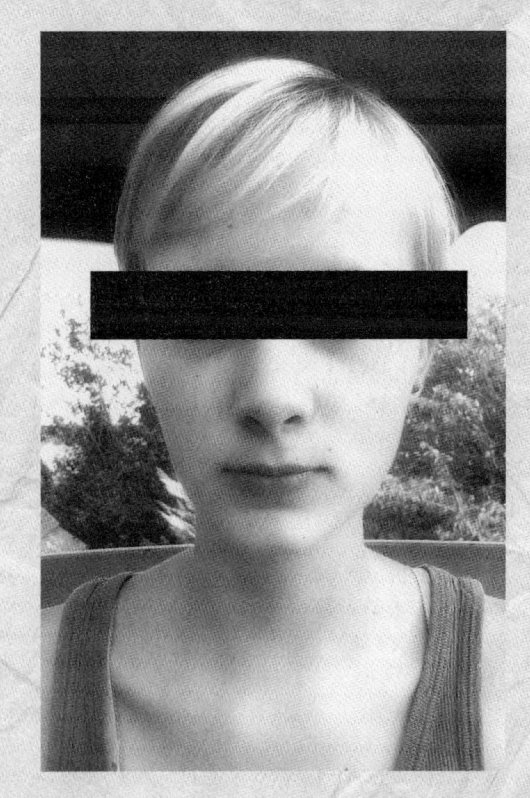

# 2

# Meine Einsamkeit bedeutete den Anfang vom Ende

*Vicky (17)*

Meine Anorexie hat mich am Leben gehalten. Sie hat meinem Leben einen Sinn gegeben, den ich aus meiner Sicht verloren hatte. Als ich abstürzte, gab sie mir Halt, sie war meine verlässlichste, vielleicht auch beste Freundin. Alles begann mit der Sehnsucht nach Kraft, Mut und nach einem starken sozialen Umfeld.

Ich war immer total unauffällig, schüchtern und musste mich an Dinge, die sich in meinem Leben veränderten, und auch an neue Leute erst gewöhnen. Als ich zwölf war, war ich eine typische Couch-Potato. Ich war relativ gut gebaut, immer eine der Pummeligsten und las für mein Leben gern. Das Lesen füllte mich nicht ganz aus, aber es befriedigte meine Interessen durchaus zu einem Teil. Ich mochte es, meine Welt aus den Augen zu verlieren und in andere Leben einzutauchen. Bücher und deren Protagonisten haben immer eine gewisse Ausstrahlung, die mich fasziniert. Auch Menschen, die, wenn sie einen Raum betreten, positive Gefühle verbreiten und diese auf andere übertragen, faszinieren mich. Wie gerne wäre ich einer von ihnen. Einmal alle Blicke auf mich ziehen, einmal viele lächelnde Gesichter mir zugewandt, einmal ein Hauch von Aufmerksamkeit nur für mich.

Da ich immer als Stille bekannt war, wurde mir dieser Wunsch kaum erfüllt – ein ausschlaggebender Faktor für die Veränderung, mit der ich bis heute kämpfe. Weil ich tagelang mit der einsamen Leserei beschäftigt war, fühlte ich mich häufig allein. Freunde hatte ich zwar, aber keine, mit denen ich auch meinen Nachmittag verbrachte. Ich zog mich also immer mehr in die Welt der tausend Seiten zurück oder in die des Fernsehens. Assi-TV war damals schon ganz geil.

Im Endeffekt war ich viel zu allein für eine Zwölfjährige. Ich hatte ja keine richtigen Hobbys, keinen Verein, geschweige denn eine Clique wie *Die wilden Hühner*. Da ich ein Einzelkind bin, hatte ich nicht einmal ein Geschwisterkind, zu dem ich gehen konnte, wenn die Langeweile mich überfiel. Vielleicht spielt das auch eine Rolle für die Einsamkeit, die mich kaputt machte. Ich wusste ja nicht, was andere in ihrer Freizeit taten, und sah meine Aktivitäten also auch nicht als krass unnormal an. Meine Eltern versuchten, mich zu motivieren, rauszugehen, mit Freunden im Kino die Darsteller anzuhimmeln oder mal schwimmen zu gehen. Auch wenn ich es manchmal wollte, ergab es sich oft einfach nicht. Doch erinnere ich mich kaum noch.

Das ist sowieso ganz komisch: Vieles, was vor drei, vier Jahren passierte, ist für mich in Vergessenheit geraten. Dabei denkt man, dass Erinnerungen für immer bleiben, dass alles, was toll oder eben nicht so toll war, immer einen Platz in einem hat. Doch ganz unauffällig kann dieser Platz schwinden und die Erinnerung verblasst. Es ist mir, ehrlich gesagt, unheimlich und ich hätte gerne etwas, was alle Erinnerungen festhält. Tagebuch schreiben alleine macht es nicht.

*

Im Frühjahr 2009 fing ich an zu hungern. Aus Einsamkeit, aus Unzufriedenheit, aus eigener sozialer Schwäche vielleicht. Oft steht das Vorurteil im Raum, dass besonders viele Menschen magersüchtig werden, denen es nur darum geht, einfach Gewicht zu verlieren.

Das stimmt zwar nicht immer, aber bei mir entspricht das voll und ganz der Wahrheit. Wegen meines Übergewichts entstand die Krankheit aus dem Willen heraus, dünn zu sein. Das Alleinsein, die fehlenden sozialen Kontakte waren möglicherweise zusätzliche Auslöser.

*

Meine »Heute esse ich nur einen Joghurt zum Abendbrot«-Diät befürworteten meine Eltern. Natürlich, ein bisschen schlanker hätte ich in ihren Augen ja schon sein können.

Richtig angefangen hat das Ganze aber erst in den Sommerferien. Da besuchte ich meine Tante mit einer gleichaltrigen Freundin und begann, mich immer und immer wieder mit ihr zu vergleichen. François Lelord stellt in seinem Buch *Hectors Reise oder die Suche nach dem Glück* fest, dass man sich dadurch, dass man Vergleiche anstellt, sein Glück vermiest. Auf mich trifft das zu und ich glaube, ich bin nicht die Einzige, die sich mit dieser These identifizieren kann. Viele, die an einer Magersucht leiden, neigen dazu, sich mit jedem zu vergleichen. Ich tue das besonders häufig, fast immer. Es ist egal, um was es geht: die Figur, Freunde, das Leben an sich, all das bietet mir Möglichkeiten, mich mit anderen zu messen. In meiner Wahrnehmung verliere ich immer.

Auch Facebook lädt dazu ein, das eigene Leben scheiße zu finden und den Kopf gegen den Schrank zu schlagen. Eigentlich mag ich Facebook. Es ist die goldene Quelle aller Kontakte, die ich in meinem Leben knüpfen konnte, aber es kann einem eben auch echt den Tag verderben. Für Menschen, die sich vergleichen, ist das nämlich genau die richtige Plattform. Postet eine ganz Coole »Party mit den Babys« oder »Roadtrip mit der Gaaang«, bekomme ich echt Minderwertigkeitskomplexe in Bezug auf mein eigenes Leben. Ich komme mir dann im Vergleich wie ein Nichtstuer vor, dessen Leben unspektakulär verläuft.

Die besagten Körpervergleiche im Sommer haben mich also sehr runtergezogen und meinen Selbstwert sinken lassen. Meine Freundin war schlanker als ich und so achtete ich darauf, was sie aß, und richtete mein Essverhalten nach ihrem. Das war definitiv der Anfang vom Ende.

Danach ging es in großen Schritten bergab. Ich begann, mich auch für Kalorien und allgemein fürs Thema Ernährung zu interessieren, und suchte im Internet nach allem, was ich dazu finden konnte. Im Grunde ergab es keinen Sinn, Nährwerte für einen Triple Chocolate Cookie zu studieren. Ich hätte ihn eh nicht angerührt, aber über alles genauestens Bescheid zu wissen gab mir Sicherheit.

Mein Gewicht sank immer weiter, ich ließ das Essen weg und es gefiel mir. Ich wurde süchtig nach dem Gefühl, das meinem einsamen Leben einen Sinn überstülpte. Ich hatte es mir zur Aufgabe gemacht, mein Gewicht zu reduzieren, das Essen zu verneinen und mich dadurch wertvoll zu fühlen. Endlich hatte ich also gefunden, was mich in meinen Augen ausmachen sollte.

\*

Mit einer anderen Schulfreundin tauschte ich mich darüber aus, mit welchen Mitteln das Gewicht am besten zu kontrollieren sei. Diese Freundin war zu dem Zeitpunkt eigentlich schon eins der dünnen Mädchen, sodass es ein wenig rücksichtslos von mir war, sie in meinen Wahn mit hineinzuziehen. Aber ihre Mutter hat bei ihr mit den richtigen Worten die Notbremse gezogen. Ganz im Gegensatz zu meinen Eltern.

Heute bastele ich noch an der Waffe, die die Magersucht aus meinem Leben verbannen soll. Es ist gar nicht so einfach, die richtigen Teile miteinander zu verknüpfen, damit sie funktioniert. Dass meine Anorexie keinen Sinn ergibt, nehme ich zwar wahr, aber die richtige Schlussfolgerung fehlt. An und für sich bin ich mir dieses

Unsinns bewusst, doch die Erkenntnis erreicht nicht den Stand, den es braucht, damit ich wirklich verstehe, dass es jetzt höchste Zeit wird, die Krankheit fallen zu lassen. Das geht ja vielen so. Sie wissen, dass die Kacke am Dampfen ist, aber sie stellen die Temperatur doch nicht runter. Aus Angst, aus Gewohnheit und aus Sucht nach dem krankhaften Verhalten.

*

Mein Leben drehte sich ein Jahr lang nur ums Essen. Es belastete mich einerseits, doch andererseits gaben die Gedanken mir Sicherheit, mich nicht zu verlieren. In der Schule schauspielerte ich sehr gut. Die Fassade eines glücklichen Lebens hielt ich aufrecht und gab vor, ein fröhliches Mädchen zu sein. Ich weiß nicht, wie ich das geschafft habe. Selbstverständlich ist meinen Mitschülern irgendwann aufgefallen, dass ich nicht mehr die Vicky war, die sie kannten. Bei meinem Gewichtsschwund sah man das einfach. Sie sprachen mich auch darauf an, aber ein ausführliches Gespräch habe ich mit niemandem geführt. Dafür war ich selbst zu unwissend und mein Umfeld zu verständnislos. Meine Eltern waren die einzigen Personen, die mit mir darüber sprachen und mich zum Arzt schickten. Freiwillig wäre ich nie gegangen.

In dieser Zeit stritt ich viel mit den beiden. Das passiert auch heute noch. Meist geht es aber nur um das Thema Essstörung. Obwohl sie ganz genau wissen, was sie nicht tun sollten, machen sie es trotzdem. Sie sagen Dinge, die ich nicht hören will, obwohl ich weiß, dass sie richtig sind. Manchmal richten sie unbewusst sehr verletzende Worte in meine Richtung. Diese Worte schlagen dann oft in meine Seele ein wie ein Meteorit auf die Erde.

Die Rollen in unserer Familie sind eigentlich typisch verteilt. Mein Papa ist der Starke, Dominante, auch wenn er sehr einfühlsam ist. Ich liebe ihn sehr, doch manchmal wird er mir zu viel. Ich würde mir wünschen, dass meine Mama stark und mit sich selbst zufrieden ist, damit sie mir ein Vorbild sein kann. Doch das ist sie nicht. Sie hat selbst ein paar Differenzen mit sich. Es fällt mir schwer, meine Eltern zu nehmen, wie sie sind. Sie sorgen sich sehr um mich und sind für mich da, aber irgendwie fehlt mir etwas. Das fehlte mir damals schon und auch heute finde ich es nicht. Sie wissen das und wir haben uns schon gemeinsam in Workshops auf die Suche begeben, aber unser Fundus reicht nicht aus, dass ich gesund werden kann.

*

2009 setzten mir die Streitereien besonders zu und ich fühlte keinen Halt mehr in mir und in meiner Familie. Alles kam zusammen und meine körperliche Schwäche trieb mich in den Wahnsinn.

Im November beendete mein Hausarzt den Verlauf meiner Sucht – jedenfalls hatte er das vor. Bis dahin waren wir bestimmt jeden Monat bei ihm aufgetaucht, doch unternommen hat er erst dann etwas, als es schon zu spät war. Erst wollte er mich in eine Psychiatrie überweisen, doch bei meinem äußerst niedrigen BMI wollte mich niemand haben. Ich wurde in ein stinknormales Krankenhaus eingewiesen, bekam Infusionen und eine Magensonde. Ich konnte nicht mehr alleine essen, das hatte ich quasi komplett verlernt. Aber die Sonde war gar nicht so schlecht, wenn man bedenkt, dass damit alle sechs Stunden irgendeine hochkalorische Flüssigkeit in einen gepumpt wird. Sie erleichterte mich und meine Gedanken. Mein Tag drehte sich nicht mehr nur um Essen, sondern auch um das, was ich tatsächlich fühlte. Ich saß den ganzen Tag im Bett und schrieb Tagebuch. Alles findet sich darin wieder: wer im Zimmer war, was derjenige gemacht hat, was ich gemacht habe. Ein Wunder, dass ich keine Sehnenscheidenentzündung bekommen habe, bei den Romanen, die ich schrieb. Einen Monat verbrachte ich dort, bis am Nikolaustag der Psychologe des Krankenhauses zu mir kam und mich bequatschte, mir doch einmal die psychosomatische Station für Kinder und Jugendliche anzusehen. Ich fuhr mit dem Rollstuhl über die Station und meine Eltern entschieden, mich da zu lassen. Natürlich wollte ich nach Hause, aber das ging in meinem Zustand einfach nicht. Das musste ich einsehen.

Auf der Station war ich eine der Ältesten und zu meinem Glück oder Unglück befanden sich zu dem Zeitpunkt besonders viele Essgestörte dort. Anders als in einer Psychiatrie sind die Patienten hier nicht so stark gefährdet. Die Krankheiten, mit denen die Menschen in der Psychosomatik zu kämpfen haben, sind ungefährlicher für alle Beteiligten: Epileptiker, Einnässer, ADS, ADHS, Angststörungen, Essstörungen usw. Die Station, auf der ich mich befand, enthielt Doppelzimmer mit allem Drum und Dran. Sie waren viel liebevoller eingerichtet und gemütlicher als die des normalen Krankenhaustraktes. Es gab Psychotherapie für alle zehn Patienten, jedoch war dafür nur der eine bereits genannte Psychologe zuständig. Ich hatte nicht den Eindruck, dass mir die Psychotherapie besonders half, aber natürlich hatte ich damals auch keine Ahnung davon. Ergo- und Physiotherapie waren eher nach meinem Geschmack. Ich liebe Massagen und da kam mir die Physiotherapeutin mit ihren knetenden Fingern gerade recht. Wenngleich ich mir nicht vorstellen kann, dass die Massagen für sie angenehm waren. Ich meine, wer massiert schon gerne Haut und Knochen? Aber das war nun mal ihr Job und dem gab ich mich gerne hin.

Da ich auch schulisch aktiv sein musste und wollte, gab es Lehrer in dem Krankenhaus. Ich hatte nicht unbedingt das Bedürfnis nach Mathematik oder Ähnlichem, aber ich kam einfach nicht drum herum. Gewiss war ich perfektionistisch. Mit Eifer setzte ich mich an die Schulaufgaben, weil Schule das einzige Gebiet war, das ich noch relativ gut bewältigen konnte. Der Rest ging ja förmlich in die Hose. Ich war total zielstrebig und hasste mich, schrieb ich mal schlechte Noten.

Relativ lange musste ich darauf warten, dass ich meinen Essensplan mit einer Ernährungsberaterin erstellen durfte. Die Sonde wurde mir auch erst sehr spät gezogen. Weil Weihnachten vor der Tür stand, geriet das in den Hintergrund. Zu Weihnachten wurde ich übrigens noch einmal auf eine normale Station gelegt, weil die Psychosomatik über die Feiertage geschlossen hatte. Ich saß also in meinen Joggingsachen zur Bescherung auf dem Stationsflur und beobachtete die Krankenschwester, die die Kinder bespaßte, die unterm Baum auf die Bescherung warteten. Was für ein Augenschmaus!

Weihnachten im Krankenhaus zu verbringen ist wirklich nicht der Hit. Die ganze Sache verliert in dieser nüchternen Umgebung total an Relevanz, was aufgedrehte Krankenschwestern jedoch zu überspielen versuchen. Ich rate jedem, hier bloß nicht auf den Weihnachtsmann zu warten. Nichts mit *Stille Nacht, heilige Nacht.*

Als ich nach Weihnachten wieder die Station wechseln durfte, wurde mir endlich die Sonde entfernt und es ging bergauf. Langsam wieder das Essen zu lernen fiel mir nicht leicht, aber es war ein Schritt, der mich voranbrachte. Ich nahm langsam, aber stetig wieder an Gewicht zu und hatte endlich mal Aussicht darauf, frische Luft schnuppern zu können. Es ist nicht leicht, sich den ganzen Tag in Räumen aufzuhalten, ohne dass die Sonne einem die Nasenspitze kitzeln darf. Nicht jeder hätte das ausgehalten.

*

Ich mochte es schon immer gerne, nicht immer alle Regeln einzuhalten. Und so tat ich das auch hier oft nicht. Manchmal stahlen meine Mitpatienten und ich uns durch die Fenster in andere Zimmer und verließen abends unerlaubt die Station. Wir hatten viel Spaß – so viel Spaß, wie ich zu Hause mit meinen Freundinnen lange nicht mehr gehabt hatte. Ich hielt mit ein, zwei Schulfreundinnen Kontakt und schrieb meiner Klasse einen Brief. Ich wusste, dass ich mich eines Tages zu meinem Schicksal bekennen musste, also griff ich zu Füller und Tinte und schrieb ein paar Zeilen. Es wurde auch Zeit, denn in meiner Klasse waren bereits Munkeleien über mich im Gange. »Ist sie tot?«, fragte einer meiner Klassenkameraden. Ein Dulli, den ich eh nicht leiden konnte, aber getroffen hat mich seine Frage schon. Andererseits fühlte ich mich endlich mal wahrgenommen. Nach langen, quälenden Monaten.

*

In mir gab es auch nach Wochen des Zunehmens noch die Stimme, die mir sagte, ich solle abnehmen, mich kontrollieren und irgendwas tun, damit ich nicht so aussehe wie jeder normale Jugendliche in meinem Alter. Ich wollte immer zur Gazellenfraktion gehören. Den Willen konnten auch keine zehn Kilo mehr auf den Rippen zunichtemachen. Allgemein besitze ich leider ein total verschobenes Schönheitsideal. Es war nie so, dass ich mich mit einem BMI von zwölf als dick empfunden habe. Ich wusste, dass ich dünn war, aber trotzdem wollte und konnte ich das Ruder nicht herumreißen. Ich will einfach nicht normalgewichtig sein. Bei mir schaut das klobig aus und ich fühle mich damit nicht wohl.

Das war auch so, als ich im Mai 2010 endlich nach Hause durfte. Ich wurde auf mein Drängen hin entlassen und befand mich vom Gewicht her irgendwo zwischen der Anorexiegrenze (BMI 17,5) und dem untersten Normalgewicht (BMI 18,5). Doch ich hatte schon an den Wochenenden, an denen ich ab und zu Heimatluft schnuppern durfte, das Essen wieder eingestellt und mich erneut sehr mit anorektischen Dingen beschäftigt. Die Therapie hatte also nicht angeschlagen und das Wissen über ausgewogene Ernährung war bei mir wohl nur im Kurzzeitgedächtnis gespeichert. In der Psychosomatik lernte ich nicht, wie man sein Gewicht halten konnte, und ich wollte es auch nicht. Ich nahm wieder ab und versuchte, mein Sein durch die Magersucht wortwörtlich am Leben zu halten. Schnell und kolossal wurde das Hungern wieder zu einer meiner (Lieblings-)Aufgaben.

Es gab aber auch Veränderungen. Das erste Mal in meinem Leben gehörte ich einer Gruppe an. Ich fühlte mich komplett angenommen und wohl in ihr. Auch wusste ich, dass ich oft um Aufmerksamkeit gekämpft hatte, die mir grauen Maus anscheinend nicht zugestanden hatte. Wenn ich heute mit meinen Freundinnen durch die Schule schlendere, bemerke ich, dass häufig nur die gezielte Blicke bekommen, die entweder durch Auffälligkeiten, Extreme oder Schönheit die Masse aufspalten. Küsschen rechts, Küsschen links, ein zufälliges Winken und eine zarte Umarmung, obwohl man sich nur flüchtig kennt. Das finde ich total oberflächlich. Mir kommt es so vor, als würde jeder genau wissen, dass das nur Getue ist, aber trotzdem verhält sich jeder so. Weil es den Swag hat, angeblich.

Ich selber bin auch eine von denen, die mitlaufen und nicht jedem offenbaren, dass die eigene Meinung eigentlich eine ganz andere ist. Vielleicht ist das auch nur eine Phase meiner Generation, so wie Szenewörter wie *digga* und *ischör*, die ihr Unwesen treiben. Das gibt es immer, aber nur für eine gewisse Zeit. Dadurch, dass diese Wörter eher selten in meinem Schreib- und Wortschatz zu finden sind, hebe ich mich vielleicht von anderen ab.

Und so wollte ich mich eben auch mit meinem Aussehen vom allgemeinen Ideal abheben. Radikal entschied ich, mir die Haare kurz zu schneiden und sie mit ein bisschen Blond aufzupeppen. Auch mein Klamottenstil veränderte sich. Aus schlicht und farblos wurde wild und knallig. Fertig war die neue Vicky. Ein wenig crazy, aber es wirkte.

Nach diesem Umstyling und der endgültigen Rückkehr nach Hause wiederholte ich die neunte Klasse. Ich hätte es nicht machen müssen, aber ich wollte mich gern neu orientieren, fremde Menschen kennenlernen und mir selber neue Perspektiven schaffen.

Logischerweise war ich infolgedessen im Begriff, einem meiner Krankheitsauslöser die kalte Schulter zu zeigen und durch Kontakt mit anderen neue Freundschaften zu schließen.

Trotzdem verfiel ich wieder in alte Muster und es gab einfach niemanden, der mich bei den Schultern nahm und so rüttelte, dass ich aus der magersüchtigen Trance erwachte.

*

Krank unternahm ich in diesem Jahr in den Sommerferien eine Sprachreise nach England. Meine Eltern erhofften sich dadurch Besserung, weil mir ja neue Blickwinkel eröffnet werden würden. Aber es war kein guter Weg, den ich damit ging. In meiner Gastfamilie fiel mein Verhalten zu meinem Glück nicht auf.

Mit mir reisten noch drei Freunde, was mir aber nicht sehr guttat. Ich finde es generell immer schwierig, auf Reisen zu gehen und dann zu sehen, was und wie viel die anderen essen. Ich vergleiche es sofort mit meiner Nahrungszufuhr und überprüfe mich ständig, ob ich nicht zu viel oder gar falsch esse. Normalerweise sollte es mir egal sein, was die anderen tun, denken und essen, aber das ist es nicht. Mich verwirrt es auch, wenn ich Menschen begegne, denen das Untergewicht anzusehen ist und die einfach so durch die Welt spazieren dürfen, ohne dass eingegriffen wird. Bei mir versuchen alle darauf zu achten, dass ich mich mit Leib und Seele ohne zu mucken im normalen Bereich aufhalte. Ich frage mich, warum ich das muss, wenn es andere nicht müssen.

*

Nachdem ich wieder in Deutschland angekommen war, lief nichts mehr rund. Ich weinte jeden Tag und es ging mir körperlich und psychisch wieder richtig schlecht. Meine Eltern waren mein Kummerkasten, bei ihnen heulte ich mich immer aus.

Die Arztbesuche häuften sich wieder und das noch neben dem wöchentlichen Wiegen. Irgendwann meinte mein Hausarzt, dass mal wieder ein stationärer Aufenthalt notwendig wäre. Und so tat ich im November zum zweiten Mal einen Schritt ins Ungewisse. Dieses Mal kam ich in eine qualifiziertere Einrichtung, die auch einen besseren Ruf hatte. Diese Klinik war viel größer und unpersönlicher. Man fühlte sich dort wie ein unfertiges Produkt, das auf einem Fließband lag und an verschiedenen Stationen bearbeitet wurde, damit es danach als Goldstück glänzte. Ein wenig erinnerte es an Massenabfertigung.

Mich verunsicherte das, weil ich oft darüber nachdachte. Trotzdem war das Konzept echt gut. Anfangs fiel es mir schwer, es anzunehmen und mitzumachen, aber ich wusste, dass ich das tun musste, um mein Leben in Schwung zu bringen. Hier gab es einen sogenannten Stufenplan, in dem beschrieben wurde, was man auf welcher Stufe darf und was nicht. Ich stieg in Stufe eins ein, kurz vor dem Rollstuhlgewicht. Die Begrenzung dieser Stufen ist anhand von Gewichtszahlen und BMI-Werten festgelegt.

Meine Körperschemastörung machte sich bemerkbar, als ich anfing, wieder an Gewicht zuzulegen. Geholfen, das zu verstehen und meinen realen Körper zu sehen, haben mir Fotos. Vielleicht spiele ich deswegen auch so oft Fotografin. Ich laufe mit meiner Kamera gern durch die Gegend und nehme alles auf, was mir vor die Linse gerät: Menschen, Tiere, Pflanzen, Gegenstände, Zustände. Bilder faszinieren mich, egal, in welcher Form. Meine damalige Zimmernachbarin hat mir auch Kraft gegeben. Sie hatte eine atypische Essstörung und so verfiel ich nicht dem Zwang, mich überall mit ihr zu vergleichen. Das machte vieles leichter.

Die Therapie in der Klinik gefiel mir nur teilweise. Es gab zu meiner Zeit gerade einige personelle Wechsel bei den Therapeuten, weshalb man auf keiner tiefen Vertrauensbasis arbeiten konnte. Ich musste immer alles neu erzählen, alle Dinge noch einmal wiederholen und sie beleuchten, um auf meine Hilflosigkeit hinzuweisen. Wir bekamen auch Körpertherapie und Ernährungstherapie. Die Körpertherapie hat mir nicht viel gebracht, manchmal hat sie meine eigene Körperwahrnehmung sogar noch verschlimmert.

Die Ernährungstherapie hingegen war gar nicht so schlecht. Es gab dort viele fachlich kompetente Ernährungsberaterinnen, die einem halfen.

Es begegneten mir dort wirklich viele sehr kranke Geschöpfe, die nicht mehr klar denken konnten. Nicht selten verschwand das Tofuschnitzel meiner Tischnachbarin in ihrem BH. Beim Essen sind Anorexie-Kranke so richtige Schweine. Und das meine ich ohne jede Ironie.

Ich besann mich immer relativ schnell, wenn es darum ging, wieder vernünftig zu essen. Deshalb regte mich das Verhalten meiner Mitpatienten auf. Ich erinnere mich noch an ein Mädchen, das mit stylishen Airmax-Schuhen durch die Gegend lief und meinte, damit das Gewebe an ihrem nicht vorhandenen Arsch straffen zu können. Hieran merkte man, dass viele einfach nur weggetreten waren, so wie es oft demente Rentner sind.

*

Innerhalb von fünf Monaten nahm ich bis zur Anorexiegrenze zu und wurde entlassen. Meine Eltern und ich hatten uns schon vor dem Aufenthalt um einen ambulanten Therapieplatz gekümmert. Ich durfte ihn jedoch noch nicht in Anspruch nehmen, da ich wieder unter die Anorexiegrenze gerutscht war. Und es heißt, dass man unter dieser Grenze für alles zu schwach ist. Vom Gesetz her darf man noch nicht einmal in die Schule gehen. Warum wir nicht sofort nach dem ersten Aufenthalt gegen den Gewichtsverlust angegangen sind, weiß ich nicht. Vielleicht wäre es besser gewesen. Aber man kann nicht immer über Momente im Leben nachdenken, in denen man gerne anders gehandelt hätte, und sich dann fragen, welches Ergebnis das wohl mit sich gebracht hätte. Hätte, hätte, Fahrradkette. Aber hätte ist nicht. Das, was heute tatsächlich ist, zählt.

*

Ein bis zwei Monate später befand ich mich erneut in der Klinik, jedoch nicht, weil es mir schlecht ging, sondern wegen eines Elternworkshops, der jedes Vierteljahr von der Klinik angeboten wurde. In der Woche, in der der Workshop stattfand, arbeitete ich sehr an mir und meine Eltern an sich. So eine Veranstaltung hat es echt in sich. Meine Eltern und ich machten mit anderen Kinder-Eltern-Paaren gemeinsam Therapie. Es gab bestimmt den einen oder anderen, der das erste Mal mit so einer Therapie in Berührung kam und jetzt erst verstand, warum man solche Gespräche führte. Ich finde diese Art von Krankheitsbewältigung recht positiv, da gerade meine Eltern und ich in diesem Rahmen immer wieder Themen finden, die uns aufeinander zugehen lassen und uns zusammenschweißen. Außerdem erfuhren wir von anderen Familien, denen es ähnlich erging.

Schließlich nahmen wir auch diese Hürde und fuhren nach anstrengenden Tagen nach Hause. Für einige Wochen konnte ich nicht klagen. Mir ging es nicht bombastisch gut, aber auch nicht maßlos schlecht, sodass mir das Essen schon nach einem Tag wieder aus dem Hals hing. Von der Klinik hatte ich einen Essensplan bekommen, an dem ich mich orientierte. Ohne Plan wäre ich wahrscheinlich wieder untergegangen.

Trotzdem war ich immer noch nicht zufrieden mit mir und meiner Welt. Mit meinen Freunden war es nach wie vor schwierig. Oft hatte ich das Gefühl, dass sie mich nur aus Mitleid einladen – wegen meines niedrigen Selbstwertes. Das geht mir heute noch so. Ich glaube nicht, dass sie mir den Umgang mit ihnen absichtlich schwer machen. Ich bin der Haken an der ganzen Sache. Wenn ich weiß, dass ich mich in einer Woche mit einer Freundin treffe, überlege ich mir schon Tage vorher, worüber ich wohl mit ihr sprechen könnte, um sie nicht zu langweilen. Oder ich denke mir Dinge aus, damit sie sich an unser Treffen erinnert und mich nicht als eine von vielen empfindet. Ich will, dass sie mich sehen. Solange sie mich sehen würden, wäre alles in Butter. Wenigstens hätte ich dann keinen Grund mehr, mich schlecht zu fühlen, wenn ich mal keinen interessanten Gesprächsstoff zu bieten habe. Ich denke, dass das Zusammensein mit mir etwas Besonderes sein muss und dass ich dafür zuständig bin, weswegen mir Treffen mit Freundinnen unter vier Augen eher zusetzen, als dass sie mich aufmuntern.

Auch wünsche ich mir noch immer einen richtigen Freundeskreis, in dem ich mich wohl- und gut aufgehoben fühle, damit ich mir keine Sorgen machen muss, eines Tages als Einzelgänger durch die Welt zu ziehen. Seit den letzten vier Jahren mache ich mir damit unsinnigen Druck, der mich bis heute noch fest im Griff hat. Die Gedanken darüber nehmen eine Menge Raum ein. Damals wie auch heute.

Und dann kommt noch die Magersucht hinzu, die alle anderen Themen mit ihren kranken Absichten in den Wind bläst. Da bleibt einfach keine Zeit mehr für Typen oder Partys. So gern ich auch einmal echte, überflutende Liebe in die Welt bringen würde und in nächtlichen Rhythmen mein Leben vergessen möchte, so sehr krallt sich die Magersucht in mein dünnes Fell und hält mich fest.

Zudem gewann ich in den letzten Jahren eine wichtige Erkenntnis, die besonders mein Elternhaus betrifft. Ich glaube, dass ich immer wollte, dass sich meine Eltern für mich ändern und sich so verhalten sollten, wie ich es gerne hätte. Sie sollten meine Marionetten sein und ich würde sie mit Geschick und Talent tanzen lassen. Doch mittlerweile bin ich auf dem harten Boden der Tatsachen angekommen und weiß, dass ich mich ändern muss, um Besserung zu bewirken. Ich muss mich einfach trauen, zu leben, mit mir zufrieden zu sein und mein Leben so hinzunehmen, wie es ist. Ohne meine Magersucht. Aber das kann ich nicht.

*

Im Sommer 2011, in dem ich, wie gesagt, ein Hoch erlebte, dauerte es nicht lange, bis mich ein weiteres Tief ereilte. Ich befand mich wieder in England, um mein Englisch weiter zu verbessern, und es ging wieder in die Hose. Ich lernte dort zwar coole Leute kennen, mit denen ich bis heute Kontakt habe, aber wieder setzte ich mich unter Druck und erlitt ein Gefühl vollständigen Kontrollverlusts. Ich aß zwar, aber ich brachte es nicht übers Herz, mit gutem Gewissen so viel zu mir zu nehmen, dass ich, rein biologisch betrachtet, auf Hochtouren lief.

Mit Sicherheit war die Entscheidung, noch einmal auf die Reise zu gehen, nicht sehr klug, aber ich hatte einfach Lust auf Abenteuer. Deswegen hatte ich diesen Trip mit ein paar Schulfreundinnen auch schon gebucht, als ich mich noch in der Klinik befand. Alle und auch ich dachten, dass es mir besser ginge und die zwei Wochen keinen Schaden anrichten würden. Ich weiß nicht recht, warum *genau* es wieder nicht funktioniert hat, es war einfach so. Und dann wurde ich wieder süchtig, viel zu süchtig.

*

Im Dezember desselben Jahres stellte ich mich wieder in der Klinik vor und kam im Januar 2012 noch einmal als Patientin dorthin. Es war komisch, da es schon das zweite Mal war: Therapie in denselben Räumen, Wohnen zwischen denselben Wänden, Gespräche mit denselben Ärzten – nur die Patienten, die waren ausgetauscht. Jedenfalls die meisten. Ein paar kannte ich vom letzten Aufenthalt. Irgendwie fühlte es sich grausig an zu wissen, dass ein anderer es auch nicht geschafft hat. Es schockt mich bis heute, dass es so viele Mädchen und auch Jungen gibt, die an einer Essstörung erkranken, die in Kliniken gehen müssen und Hilfe finden oder auch nicht. Manch einer kommt wieder, wie ich zum Beispiel, ein anderer klopft an eine andere Kliniktür oder bleibt sogar ganz fern.

Wegen meiner alten Bekanntschaft mit der Klinik fiel mir der Einstieg ins Konzept viel leichter. Mit dem Essen klappte es besser und auch mit den Leuten freundete ich mich schneller an. In den letzten Jahren war ich sowieso offener für alles geworden und so auch für das, was mich hier erwartete.

Doch leider zog ich auch bei diesem Aufenthalt den schwarzen Peter und bekam erneut nach ein paar Wochen eine andere Therapeutin. Das versetzte mich in Rage und heizte das Feuer in mir dermaßen an, dass ich mich bemühte, so schnell wie möglich heimzukommen. Ich wurde richtig wütend und wollte nur noch weg von hier, allerdings war diese Wut nur ein anfänglicher Zustand. Nach kurzer Zeit beruhigte ich mich wieder und wollte es nun wirklich schaffen. Ich strengte mich an und so beschleunigte sich der Verlauf dieses Klinikaufenthalts. Zugegebenermaßen fühlte ich mich nicht so gefestigt in meinem Willen wie das Jahr zuvor. Und trotzdem ließ ich mich nach Erreichen der Anorexiegrenze entlassen.

Am Ende war ich im April schon wieder zu Hause. Ich hatte sehr schnell an Gewicht zugenommen, was theoretisch ja der Freifahrtschein für ein Leben in Freiheit ist. Einerseits begrüßte ich es also, andererseits hasste ich es aber.

\*

Mir hatte der Aufenthalt viel gegeben, aber ich hatte einen Punkt erreicht, an dem mir die Klinik nicht weiterhelfen konnte. Mir war bewusst geworden, dass ich hier für all meine Probleme, die sich außerhalb abspielen, keine Lösungen finden würde. Wie soll ich zufriedener mit meinem Leben werden, wenn es sich in einer Klinik abspielt? Wie besänftige ich meinen Druck, den ich in der

Klinik kaum spüre? Mir war klar, ich musste raus und versuchen, allein und aus eigener Instanz heraus Veränderungen herbeizuführen. Anfangs lief es auch gar nicht so schlecht. Meine Ernährung war noch ganz okay und ich freute mich über alles, was mich erwartete. Ich kann froh sein, dass ich meine Freunde mit meinen Problemen bis heute nicht über alle Berge gejagt habe. Für einen nahestehenden Freund ist es bestimmt nicht leicht, Menschen wie mich tagtäglich auszuhalten und ihre Macken zu akzeptieren. Aber jeder hat schließlich Macken, und ich kann eben nicht essen, jedenfalls nicht vernünftig.

Mir geht es heute nicht gerade scheiße, aber auch nicht richtig super. Ich befinde mich so in der Mitte. Schwankungen zu beiden Seiten hin sind möglich. Es kommt immer darauf an, mit wem ich mein Befinden vergleiche. Ich weiß, Vergleiche sind schwachsinnig, aber in diesem Fall eine gute Messlatte. Messe ich mein Leben an einem superglücklichen Menschen, der essen kann, was er will, ohne nur einmal darüber nachdenken zu müssen, geht's mir richtig schlecht. Doch es ist auch nicht so, dass ich hungere und vor Pizza und Schokolade zurückschrecke. Ich stecke nicht mehr nur noch in der Krankheit.

*

Einmal in der Woche sitze ich vor meiner Therapeutin und erzähle ihr alles Mögliche – von guten Tagen wie von schlechten Tagen. Es entlastet mich, mein Leben vor einer neutralen Person auszubreiten, die mir helfen möchte. Doch irgendwann sind auch Psychologen mit ihren Möglichkeiten am Ende. So ist es bei mir gerade.

Wir überlegen, ob ich nicht vielleicht zu einer anderen Therapeutin wechseln sollte, um bessere Prognosen zu erzielen. Aber ich bin nicht motiviert, meine ganze Geschichte von vorn zu erzählen, über alles genau befragt zu werden und einer neuen Person wieder schutzlos Einsicht in mein Herz zu gewähren. Wer das einmal gemacht hat, ist glücklich, es hinter sich zu haben. Aber andererseits muss man sich Hilfe holen und für alle Anfänger unter uns gilt: Möglichst frühe Hilfe ist das beste Kapital.

Zu meinen Eltern habe ich seit meiner Magersucht eine Bindung aufgebaut, die möglicherweise sogar zu eng ist, um erwachsen werden zu können. Ich denke, sie klammern zu sehr und ich auch. Das liegt bestimmt auch daran, dass ich keine Geschwister habe. Mich ärgert das. Aber eine funktionierende Zeitmaschine hat selbst Steve Jobs nicht erfinden können.

Seit ich vor ein paar Monaten aus der Klinik entlassen wurde, habe ich etwas abgenommen. Ich verfalle immer wieder dieser Versuchung und ich hasse mich dafür. Ich fühle selber, dass meine Wahrnehmung, was das Essen anbelangt, sehr utopisch ist. Manchmal wiege ich noch den Frischkäse ab, den ich auf mein Brötchen schmiere, nur um sicherzugehen. Ich weiß, dass man in einer Welt wie dieser damit nicht überleben kann, aber vielleicht ist Sicherheit der erste Pfeiler auf meinem zukünftigen Lebensweg.

Durch die Krankheit hat sich so viel Negatives ergeben, blind wie vor drei Jahren taste ich in einem kranken Gehege herum. Und trotzdem: Meine Hoffnung ist groß, ich will sie vermehren und endlich einen anderen Anfang vom Leben finden. Ich möchte einfach nur glücklich werden. Mit mehr Gewicht wird es klappen, davon bin ich überzeugt.

Ich wünsche mir, dass ich diese Krankheit als Lebensphase abschließe und nicht an ihr krepiere, dass ich von meinen Erfahrungen profitieren kann. Ich werde diesen Kampf nicht aufgeben. Nie im Leben.

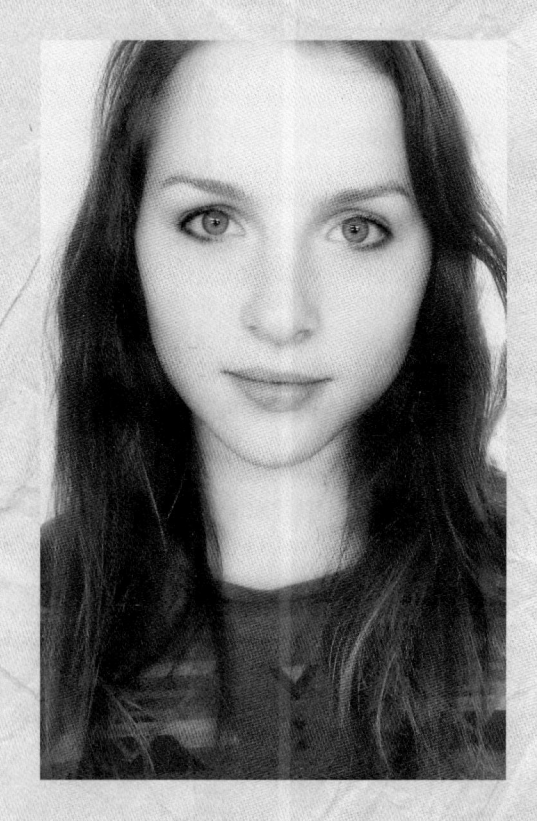

# 3

# Gezeichnet vom Leben

*Sarah (16)*

In meiner Familie sind wir oft fröhlich. Wir lachen viel, vorausgesetzt, es geht uns allen gut. Es gibt nichts, worüber wir uns nicht amüsieren können. Gründe für Heiterkeit gibt es immer. Ich bin sowieso ein Mensch, dem Lachen und Spaß am Leben ganz wichtig sind. Charlie Chaplin sagte einmal: »Ein Tag ohne Lachen ist ein verlorener Tag.« Lachen macht das Leben schöner, genau wie die Liebe einen Menschen aufblühen lässt. Doch das mit der Liebe ist bei mir so eine Sache. Ich habe genaue Vorstellungen davon, wie es ablaufen soll, damit es gut werden kann. Ich will nicht eins von den Mädchen sein, die ihren 20. Freund nass knutschen und mit ihm bereits nach drei Stunden Bekanntschaft rumvögeln.

Ich will meiner Liebe würdig sein und jemanden finden, auf den ich mich zu 100 Prozent verlassen kann. Die Gespräche in einer Beziehung sind auch von Bedeutung. Ich könnte zu niemandem ein ernstes Verhältnis aufbauen, wenn ich seine Stimme verabscheue und er mir nicht zuhört. Doch meine Ansprüche an die Kerle sind ziemlich hoch. Zu hoch vielleicht. Ein Typ muss mir vom Optischen her gefallen und einen guten Kleidungsstil haben. Ich weiß, dass immer gesagt wird, man solle auf die inneren Werte schauen. Aber wer ehrlich zu sich ist, weiß, dass er das nicht tut, jedenfalls nicht, wenn es um den ersten Eindruck geht. Am liebsten möchte man doch nur Menschen kennenlernen, die gut aussehen.

Fürs Erste zählt das Äußerliche mehr als der tolle Charakter, der sich natürlich auch hinter einem unattraktiven Gesicht verbergen könnte. In unserer Gesellschaft ist es leider so, dass die Hülle eines Menschen mehr Beachtung bekommt als der Schatz dahinter.

*

Der Druck, makellos zu sein, wirkt sich oft negativ auf uns Jugendliche aus. Mir zumindest gibt das zu denken. Ich versuche, fehlerfrei zu sein, und das um jeden Preis.

Aber ich glaube, das haben Anorektische so an sich. Ihre Erwartungen an sich und die Welt sind kaum zu erfüllen. Und so verzweifeln sie entweder daran oder geben sie auf. Ich will beides nicht und hoffe auf ein makelloses Ich an der Seite eines perfekten Mannes, der mir eines Tages ein Candle-Light-Dinner zaubert und mir alle Wünsche von den Augen abliest. Er soll mich mit romantischen Worten beeindrucken, so wie Cro es mit dem Text von *Du* getan hat.

*Denn Baby glaub mir, das Beste bist du,*
*hey, vergiss mal den Rest und hör zu*
*ich will nie wieder weg*
*denn es ist cool*
*Ja ich weiß, es gibt viel, was mir gefällt*

Hach, das wäre zu schön, um wahr zu sein. Dieser Traum wird sich nicht erfüllen, da ich viel zu verkorkst bin, wenn es darum geht, mal jemanden anzusprechen. Ich denke über die Dinge, die ich in meinem Leben fabriziere, viel zu viel nach. Auch für eine SMS, die manch einer in zehn Sekunden schreibt und verschickt, brauche ich mehr Zeit denn je. Ein Leben, ohne darüber nachzudenken, ist für mich irreal. Ich kann die Leute nicht verstehen, die ohne Grübeleien alles tun und nichts bereuen. Selbstverständlich hat auch diese Einstellung ihre positiven Seiten, aber ich würde verzweifeln, entspräche ich diesem Lebensstil. Meiner Meinung nach muss man sich unter Kontrolle haben. Ist Alkohol im Spiel, gehen diese Aspekte oftmals flöten. Auch bei mir ist dann so gut wie nichts mehr zu retten, aber ich bin nicht so krass, dass ich in die nächstbeste Ecke reihere und gar nichts mehr checke. Für die Zustände sind die Leute verantwortlich, denen ihr Ruf tatsächlich egal ist und die es einfach nicht draufhaben, ihre eigenen Grenzen zu spüren und sich danach zu richten.

In meinem Leben spielt Kontrolle also eine wichtige Rolle. Ich glaube, das war auch ein Punkt, warum ich im Sommer 2009 anfing zu hungern. Damals befand ich mich in einer schwierigen Lebensphase und hatte das Bedürfnis, kontrollierte und disziplinierte Dinge zu tun. Ich weiß nicht genau, warum die Glut der Magersucht gerade bei mir in Flammen aufging. Möglicherweise lag es daran, dass ich mich nicht genug abgrenzen konnte.

In meiner Klasse wetteten zwei Mädchen, dass sie es über die Sommerferien schaffen würden, fünf Kilo abzunehmen. Ich bekam Gesprächsfetzen mit und dachte mir, auch mithalten zu können. Da ich in den Sommerferien eh nie etwas Gescheites zu tun hatte, wäre das ja die ultimative Beschäftigung. Mit sozialen Kontakten hatte ich zu der Zeit nichts am Hut. Ich pflegte zwar ein paar Freundschaften, aber viele waren es nicht. Ich zog mich gerne in die Welt der Fantasyromane zurück, aber ich konnte doch nicht 24 Stunden am Tag nur im Garten liegen und lesen. In den Ferien las ich grundsätzlich über 30 Bücher und notierte jedes einzelne, um am Ende zu sehen, was ich wirklich geschafft hatte, damit ich mich nicht unnütz fühlen musste.

Ich brauchte Aufgaben. Sinnvolle Aufgaben. Das Abnehmen erschien mir sinnvoll.

*

Da ich mit 13 heftig wuchs, musste ich viel essen, um mich in Form zu halten. Mit zunehmender Größe legt man natürlich auch an Gewicht zu. Das ist ein Naturgesetz und unumgänglich. Und eines Tages stellte ich mich dann mal auf die Waage und erschrak regelrecht. Ich kam nicht damit klar, dass ich mehr wog als noch vor einem halben Jahr. Warum sich ein 13-jähriges Mädchen überhaupt auf die Waage stellt, ist mir unklar. Kaum zu fassen, dass sich Menschen in diesem Alter schon dafür interessieren, wie viel sie wiegen. Für mich ein eindeutiger Hinweis auf ein falsches gesellschaftliches Schönheitsideal.

*

Zudem kam hinzu, dass mein Papa an Darmkrebs erkrankte. Er musste sich etlichen Operationen unterziehen und Krankenhausaufenthalte standen auf der Tagesordnung. Ich erinnere mich noch an den Moment, in dem ich es erfahren habe. Gelacht habe ich, weil ich es nicht glauben konnte, und wahrscheinlich, weil ich es nicht wahrhaben wollte. Ich wusste nicht, wie ich damit umgehen sollte, und konnte meinen Gefühlen keinen Ausdruck verleihen. Nie hätte ich damit gerechnet, dass meiner Familie, in der immer alles toll war, ein solches Leid widerfahren könnte. Das trifft einen direkt und ohne Vorwarnung ins Herz. Ich fühlte so viel und hatte gleichzeitig keinen blassen Schimmer, was das war. Mein Leben geriet aus allen Fugen und ich spürte zum ersten Mal erheblichen Kontrollverlust. Ich musste etwas finden, was wieder Ordnung schaffte. Die Rolle übernahm dann meine Anorexie, denn sie stand ja schon in den Startlöchern. Bereit, beim Knall loszusprinten.

*

Da, wie gesagt, die Sommerferien in vollem Gange waren, gab die Schule mir auch keine Möglichkeit, meinen Frust an ihr auszulassen und über gute Noten die Illusion eines geregelten Lebens zu schaffen. Ich hasse es heute noch, keine zehn bis fünfzehn Punkte in

Klausuren zu schreiben. Schlechte Leistungen liefern mich meinem schlechten Gewissen aus und das kann mich umbringen. Allein die Gedanken an schlechte Zensuren stellen Angst einflößende Katastrophen dar.

Übers Essen habe ich dann versucht, meine eigene Unsicherheit zu vertreiben und wieder Kontrolle zu gewinnen. Gemerkt habe ich schon nach kurzer Zeit, dass mein Gewichtsproblem schrumpft, wenn ich immer mehr Nahrungsmittel am Tag weglasse, und dass ich nach dem Hungern ein behaglicheres Gefühl empfinde.

Richtig aufgehört zu essen habe ich natürlich nicht gleich. Das wäre auch gar nicht gegangen. Zum einen, weil es in meiner Familie üblich ist, Mahlzeiten gemeinsam einzunehmen, und zum anderen, weil ich noch zu großen Hunger verspürte, der erst nach einiger Zeit verschwand.

Anfangs ließ ich die Zwischenmahlzeiten weg. Obwohl es heiß war, verzichtete ich auf mein geliebtes Vanille-Haselnuss-Krokant-Eis und hörte bald ganz mit dem Naschen auf. Meine Eltern und auch mein Bruder haben nichts davon wahrgenommen. Es ging mir nicht darum, durch den Verzicht Kalorien einzusparen und mein Körperfett zu reduzieren. Nein, es war ein strategischer Zug meiner Kontrollsucht.

Tatsächlich dachte ich kaum daran, dünner werden zu wollen, weil ich nie der Typ war, der das nötig hatte. Von den Mitpatienten, die ich im Laufe der nächsten Zeit kennenlernen sollte, erfuhr ich, dass die Sehnsucht nach Aufmerksamkeit häufig Krankheitsauslöser war. Ich war da wohl anders, denn auch in diesem Punkt kann ich nicht bestätigen, das Gleiche empfunden zu haben.

Natürlich wünscht sich jeder Mensch, gesehen zu werden – von den Liebsten, von Schulkameraden, von Sportfreunden, von der Öffentlichkeit und und und. Auch wenn man fürs eigene Umfeld erkennbar ist, die zart besaiteten Herzen eines essgestörten Menschen glauben dennoch, sich zu täuschen und für alle Welt unsichtbar zu sein. Ignoriert zu werden, nicht da zu sein.

Ich glaube, mit Nichtachtung gestraft zu werden, ist härter als jede Beleidigung, die einem gegenüber ausgesprochen wird. Anfeindungen sind immer noch ein Zeichen dafür, dass man die Menschen auf sich aufmerksam macht, wenn auch eventuell negativ. Ignoranz bedeutet Belanglosigkeit und das schlägt bei vielen aufs Essverhalten um. Wenn ich im Nachmittagsprogramm des deutschen Fernsehens durch die Sender zappe, erscheint es mir oft so, als drehe sich viel um Mobbing und Intoleranz. Hier bekommt ein Junge Schläge und dort ein Mädchen Drohbriefe. Und nachmittags verkriechen sie sich hinter einer Tüte Chips und den eigenen Lebensträumen, um all das zu vergessen und auszublenden. Die einen werden dick, die anderen zu Klappergestellen. Es gibt Tausende, deren Teenagerzeit so verläuft, doch niemand bemerkt das.

*

Eines Tages sprach meine Mutter mich auf mein Essverhalten an und meinte: »Mensch, Sarah, du musst darauf achten, dass du mal wieder mehr isst. Du nimmst schon ganz schön ab. Zum Glück isst du wenigstens Käse am Abend.« Ich liebte Käse einfach über alles, besonders bei Schafskäse lief mir das Wasser im Mund zusammen, aber Mutters Aussage gab mir den Hinweis, dass da noch etwas zu viel war. Ich suchte also nach »Fettnäpfchen« und da muss ich echt sagen, das Internet kann wirklich zum Freund und Helfer mutieren. Darin stöberte ich nach guten Tipps, den Gewichtsverlust zu beschleunigen.

Ich hätte es nie mit bulimischen Symptomen ausprobiert. Das ist eklig. Ich bin sehr froh, da nicht reingerutscht zu sein. Auch von diesen Pro-Ana-Foren, die ihr Unwesen im Internet treiben, hatte ich keinen blassen Schimmer. Heute weiß ich, dass es sie gibt, aber ich wäre nie auf die Idee gekommen, nach einer solchen »Unterstützung« zu suchen. In diesen Foren suchen sich verzweifelte Seelen sogenannte Twins und feuern sich gegenseitig dazu an abzunehmen, sich zu hassen und die Magersucht als höchsten Gott anzusehen. Auf den Homepages, die man im Internet findet, werben die Anas mit Texten, die ungefähr so klingen:

»Du bist FETT, FETT, FETT. Beweg deinen Arsch und kotz dich aus. Ich werde es dir danken. Deine Ana steht zu dir. Aber hast du je ein Gramm zu viel, fühle dich schlecht. Spüre Schmerzen und reiß dich auf« … blablabla. So ein Scheiß!

Banner wie »Bulimie für alle, in fünf Schritten zum Idealgewicht« schmücken diese dreckigen Webseiten. Als Angehöriger sollte man auf alle Fälle mit dem Betroffenen sprechen, wenn dieser in eine solche Falle reingeraten ist. Und du als Betroffener solltest dich schnell davon lösen, denn was bringt dir der Schund in deinem Leben? Dauerhafte Erniedrigungen und vorgetäuschte Freude. Gefühle, die man nicht haben sollte, auch nicht im schlimmsten Stadium der Krankheit. Ich finde, es sollte etwas gegen den Unfug getan werden. Ich weiß, dass es schwierig sein wird, aber es muss doch Wege geben, solche Foren zu schließen.

Im Internet machte ich mich auf die Suche nach harmloseren Antworten auf meine Fragen, wie mein BMI auszusehen habe und was ich essen sollte, damit ich keine Angst vor der Zahl am nächsten Morgen haben musste. Es funktionierte und ich fühlte mich dadurch befreiter als zuvor. Ich hatte immer das Gefühl, das fünfte Rad am Wagen und für meine Familie ein Problem zu sein; das Hungern schuf die Illusion, alles wäre leicht, wenn man nur nichts äße. Und so blendete ich das schlechte Gefühl, meiner Familie nur eine Last zu sein, aus.

*

Die Magersucht stellte die Flucht dar, zu der ich aufbrach, um die Abzweigung von meinem bisherigen Leben zum kontrollierten Weg zu finden und die Beanspruchung meiner Familie zu verringern. Meine eigenen Ansprüche an mich und das Leben hatte ich zu dem Zeitpunkt komplett zurückgestellt. Es war egal, was ich fühlte und dachte. Die Gefühle und Gedanken der anderen hatten immer Vorrang. Ich war ständig darauf bedacht, gut anzukommen und niemanden zu verletzen, sodass ich nicht mehr darauf achtete, wie es mir dabei ging. Das ist heute immer noch so und ich kann auch nicht verhindern, dass ich mich selbst unterdrücke. Es ist mir zur Gewohnheit geworden.

*

Irgendwann im Laufe des Herbstes desselben Jahres musste ich dann zur Kinderärztin. Meine Mutter machte einen Termin bei ihr, weil ich immer weiter abnahm. Gegen meinen Willen befand ich mich also eines Tages unter ihren Fittichen und wurde auch gewogen.

Ich hatte das vage Gefühl, dass meine Ärztin nicht wusste, was man tun sollte, damit ein Kind wieder isst. Sie erteilte mir nämlich den Auftrag, mein Gewicht eigenständig zu kontrollieren und Protokoll zu führen. Mehr war nicht drin. Ich hätte auch nicht mehr gewollt, aber ganz fachgerecht war die Anordnung wohl nicht. Über Anorexien wissen die Hausärzte viel zu wenig Bescheid. Da sich das Problem aber immer mehr ausbreitet, sollten sie sich weiterbilden, sonst fordert die Magersucht ständig neue Opfer. Es wird sich nichts ändern, wenn in der Medizin nichts passiert.

Da ich ja nun auf mich gestellt war, kontrollierte ich mein Gewicht mehrmals und schrieb nicht immer die richtigen Zahlen auf. Eigentlich gebe ich jetzt zum ersten Mal zu, dass ich damals ordentlich geschummelt habe. Ich schrieb oft ein paar Kilo mehr auf den Zettel, als ich tatsächlich auf die Waage brachte.

Schwierig wurde es dann, als man mir ansah, dass ich nicht mehr 38 Kilo wog, sondern nur noch 34 Kilo. Vier Kilo sind ein Schwund, den man einem Menschen, der sowieso schon sehr dünn ist, einfach ansieht.

Im Winter musste ich wieder zu der Ärztin und sie verordnete mir, mich von nun an jede Woche in der Praxis wiegen zu lassen. Da flog mein Schwindel natürlich auf. Die Einweisung ins örtliche Krankenhaus war mir sicher. Und so kam es dann auch. Im Dezember betrat ich das erste Mal ein Krankenhaus mit der Vorgabe, zunehmen zu müssen, um wieder nach Hause zu dürfen.

In dem letzten halben Jahr hatte ich bestimmt 15 Kilo verloren und war damit an meiner körperlichen Grenze angekommen. Ich war am Ende und hätte so nicht weitermachen dürfen, denn ich befand mich schon längst in Lebensgefahr. Meinen Körper hasste ich zu der Zeit noch gar nicht so sehr, ich achtete einfach nicht auf ihn. Er war mir nicht gleichgültig, aber auch nicht besonders wichtig.

Ich bekam Infusionen und irgendwann auch Fettlösungen, die in mich reinflossen. Davon erlitt ich Venenentzündungen und musste mir deshalb die tranige Flüssigkeit oral zuführen. Fresubin nennt sich der »leckere« Scheiß. Das bekommt fast jeder, der im Krankenhaus liegt, weil er schnellstmöglich Fett ansetzen soll. Ich konnte nicht glauben, dass ich einfach nur rumliegen und darauf warten sollte, dass meine Gestalt breiter und breiter wurde.

Das Konzept des Krankenhauses hat mich noch verrückter gemacht. Die Ärzte ordneten mich in einen sogenannten Stufenplan ein und immer bei Erreichen einer bestimmten Gewichtszahl kam ich eine Stufe höher mit mehr Freiheiten. Es ist, wie wenn man kleine Kinder vor die Aufgabe stellt, etwas noch nie zuvor Gewagtes zu tun, und sie mit einem Kinderriegel als Belohnung lockt.

Zu dem Stufenplan erhielt ich noch ein Kalorienbuch, in dem alles stand, was ich wissen musste. Wer sich jemals mit der Diagnose Anorexia nervosa beschäftigt hat, weiß, dass das nicht die richtige Strategie zur Genesung ist. Ich meine, ganz im Ernst – ein Kalorienbuch?! Was bildeten die sich denn ein?

Natürlich suchte ich mir immer das Essen aus, das die wenigsten Dickmacher enthielt, und versuchte so, mein Gewissen zu beruhigen und das Zunehmen zu stoppen. Ich schaute überhaupt nicht mehr darauf, ob mir der Hackbraten mit Kohlrabigemüse schmeckte. Denn wenn er weniger Kalorien als die außerdem angebotene Schupfnudelpfanne hatte, wählte ich ihn für meine morgige Mittagsspeise aus. Die hatten da wirklich gar keine Ahnung.

Aber einen positiven Aspekt kann ich nach langem Nachdenken doch finden. Gleich am ersten Tag habe ich gemerkt, dass Essen auch gut schmecken kann. Es lag nicht am Hackbraten, den ich eigentlich nicht mochte. Ich weiß nicht, woran es lag. Vielleicht hatte ich ja gut ausgebildete Geschmacksnerven. Freilich war es trotzdem nicht so, dass ich freiwillig gegessen hätte. Was ich aß, genoss ich, aber mehr auch nicht.

In den Wochen, in denen ich da war, nahm ich fünf bis sechs Kilo zu. Ich wusste aber: Mein Gefühl in Bezug auf Essen und Gewicht hatte sich nicht verändert, eher verschlimmert. Gedanken an Kalorien und Fett sind dazugekommen. Mir war klar, alles würde wieder seinen Lauf nehmen, wenn ich mich keiner hilfreichen Gehirnwäsche unterzog. Und so gelangte ich im Januar 2010 in eine Kinder- und Jugendpsychiatrie.

*

Bevor ich dort aufgenommen wurde, war ich einmal da, um mir ein Bild machen zu können. Mir wurde Internet versprochen, immer telefonieren zu können und allgemein so wenig Einschränkungen wie möglich. Ich war frohen Mutes, da ich mein Leben wieder auf die Reihe bekommen wollte, und das hier hörte sich ja ganz gechillt an. Im Endeffekt jedoch wurden die Versprechen nicht gehalten. Ich hatte weder Internet noch mein Handy und persönliche Einschränkungen gab es mehr denn je. Und ich musste zwei Wochen ohne meine Familie auskommen, weil mir der Kontakt zu ihnen verboten wurde.

Auch meine Freunde konnte ich nur auf brieflichem Weg kontaktieren. Da ich eh nur sehr wenige hatte, war das mit den Freunden aber nicht das Ding. Drei haben mich in diesem Monat, in dem ich im Krankenhaus lag, mal besucht, aber mit einem Tag von 30 lässt sich wirklich nicht prahlen. Ich fühlte mich von ihnen allein gelassen.

Besonders setzte mir die Kontaktsperre zu meiner Familie zu. Trotz meiner Magersucht hatten wir immer noch ein gutes Verhältnis zueinander. Die Krankheit hat uns eher noch enger zusammengeschweißt, genau wie Papas Krebserkrankung. Na klar, auch in unserer Familie ergaben kleinste Situationen riesige Streitgespräche. Schon bei einer halben Mandarine, die mir meine Mama einreden wollte, entstanden große Diskussionen. Einfach deshalb, weil ich mich bevormundet fühlte. Aber als Angehöriger weiß man wahrscheinlich selbst nicht, wie man mit Magersucht umgehen soll, ohne den Betroffenen zu verletzen. Ich kenne keine effektive Variante, um einer hungernden Person das Essen näherzubringen. Vermutlich gibt es die auch gar nicht.

Die zwei Wochen ohne Kontakt nach außen fühlten sich an wie schreckliche zwei Monate. Zusätzlich war die Einweisung in die KJP, was meine Freiheiten betraf, ein totaler Rückschritt. Ich kam dort an und durfte nicht einmal mehr meine Brote alleine schmieren. Ich musste mich immer hinsetzen, sobald eine Möglichkeit dazu bestand. Es war ein Drama, wenn ich morgens mein geliebtes Zuckerbrot zu mir nehmen wollte. Was das anging, bestand ich auf meinem Recht. Zuckerbrot ist meine Empfehlung an jeden. Einfach ein Brot mit Butter und Zucker bestreichen. Fertig ist der Schmaus. Auch in meinem kontrollierten Magerwahn hielt ich an meinem morgendlichen Frühstücksritual fest. Es gehörte für mich dazu, wie für manche Nutella. Auch wenn meine Therapeutin meinte, es passe nicht ins Krankheitsbild der Magersucht, sich Zucker auf das Brot zu streuen. Aber mein Gott, jede Krankheit verläuft individuell. Wie konnte sie es nur wagen, mir diese einzige Abgrenzung zu verweigern, wenn meine Krankheit doch ihren Ursprung im Diät-Mainstream hatte.

Auch wenn ich keinen Zucker in meinen Tee wollte, gab es Stress. Ich kann süßen Tee einfach nicht ausstehen. Nicht wegen der Kalorien, sondern wegen des ekligen Geschmacks. Ich habe nicht verstanden, warum man so engstirnig denken konnte, dass man mir vorschreiben wollte, wie ich was zu machen hatte. Ich verstehe es bis heute nicht.

Letztendlich hatte ich auch recht. Ich befand mich vom Gewicht her schon in Stufe vier von fünf und da war es mir sehr wohl erlaubt, meine Brote alleine zu schmieren oder mich mal ohne Aufsicht von der Station zu entfernen. Meine Therapeutin konnte ich überhaupt nicht leiden und das lag nicht nur am Verbot des Zuckerbrots. Sie half mir nicht, sondern sie trieb mich eher in den Wahnsinn. Eine alte Frau ohne Fachwissen. Warum lässt man solche Menschen in Einrichtungen arbeiten, die Kindern und Jugendlichen das Leben wieder leichter machen sollen? Wenn es um billige Arbeitskräfte geht, gibt es bestimmt noch andere Möglichkeiten als ahnungslose Therapeuten. Doch in einer Sache hat sie mich vorangebracht: Da mein Geburtstag vor der Tür stand, löste sie nach zehn Tagen meine Kontaktsperre auf und ich durfte endlich wieder meine Familie zu Gesicht bekommen. Ob das jetzt wirklich eine Art Geburtstagsgeschenk war oder eine Entscheidung, weil sie gemerkt hat, dass mir diese verflixte Kontaktsperre nichts gebracht hat, weiß ich nicht.

*

Denke ich heute über die Zeit nach, macht es mich traurig, wie wenig soziale Kontakte ich eigentlich hatte. Heute hat sich das etwas gebessert. Nicht viel, aber immerhin. Ich gehe schon mal auf Partys und habe bei der Leichtathletik ein paar nette Mädels kennengelernt, mit denen ich ab und zu was unternehme. In der Schule bin ich viel zu zurückhaltend. Ich glaube auch nicht, dass sich Leute, die ich auf Partys treffe, an mich erinnern. Obwohl das echt geil wäre, denn ich erinnere mich fast an jeden. Zufälligerweise kann ich mir Gesichter besonders gut einprägen und mir auch noch den dazugehörigen Namen merken. Letztens hat mich eine Freundin vom Dorf besucht und gefragt: »Kennst du die Leute eigentlich, die hier so rumlaufen? Ich meine, du wohnst zwar in der Stadt, aber kennt man sich da gegenseitig?« Daraufhin antwortete ich: »Ne du, mich kennt keiner. Ich bin nicht so öffentlichkeitsgeil.« Natürlich würde ich gerne durch die Stadt laufen und jeden grüßen, der mir bekannt vorkommt. Aber das bin irgendwie nicht ich.

Leider bin ich wohl wirklich unscheinbar und das zieht mich total runter. Mir sagen manche, ich hätte einen guten Geschmack für Klamotten. Keine Ahnung, ob das stimmt, aber damit falle ich anscheinend auch nicht auf. Ob ich jemals einen Weg finde? Ich glaube nicht.

*

Zum Glück ging die Therapeutin, bei der ich in der Psychiatrie in Behandlung war, kurz nach meiner Ankunft in Rente. Ich bekam einen neuen Therapeuten, bei dem ich besser aufgehoben war. Für die Zeit, die ich bei ihm war, konnte er mich beruhigen. Aber nachhaltig war das nicht. Wenn man in einer derartigen Situation ist, bleibt einem nichts anderes übrig, als das Beste aus dem, was möglich ist, rauszuholen. Ich bin keine, die viel über ihre Zukunft nachdenkt, da ich finde, dass man in der Gegenwart bleiben und das Hier und Jetzt gebacken kriegen sollte. Deshalb dachte ich dort auch nicht an später und die therapeutischen Gespräche befriedigten mich ausreichend für den jeweiligen Tag.

*

Mir hat der Aufenthalt, der im April 2010 zu Ende ging, nicht viel gebracht. Natürlich habe ich zugenommen, allerdings nur, weil es gar nicht anders ging. Mein Körper dankte es mir trotzdem. Ansonsten war das Gelernte und Erfahrene eher kontraproduktiv für mich. Meine Mitpatienten wackelten ständig rum, um Kalorien ohne Ende zu verbrennen, und erzählten mir ihre Krankheitsgeschichten. Ich merkte, dass ich anders war als die anderen – und das nicht nur wegen meiner Vorliebe fürs Zuckerbrot. Ich bemerkte, dass auch ich mich auf einmal für Kalorien interessierte, meinen Bewegungsdrang stärker auslebte und meinen Körper von einem auf den anderen Tag als abstoßend empfand. Ich begann, mich selber mehr unter die Lupe zu nehmen und auf Fehlern, die ich an mir entdeckte, rumzuhacken und sie in den Mittelpunkt meiner eigenen Gedanken zu stellen. Das machte das Ganze nicht leichter. Und als ich dann nach Hause kam, ging es mir psychisch schlechter als vorher.

Schon als ich in der KJP mein Mindestgewicht erreicht hatte, das ich brauchte, um entlassen zu werden, bekam ich Angst, übers Ziel hinauszuschießen. An den Wochenenden, an denen ich nach Hause durfte, merkte ich, dass ich kein Gefühl mehr dafür hatte, wie viel ich essen konnte und essen musste, um mein Gewicht zu halten. In der Psychiatrie hatte jeder Patient denselben Plan ohne Ausweichmöglichkeiten. Alles war nett durchgeplant, aber ohne Zukunftsperspektiven für zu Hause. Es wurde einfach nicht auf meine persönlichen Bedürfnisse eingegangen. Und man glaubt es kaum: Meine Angst bewahrheitete sich. Eigentlich ist es mir peinlich zuzugeben, dass ich nach meinem Aufenthalt noch mehr zugenommen habe, aber es ist einfach passiert. Ich musste alle zwei Wochen zum Wiegen zum Arzt, wo ich sah, was mit mir passierte.

Ich hasste es, wenn alle sagten: »Oh Sarah, es ist schön, dass du wieder besser aussiehst und an Gewicht zugelegt hast.« Ich habe es nicht von mir aus getan. Ich war einfach zu schwach, wieder mit dem Essen aufzuhören. Das ist auch ein Grund dafür, dass ich mich heute so sehr verabscheue. Man könnte mich jetzt fragen, warum ich zu schwach war, aber darauf kann ich selbst keine Antwort finden.

Die ambulante Therapie, die ich im Mai anfing, stärkte mir nur minimal den Rücken und ich fühlte auch keinen Halt bei der Person, die mich betreute. Die Frau war zwar total nett und fürsorglich, aber es hat mir einfach nichts gebracht. Meine Gedanken waren immer noch in dem gleichen Strudel gefangen. Ich war frustriert, mit mir und meinem Leben unzufrieden und ohne jegliche Kontrolle. Wie ich schon erwähnte, lernte ich nicht, wie man wieder *richtig* aß. Und so kam es vor, dass mein Essverhalten geradezu ausartete. Ich entwickelte Essattacken, in denen ich alles in mich hineinstopfte, was mir ins Auge stach: Schokolade, Eis, Käse, Kekse, Gummibärchen, Kuchen, Toast, Studentenfutter. Ohne Halten, ohne Kontrolle. Diese Ausrutscher gehörten zu meinem Tagesablauf. Das ging bestimmt ein Dreivierteljahr lang so und ich nahm mit Sicherheit noch einmal eine Menge zu. Ich schäme mich zutiefst dafür und kann das entsetzliche Gefühl nach diesen Attacken gar nicht beschreiben.

Es gehört zum Schlimmsten, was ich bisher erlebt habe. Große Schuldgefühle plagen einen mehrere Tage lang und es gibt nichts, um sie zu besänftigen. Die Möglichkeit, sich zu übergeben, schloss ich aus. Denn, wie gesagt, mein Ekel davor ist zu groß, um es wirklich übers Herz zu bringen. Ich brauchte etwas, was mich spüren ließ, dass ich noch am Leben war. Da ich meine Kontrolle verloren hatte, fühlte mich nicht mehr gefestigt und irgendwie so, als würde ich Tag für Tag mehr verschwinden. Es war, als stünde ich neben mir, beobachtete mich als mein Schatten und trat ins Leere, wenn ich mir selber eine runterhauen wollte. Ich atmete und war Sarah, so, wie mich jeder haben wollte. Nicht mehr hungernd, sondern brav essend und am Leben. Gewogen habe ich mich kaum noch, weil ich einfach Angst vor der Zahl hatte, die mir angezeigt würde.

*

Anfang 2011 fand ich schließlich ein Mittel, mich doch nicht aus den Augen zu verlieren. Ich begann, mich zu ritzen. Die Inspiration dazu kam mir übrigens in der Psychiatrie. Ich hatte schöne, kranke Gedanken mitgebracht, für die sich keiner interessierte. Und so probierte ich aus, wie es ist, mich im wahrsten Sinne des Wortes selbst zu verletzen. Ich weiß, dass Hungern auch eine Art von Selbstverletzung ist, aber das eigene Blut zu sehen, wie es aus einem herausfließt, ist doch eine ganz andere Sache.

Alle verzweifelten Aggressionen richteten sich gegen mich und so bot es sich an, die eigene Oberfläche zu zerstören. Zuerst musste das stumpfe Geodreieck herhalten, und bis ich irgendwann auf die Idee kam, meinen Rasierer auseinanderzunehmen, riss ich mir mit Kakteen und Rosendornen die Haut auf. Das Gefühl hinterher war erlösend. Und so wurde ich süchtig danach. Ich ritzte mich immer wieder, rieb alten Schorf von verheilten Wunden mit meiner Nagelschere wieder ab und genoss den Anblick. Krank, aber wirkungsvoll. Endlich konnte ich wieder selber über meinen Körper bestimmen.

Meine Narben sieht man heute noch. Das war auch der Grund, warum ich damit aufgehört habe. Erst habe ich gedacht, ich ritze mich am Bein weiter, doch das sieht man irgendwann auch. Spätestens im Sommer, wenn die Freibadsaison beginnt. Ich werde auch immer noch darauf angesprochen. Natürlich sage ich nie die Wahrheit, denn es würde mich belasten, wenn das jeder weiß. Auf Partys lassen sich die Leute in ihrem angeheiterten Zustand immer die kreativsten Dinge einfallen. Oft bin ich dann das Vampiropfer, das am Arm einen mysteriösen Biss mit sich herumträgt.

Die meisten Menschen wissen jedoch ganz genau, was mit mir los war. Wahrscheinlich warten alle immer nur darauf, dass ich es zugebe, aber ich bin eben nicht der Mensch, der seine Seele vor anderen offenlegt. Das werde ich auch in Zukunft nicht tun. Wegen der Narben bin ich noch in ärztlicher Behandlung und bald wollen wir versuchen, einen Teil von ihnen zu lasern. Sie sind sichtbar und verfolgen mich bis heute. Das geht auf Dauer nicht gut, weshalb man Mittel ergreifen muss, um sie zu entfernen. Meine Eltern sind da sehr verständnisvoll. Sie tun alles mit mir und für mich, damit mir geholfen wird.

Ungefähr zeitgleich entwickelte ich auch Anzeichen erster Suizidgedanken. Ich war zwar nicht in der Gefahr, mich am nächsten Tag mit Medikamenten vollzupumpen. Aber allein die Tatsache, sich darüber den Kopf zu zerbrechen, schreit vor Extremismus.

*

Meiner ersten ambulanten Therapeutin habe ich von meinen psychischen Einbrüchen nichts erzählt. Eines Tages bin ich dort ganz provokativ im T-Shirt erschienen, um zu zeigen: Hey, schauen Sie mal, das bringt Ihre Therapie. Ich offenbarte ihr auf brutale Weise mein Narbengeheimnis.

Im Frühjahr 2011 habe ich die Therapie abgebrochen und ging alle zwei Wochen zu kostenlosen Gesprächen in eine Beratungsstelle. Fürs Erste war das auf jeden Fall besser als die vorherige Therapie, aber weitergebracht hat es mich auch nicht. Schon nach ein paar Monaten hörte ich wieder auf, mir dort Hilfe zu holen. Ich wollte nicht für alle sichtbar in das Gebäude marschieren.

Das Ritzen fehlt mir bis heute sehr. Doch ich weiß, dass ich keiner von diesen verstümmelten Emos werden möchte, die mit Narben bedeckt durchs Leben laufen. Der Typ dafür bin ich einfach nicht.

*

Heute lebe ich ohne Therapie. Obwohl ich es bräuchte, habe ich nicht die Motivation, mich aufzurappeln und mir irgendwo Unterstützung zu suchen, einfach weil es mir in der Vergangenheit auch nicht viel gebracht hat. Besonders auf meinen Körper bezogen wäre eine reale Wahrnehmung wirklich mal angebracht. Ich hasse mich und meinen Körper von Tag zu Tag stärker. Es gibt nichts, was ich mehr verstoße. Man merkt es mir nicht an, denn ich hänge nicht in der Ecke und heule rum, weil mein Leben so scheiße ist.

Gerade bin ich wieder dabei, etwas abzunehmen. Nicht viel, denn ich habe mein Normalgewicht, aber ich will unter allen Umständen herausfinden, ob ich jemals mit meinem Körper wenigstens ein bisschen im Reinen sein kann. Eine Idee ist es ja.

Einmal war ich im Begriff, mich nach einer Ernährungsberatung zu erkundigen, als ich bei meiner Ärztin saß und die mir bestätigte, ich dürfte ein paar Kilo abnehmen. Gut für mich, aber eigentlich nicht unbedingt für sie, da sie ja diejenige war, die mich in meiner Magersucht behandelt hatte. Ich mag diese Ärztin sehr, aber irgendwie passt das nicht ganz zusammen. Diese Aussage hätte ich an ihrer Stelle nicht getroffen, da sie wissen muss, dass anorektische Menschen von hoher Sensibilität gezeichnet sind.

Jedenfalls bin ich jetzt dabei, mein Gewicht etwas zu verringern, ohne dabei wieder klapprig und dürr zu werden. Denn das ist wirklich nicht hübsch. Ich finde es jedoch anziehend, wenn sich bei Mädchen die Oberschenkel nicht berühren, die Schlüsselbeinknochen zum Vorschein kommen und wenn man die Hüftknochen sieht. In Zeitschriften sehe ich das oft. Und obwohl ich weiß, dass die schönsten Bilder Photoshop zu verdanken sind, falle ich immer wieder auf die Illusion herein. So wie die würde ich gerne aussehen. Ja, das wäre schon ziemlich heiß.

Was meinen Bewegungsdrang betrifft, so ist er größer denn je. Ich laufe, mache Leichtathletik und kann nicht chillen wie andere in meinem Alter. Ich muss immer etwas zu tun haben, besonders in den Ferien ist das echt schwer für mich. Ich erstelle mir dann Sportpläne, um mich besser zu fühlen. Da mir das ja keiner verbieten kann, bin ich froh, darin eine Art Ausgleich zu finden. Ich muss mindestens einmal am Tag einer sportlichen Aktivität nachgehen, sonst raste ich aus und gehe allen damit auf die Nerven. Mir wahrscheinlich am meisten.

*

In letzter Zeit merke ich immer mehr, dass ein soziales Umfeld für mich total wichtig ist. Dass ich vor ein paar Jahren noch fast keinen Wert darauf gelegt habe, ist unglaublich. Jetzt ist es zu spät, all die verlorene Zeit aufzuholen. Und das wiederum zieht mich runter. Aber ich gebe nicht auf, meine Chancen zu nutzen und mich unter die Leute zu mischen. Da ich während der Krankheit verschlossener geworden bin, ist das für mich nicht einfach. Doch möglicherweise kann ich mit meiner durch die krassen Erfahrungen gewonnenen Reife punkten. Mal schauen.

*

Wenn ich alt bin und auf mein Leben zurückblicke, wünsche ich mir, behaupten zu können: Ich hatte ein schönes und erfülltes Leben und darauf kann ich stolz sein. Mein Wille ist nicht zu brechen, aber die Hoffnung auf Besserung verblasst immer mehr. Heute und auch morgen. Aber der entscheidendste Kampf ist bekanntlich der mit sich selbst.

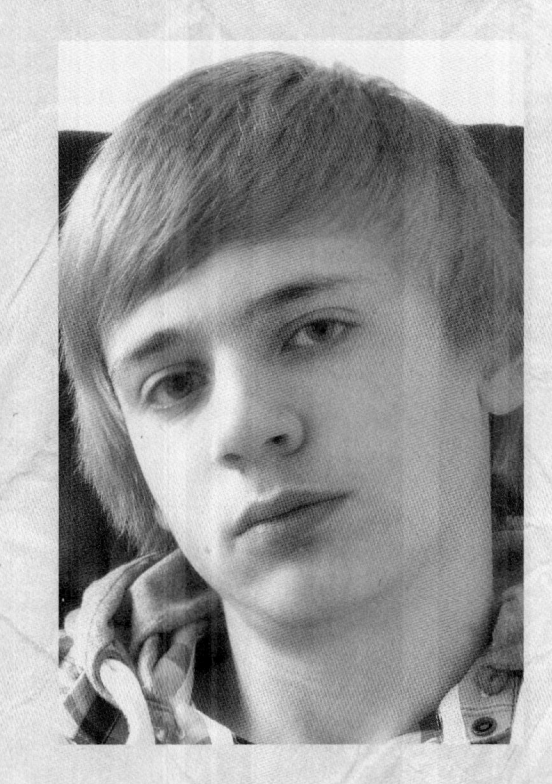

# 4

# Nichts schmeckt so gut, wie sich dünn sein anfühlt

*Tobias (17)*

Ich rutschte überraschend in die Magersucht. Irgendwie war es unvorhersehbar. Sie brachte meine Welt zum Wanken und gerade das eröffnete mir zwei Wege, die ich hätte einschlagen können. Ich wollte mich einerseits von anderen Menschen abgrenzen und hervorheben und doch wollte ich andererseits so sein wie sie. Ich wollte dazugehören. Die Gesellschaft machte es mir schwer, mich zu entscheiden. Letztlich entschied ich mich für den zweiten Weg, den der Anpassung. Aber an wen oder was wollte ich mich denn eigentlich anpassen?

Männer mit Sixpacks, starkem Bizeps und ausgeprägter Brustmuskulatur zieren heutzutage die Cover unserer Modemagazine. Ich habe nicht viel mit Mode am Hut, greife im Kleiderschrank immer das, was mir als Erstes entgegenspringt, aber trotzdem achte ich darauf, was auf den Titelbildern der Zeitschriften zu sehen ist. Jeder schaut da wohl ab und zu hin, der eine mehr, der andere weniger.

Im Sommer 2009 wurde das bei mir zum ersten Mal extremer. Ich merkte, wie ich begann, mir auszumalen, wie es wäre, wenn ich auch einer der heißen Typen werden würde. Ich glaube, jeder pubertierende Junge sehnt sich nach einem makellosen Traumkörper, wenn er ehrlich ist. Es gibt bestimmt kaum einen, der nicht mit einem durchtrainierten Körper tauschen würden, wenn er die Chance hätte. Auch am Erscheinungsbild der digitalen Medien erkennt man, dass das Streben nach dem perfekten Ideal zum Gesetz wird.

Wenn David Beckham seinen nahezu perfekten Oberkörper in die Kamera streckt, schauen nicht nur Frauen genauer hin. Auch wir Männer denken uns, dass so ein richtig maskuliner Mann, bei dem man schon von Weitem erkennt, dass er vor Testosteron sprüht, auszusehen hat. Das wollen doch alle, oder nicht?! Dieses Streben nach Kraft, Männlichkeit und Idealismus sammelt sich in den Köpfen der Jungen und wächst zu einem bombastischen Serienmörder heran, welchem niemand das Handwerk legen kann. So scheint es zumindest.

Viele denken, dass sie eh nie so aussehen werden, und geben nach kurzer Überlegung, was man eventuell dafür tun müsste, wieder auf. Doch das werden immer weniger. Viele in meinem Alter sehen sich als zweiten Beckham, trainieren täglich in Fitnessstudios und trinken darüber hinaus eine Runde flüssiges Eiweiß. Viele wollen nicht aufgeben, sondern das Unerreichbare erreichen.

Stephen King, einer meiner Lieblingsautoren, sagte einmal: »Es ist besser, gut als böse zu sein, aber manchmal erreicht man Gutes nur zu einem erschreckend hohen Preis.« So ist es. Unser »guter« Körper unterliegt unseren »bösen« Gedanken, gekoppelt mit den dazugehörigen Taten. So empfinde ich das jedenfalls.

Ich begann, mir über all diese Dinge den Kopf zu zerbrechen, und wollte rastlos und euphorisch daran arbeiten, mein großes Ziel so schnell wie möglich zu erreichen. Da ich nie wirklich muskulös war, lag die Messlatte sehr hoch. Aber noch nie war mir etwas zu hoch, um nicht wenigstens einmal mit dem Ziel in Berührung zu kommen. Ich schwamm regelmäßig und war nicht dick, aber wohl fühlte ich mich trotzdem nicht. Besonders dann, wenn ich mich mit den Jugendlichen in meinem Alter verglich.

Ich war gerade 14 geworden und es begann die Zeit, in der man sich in der Umkleidekabine des Sportunterrichts nicht nur um sich selbst kümmerte. Den Jungs aus meiner Klasse sah ich schon lange beim Umziehen zu und wurde zwischen dem ganzen Deogeruch mit jedem Monat neidischer auf ihre Körper. Dass auch Jungs sich gegenseitig beobachten, hat nichts mit Homosexualität zu tun. Es ist menschlich, sich neben anderen infrage zu stellen. Und damit meine ich nicht nur »Wer den Längsten hat, kriegt 'nen Döner«.

Normalerweise schere ich mich nicht um Äußerlichkeiten, sondern lege viel größeren Wert auf das Innere eines Menschen. Aber aus irgendeinem Grund flammte in mir das Verlangen nach einem echten und unretuschierten Körper auf. Nur in diesem Faktor wollte ich mich nicht von den anderen unterscheiden. Sonst lebte ich mein eigenes Leben. Ich las sehr viel und hörte irgendwann auf, meine Freundschaften zu pflegen. Nicht weil ich es so wollte, sondern weil ich mich zwischen Gleichaltrigen nicht gut aufgehoben fühlte.

Nie hatte ich vorgehabt, mich an den nach meinem Empfinden niveaulosen Gesprächen der anderen Jungs zu beteiligen, geschweige denn, mich vor meinem 16. Lebensjahr zu betrinken. Alkohol und Party sind jetzt noch immer nicht mein Ding. Alkohol lehne ich auch heute strikt ab. Ich glaube, dass das ganze Partygetue an mir vorbeiziehen wird. Das hat viel mit meiner jetzigen Situation zu tun, aber auch mit meiner Einstellung. Ich wüsste nicht, was es in meinem Leben zu feiern gäbe, und außerdem hätte ich dafür eh nicht die richtigen Leute. Sowieso finde ich das alles viel zu oberflächlich. Ich könnte mich nicht richtig entspannen, tanzen schon gar nicht und ich bin noch viel zu gefangen in mir, um den Partylöwen raushängen zu lassen, der vielleicht in mir steckt. Da lasse ich das lieber ganz bleiben.

*

Als ich dann anfing, meinem Traumkörper entgegenzuarbeiten, wusste ich sofort, dass es eines mehr oder weniger harten Trainings bedurfte, wenn ich mein Ziel verwirklichen wollte. Ich begann, mich neben dem Schwimmen sportlich zu betätigen, und machte anfänglich pro Tag ungefähr 90 Sit-ups, kombiniert mit 30 Liegestützen. Zuletzt hatte ich mich dann auf fast 1000 Sit-ups und 300 Liegestützen gesteigert. Nach ein paar Wochen konnte ich im Urlaub meinen ersten Erfolg bestaunen. Trotzdem blieb meine Messlatte nur zum Greifen nahe und ich verschärfte mein Training. Mein Unterarm schwabbelte noch und die Brustmuskulatur ließ auch zu wünschen übrig. Gründe genug also, mich doppelt und dreifach ins Zeug zu legen. Das tat ich dann auch.

Man könnte denken, ich begann abzunehmen, weil ich panische Angst vor Rettungsringen hatte, doch das stimmt nicht. Ich bin der Meinung, dass die Menschen viel zu viel von diesem Vorurteil ausgehen und gar nicht in Betracht ziehen, dass auch viele andere Dinge eine Rolle spielen, wenn jemand aufhört zu essen: Familie, Freunde, Schule, Sport oder eben die Medien. All diese Kleinigkeiten können Ursachen für Essstörungen sein.

*

Ich weiß noch relativ genau, wie ich zu meiner Magersucht gekommen bin. Zum einen war es meine bereits beschriebene Bewunderung gegenüber anderen, zum anderen die Diät eines Klassenkameraden. Damit möchte ich niemandem die Schuld für das, was heute ist, in die Schuhe schieben, denn dafür muss ich selber einstehen. Ich habe mir den Mist eingebrockt und niemand anderes. Ich hätte mich abgrenzen können, wenn ich gewollt hätte, deswegen bin ich für alles ganz allein verantwortlich.

Jedenfalls gab es da diese Diät …

Eigentlich interessierte es mich herzlich wenig, wie eine solche Diät ablief, denn ich hatte sie beim besten Willen nicht nötig.

Aber ich fand es schon beachtlich, was mein Mitschüler für seinen Kampf gegen die Kilos tat. Ich begann, davon Notiz zu nehmen und ungewollt mitzufühlen, mitzureden und später sogar mitzuhalten. Sonst kannte ich mich immer nur als gleichgültigen Menschen. Mir war es egal, was die Leute von mir dachten. Aber von diesem Zeitpunkt an war mir anscheinend doch nicht mehr alles so gleichgültig, wie ich es von mir gewohnt war, sonst hätte ich mich nicht beweisen oder sogar mithalten wollen.

Ich fing an, die Gewichtsabnahme reizvoll zu finden und nicht nur Muskeln aufbauen zu wollen. Es löst einen Rausch in einem aus, wenn man einmal damit angefangen hat. Ohne mir der Folgen bewusst zu sein, wollte ich immer schneller dünner werden. Damit wollte ich nicht einmal jemanden beeindrucken. Ich brauchte das auf einmal, um mir selbst zu genügen.

Im Grunde lief alles glatt. Parallel zur Gewichtsreduktion verbesserte ich mich in der Schule und sogar im Schwimmbecken, ich schlug meinen persönlichen Rekord gleich um drei Sekunden. Und sogar zu Hause half ich mehr mit als zuvor. Ich kassierte also Lob ohne Ende, doch geriet ich dadurch noch tiefer in das Loch der unendlichen Sucht.

Neben meinem straffen Sportprogramm fing ich an zu hungern, denn was bringt jemandem ein Sixpack, wenn es unter einer Fettschicht verborgen liegt?

*

Was meine Eltern zu der Zeit dachten, weiß ich gar nicht so genau. Darum habe ich mich auch nicht gekümmert. Wahrscheinlich haben sie die Veränderung meines Essverhaltens als vorübergehende Phase angesehen und sich nichts dabei gedacht. Ich erbrachte ja die gewohnten Leistungen und verbesserte sie sogar. Doch ich sah ihnen an, dass sie öfter als sonst über mich nachdachten, als ich anfing, unzufriedener, missgelaunter und mürrischer zu werden.

Mit dem Purzeln der Kilos verabschiedete sich auch meine Lebensfreude. Zuletzt war mein Lachen nur noch aufgesetzt, aber selbst das fiel mir immer schwerer.

Allgemein lässt sich kaum nachvollziehen, was Eltern und sonstige Angehörige in der Krankheitsphase durchleben. Da es bei verschiedenen Kindern auch immer Unterschiede von Krankheit zu Krankheit gibt, lässt sich nicht genau festlegen, wie man sich zu verhalten hat. Ich als Betroffener kann da nur Tipps geben.

Es ist wichtig, auch schon die ersten Verhaltensänderungen im Bereich der Ernährung ernst zu nehmen und nicht auf automatische Besserung zu hoffen.

Natürlich muss man auch abwägen, ob es sich möglicherweise um eine psychische, situationsabhängige oder wachstumsbedinge Änderung handeln könnte. Wenn jemand sehr schweren Herzschmerz erleidet, kann auch dies oft zu gestörtem Essverhalten führen. Jedoch liegt die Ursache dann vielleicht im Scheitern einer Beziehung und muss nicht gleich vom nächsten Arzt unter die Lupe genommen werden.

Als Elternteil hat man die Aufgabe, für sein Kind zu sorgen – zu jeder Zeit, an jedem Ort und in jeder Lebenslage. Eltern, die das vergessen, haben den Namen »Sorgeberechtigter« ganz bestimmt nicht verdient. Ich sage jedem, dass auch noch späte Hilfe unzählige schmerzhafte Stunden vermeiden kann. Wenn ihr als Angehörige oder Freunde also das Gefühl habt, jemand steht neben sich und hat das Essen auf einmal satt, dann handelt besser spät als nie. Es steht wertvolles Leben auf dem Spiel.

*

Im Nachhinein fällt mir auf, dass ich damals schon keinen Überblick mehr über das Ausmaß meiner sportlichen Aktivitäten hatte. Auch meine Eltern wussten nicht Bescheid und ahnten nichts, da ich mein Training meistens heimlich absolvierte.

So handelt bestimmt jeder Magersüchtige, da diese Krankheit sehr viel mit Verheimlichung zu tun hat. Man möchte nicht zeigen, dass man krank ist oder etwas tut, was keine normalen Züge mehr hat.

Es gibt auch Ausnahmen, die beispielsweise bei Facebook ein Foto unter dem Titel »gönnen« posten. Auf dem Bild kann man dann einen Teller mit einer Sparportion Pommes und einem haselnussgroßen Tupfer Ketchup erkennen. Da fragt man sich als Mitbetroffener doch gleich, ob derjenige es nötig hat oder so krank ist, dass er keine realen Maße mehr kennt. Als digitaler Facebookfreund findet man es entweder geil und drückt den Gefällt-mir-Button oder kommentiert es in der Art wie »sieht eher nach sparen als nach gönnen aus«. Daraus kann man schließen, dass es zwei Arten von Essgestörten gibt.

Die einen präsentieren sich, sie gehen provokativ als Klappergestell im knappsten Bikini oder Shorts schwimmen und tun so, als wären sie kerngesund. Das sind dann diejenigen, die ihren Schokoriegel hinter vorgehaltener Hand essen oder ihn heimlich zermatscht in die Hosentasche stecken. Die anderen machen sich nicht viel aus ihrer Krankheit. Sie wollen sie nicht wahrhaben, nehmen sich nicht so wichtig und versuchen, sich noch einigermaßen normal zu verhalten, sodass niemand Verdacht schöpfen kann. Zu dieser Art gehöre ich, wenn ich das so sagen kann.

*

Mit jedem Tag, an dem ich mein Gewicht reduzierte, wuchs meine Motivation, weitermachen zu wollen. Doch jetzt weiß ich, dass es genau die Motivation ist, die den Teufelskreis noch verschlossener und undurchdringlicher macht. Ich war fasziniert von allem, sodass ich zu blind war, um vorauszusehen, was passieren würde. Momentan reißt mich die dunkle Welt mit und mit ihr alles, was dazugehört. Auch der Tod. Eigentlich spreche ich nicht darüber, weil ich das Gefühl habe, damit von der Gesellschaft abgelehnt zu werden. Doch es lebt nun mal nicht jeder dieses scheinbar perfekte Spießer-Vorstadt-Idylle-Leben, wo vorgegaukelt wird, jeder denke so, wie es die Medien und die Masse der Menschen vorschreiben. Der Tod und alle mysteriösen Themen sind tabu, angeblich, weil es sich nicht gehört, darüber zu sprechen. Doch auch der Tod gehört zum Leben und alle dürfen sich von ihm ihre eigenen Vorstellungen machen, ohne dass man diese bewertet. Denn niemand weiß, wie er ist. Nie werden wir es erfahren, ehe wir selber Gefangene seiner Macht werden. Ich glaube, deswegen bin ich auch von ihm begeistert. Ich glaube, diese Faszination kam mit der Magersucht – vielleicht war sie aber auch schon vorher da. Ich weiß es nicht genau. Und jetzt, im Kampf gegen sie, wollen die Gedanken einfach nicht verschwinden. Manchmal sind sie mir nicht bewusst, aber irgendwie sind sie doch da.

*

Mit dem Einsetzen dieser düsteren Gedanken begann auch meine Motivation fürs Hungern, Feuer zu fangen. Sie hat mich runtergezogen, da jede noch so kleine Abnahme einen neuen Motivationsschub ausgelöst hat. Und wenn dann der Schlag ins Gesicht kam, indem die Waage nicht mehr anzeigte, dass man Erfolg hatte, ging die Welt unter. Ich war erschrocken und schlecht gelaunt, das Lachen fiel mir oft schwer. Häufig bekamen jetzt auch meine Mitmenschen diese Stimmungsschwankungen zu spüren. Ich war sehr schnell reizbar und es lag stetig ein genervter oder gelangweilter Ausdruck auf meinem Gesicht. Oft schottete ich mich einfach ab. Dann musste ich nichts erklären und ging niemandem mit meiner eigenen Unzufriedenheit auf den Keks. Was die anderen in solchen Situationen von mir dachten, war mir egal. Das Einzige, was zählte, war die Gewichtsreduktion.

Inzwischen beeinflusste dieses Denken meinen gesamten Tagesablauf. Ich begann, mich für Kalorien zu interessieren, und war immer am Abwägen, was mehr von ihnen verbrennen würde. Ich bevorzugte es zu stehen, auch wenn das zum Sitzen nur einen minimalen Mehrverbrauch darstellt. Selbst bei Regenwetter unternahm ich Spaziergänge. Und unter allen Umständen wollte ich es vermeiden, dass meine Mutter meine beiden kleinen Brüder und mich zur Schule brachte, denn das hätte einen Ausfall an Bewegung bedeutet, was mich qualvolle Gewissensbisse gekostet hätte.

Irgendwann glaubte ich, sportsüchtig zu sein. Nach der Schule konnte ich nicht entspannen, denn ich musste mein Training weiterführen und war andauernd beschäftigt. Am liebsten mit sportlichen Aktivitäten. Ich konnte nicht wie andere Jungs in meinem Alter zockend vor dem Computer sitzen. *Call of Duty* oder *Counterstrike* sind keine Fremdwörter für mich, aber ich habe mich nie als eine der Figuren in die digitale Schlacht begeben.

Es gibt ja schon Jungs mit 13, die ihre Stunden am Nachmittag nur am Schreibtisch verbringen und so heftig auf ihrer Maus herumklicken, als würden sie unter Anfällen leiden. Die Sucht nach Computer-, Online- und Konsolenspielen wird auch immer krasser. Mit Sicherheit ist nicht jeder, der vier Stunden knallhart durchspielt, ein Süchtiger. Viele haben daneben auch noch Zeit, etwas anderes zu tun. Aber manche verfallen dieser Beschäftigung immer mehr. Da frage ich mich, was wir alle falsch machen, wenn jeder in unserer Gesellschaft Opfer irgendeiner Sucht wird.

*

Wegen meines schon fast wahnsinnigen Bewegungsdrangs glaubte ich, hyperaktiv zu sein. Ich stand 24 Stunden am Tag unter Strom, selbst im Schlaf fand ich keine wirkliche Ruhe. Die Nächte waren geprägt von ständigem Rumgezappel und dem stetigen Drang, etwas tun zu müssen. Besonders intensiv bewegte ich

meine Beine, denn ich hasste meine Oberschenkel. Ich konnte sie nicht lässig auf einer Sitzfläche ablegen, sondern machte
wackelnde und kreisende Bewegungen, um meine »platten Fett-
schwaben« nicht sehen zu müssen. Natürlich war dieses Zittern
ganz nebenbei auch eine optimale, wenn auch sehr uneffektive
Gelegenheit, weiter abzunehmen. Aber nicht nur mein Körper
wurde mir immer widerlicher, ich selbst konnte mich bald nicht
mehr ausstehen, weswegen ich jeden Tag schon mit schlechter
Laune aufwachte. Abends plagte mich dann ständig die Gewissheit, den gesamten Tag sinnlos verbracht zu haben. Oft konnte
ich schwer einschlafen. Manchmal dauerte es Stunden. Für mich
gab es keine schöne Zeit mehr, denn ständig war ich aufs Abnehmen fixiert. Die anfängliche Höhenflug-Ekstase war nach ein
paar Wochen gänzlich vorbei.

*

Mit jeder verstrichenen Woche fühlte es sich immer mehr so an,
als ob mir jemand zusätzliche Gewichte auf die Schultern stapeln
würde, ohne sie wieder zu entfernen. Ich fühlte mich von Tag zu
Tag schwerer und belasteter. Zu Anfang der Gewichtsreduktion
ging es mir in der Schule noch relativ gut, doch ab einem gewissen Punkt kam ich an meine Grenzen. Volle Leistung zu erbringen
wurde mit jedem verlorenen Kilo schwerer. Jedoch wollte ich mir
nicht anhören müssen, was meine Klassenkameraden zu meinen
Leistungen sagten, wenn unter einer meiner Arbeiten ein »Befrie-
digend« gestanden hätte. Selbst bei einer Zwei minus war ich für
meine Klassenkameraden ein gefundenes Fressen. Dann wurde ich
Zielscheibe ihres Spottes oder mir wurde wochenlang vorgehalten,
dass ein anderer besser war als ich. Deswegen kann man gute Noten nicht immer nur als Segen einstufen. Manchmal sind sie auch
Fluch, nämlich genau dann, wenn man in einer solchen Situation
ist, wie ich es war. Einmal gut, immer gut. Und alles, was dane-

bengeht, bekommt eine übertriebene Bedeutung und womöglich würde es einen jahrelang verfolgen.

Manchmal glaube ich, dass die Leute gar nicht wissen, was in jemandem vorgeht, der Worte wie »Ein Wunder ist geschehen, ich bin mal besser als du« bei einer zurückgegebenen Arbeit an den Kopf geworfen bekommt. Ja, herzlichen Glückwunsch, dachte ich mir immer, aber es verletzte mich schon. Ich konnte es ja auch keinem recht machen, denn mir blieb nur eine Wahl: der Beste zu sein oder mir diese Sprüche anhören zu müssen. Und, mal ehrlich, wofür hättet ihr euch entschieden?

Dennoch bin ich davon überzeugt, dass meine Mitschüler dies nicht beabsichtigt, sondern sich lediglich über eine gute Zensur gefreut haben. Wahrscheinlich sahen sie in mir so etwas wie eine Messlatte. Trotzdem standen mir in solchen Momenten Tränen in den Augen, denn wegen des Gewichtsverlusts und meines schulischen Ehrgeizes hatte ich keine Kraft mehr, mich auch noch gegen die dummen Worte meiner Klassenkameraden zu behaupten. Jeden Tag kam ich niedergeschlagen aus der Schule, kraftlos und kaputt. Das Mittagessen, das meine Mutter liebevoll zubereitet hatte, würgte ich hinunter, und auch wenn es nur ein paar Häppchen waren, musste ich aufpassen, dass meine Übelkeit nicht alles wieder hochkommen ließ. Aus Frust begann ich noch weniger zu essen und nahm logischerweise weiter ab. Ich wurde matter und kränker.

Wenn ich jetzt morgens aufstand, plagte mich täglich der Muskelkater vom vielen Sport. Das war mittlerweile zum Dauerzustand geworden. Trotzdem konnte ich mich nicht an ihn gewöhnen. Ich bemerkte, dass sich mein ganzer Körper veränderte, auch wenn ich nur ein paar Monate an der Krankheit litt. Ich fror sehr schnell und hatte ständig blaue Hände, Füße und Lippen. Einmal war es sogar so extrem schlimm, dass eine meiner Lehrerinnen versucht war, einen Krankenwagen zu alarmieren. Doch mit genügend Überzeugungskraft konnte ich ihr demonstrieren, dass das nur vorübergehend war und wie ein Kälteschauer gleich wieder verschwinden würde. Des Weiteren sank mein Blutdruck stark und mein Puls verlangsamte sich.

Irgendwann konnte ich mich auch nicht mehr konzentrieren. Meine Gedanken schweiften immer ab und oft dachte ich übers Essen nach und rechnete, wie viel Kalorien ich heute noch verbrennen musste, damit ich auf einen Saldo von null Input und null Verbrauch kam.

*

Ich ertappte mich immer öfter dabei, dass ich darauf achtete, was andere aßen. Ich sah meinen Mitschülern und meiner Familie gern beim Essen zu, weil sich dadurch mein Hunger besänftigen ließ. Hinzu kam das Gefühl von Stolz, es wieder geschafft zu haben, nichts zu essen beziehungsweise den Hunger zu überlisten. Meine Klassenkameraden fühlten sich bestimmt dutzendfach von meinen Blicken gestört, mit denen ich ihr Pausenbrot verfolgte. Aber wie bereits erwähnt, es war mir gleichgültig geworden, was andere von mir hielten.

Mit der Magersucht entwickelte ich ein Interesse fürs Kochen. Das kennen bestimmt viele Essgestörte. Die Beschäftigung mit der Nahrung befriedigt den eigenen Hunger so sehr, dass man nicht mehr selber essen muss. Oft half ich deswegen meiner Mutter, aber schon bald merkte ich, dass mir das als Ausgleich für Sättigung nicht mehr ausreichte. Ich brauchte andere Mittel und die fand ich im stillen Konkurrenzkampf mit einem meiner jüngeren Brüder.

Ich wollte immer weniger essen als er und überwachte daher sein Essverhalten.

Noch heute tut es mir schrecklich leid, dass mein kleiner Bruder Opfer von mir und meiner Magersucht wurde.

Irgendwann fiel es mir schwer, immer weniger als er zu essen, weil mein Körper förmlich nach Nahrung lechzte. Als Konsequenz musste mein Bruder also mehr essen, damit ich mir überhaupt einen Bissen Nahrung am Tag erlauben konnte. Ich überwachte ihn nicht nur, ich begann, ihn regelrecht zu füttern. Ich fühle mich so schuldig und es gibt kein schlimmeres Gefühl als das eigene Schuldempfinden. Wenn ich nur daran denke, dass ich in Kauf genommen habe, dass mein Bruder übergewichtig wird, könnte ich heulen. Er weiß bis heute nichts von meinen kranken Machenschaften und ich kann mich nur unendliche Male dafür entschuldigen. Das wäre nie passiert, wenn die Magersucht mich nicht in ihren Bann gezogen hätte. Als gesunder Mensch hätte ich so etwas nie gemacht, niemals.

Bis heute erwische ich mich immer noch dabei, dass ich in meinen Familienmitgliedern Kontrahenten sehe und mich gegen sie behaupten will, da dieses Verhalten bei mir in Fleisch und Blut übergegangen ist. Jedoch weiß ich, dass das schwachsinnig ist, und ich bemühe mich, diesen Konkurrenzkampf zu unterlassen. Ich muss meinen Mitmenschen und vor allem meinem Bruder eine normale und seinen Wünschen entsprechende Nahrungsaufnahme zubilligen.

*

Wochenlang gelangte ich unter 100 Prozent des Tagesbedarfs, den Wert, der auf sämtlichen Produktverpackungen bei den Nährwertangaben steht, und bewältigte damit das volle Programm der Gewichtsabnahme. Mit jedem verlorenen Gramm durchströmte mich ein Glücksgefühl, eine Welle der Euphorie. Man kann es einfach mit nichts vergleichen. »Nothing tastes as good as skinny feels«, sagte Kate Moss einmal – nichts schmeckt so gut, wie sich dünn sein anfühlt.

Doch bald bekam ich mit jedem Bissen ein größeres Schuldgefühl, denn stetig quälte mich der Gedanke, zu viel gegessen zu haben. Man kann sich überhaupt nicht vorstellen, wie es sich anfühlt, bei jedem Biss vom Butterbrot ein schlechtes Gewissen zu bekommen. Das ist grauenhaft. Über kurz oder lang bringt es einen Menschen zur Verzweiflung.

Zuletzt waren die Gewissensbisse so stark, dass ich begann, auf Lebensmitteln lediglich herumzukauen und sie später in den Mülleimer zu spucken, um keine Gewichtszunahme zu riskieren. Während meine Zunge und mein Bauch nach Nahrung verlangten, riet mir mein Kopf, nichts zu essen und auf die nächste Mahlzeit zu warten. Viel zu oft schlug diese Masche der Magersucht bei mir an.

\*

Nach ein paar Monaten kamen dann die »Heißhungerattacken« – das waren sie zumindest in meinen Augen. Normale Menschen würden das wohl eher als normale Nahrungszufuhr bezeichnen. Alles, was über zwei Brötchen hinausging, lief bei mir schon unter Heißhunger. In solchen Momenten hätte ich alles zerstören, zerreißen oder zerfetzen können, ohne selbst zu wissen warum. Mittlerweile waren viele Wochen mit der Magersucht vergangen und ich begann, das Essen als Straftäter, manchmal sogar als Massenmörder anzusehen. Möglichst wenig wollte ich mit dieser bösen Sache zu tun haben und vermied jeglichen Kontakt. Es fiel mir immer leichter, auf das Essen zu verzichten, da ich mich an das Hungergefühl immer mehr gewöhnte. Ich hatte ständig Hunger. Sättigung gab es nicht mehr.

\*

Meine Eltern ahnten vermutlich eine ganze Menge von dem, was hinter meinem symptomatischen Verhalten steckte, doch sie tolerierten es. Ihnen ist klar, dass sie früher hätten eingreifen müssen, doch woher soll man als Unerfahrener wissen, was in diesem Zusammenhang »früher« bedeutet? Ich kann mir vorstellen, dass sich viele Angehörige Vorwürfe machen, weil sie das Gefühl haben, nicht rechtzeitig die Bremse gezogen zu haben. Ich kann sie aber damit trösten, dass sie nicht schuld sind, höchstens daran, angeblich nie etwas bemerkt zu haben, obwohl wohl nichts offensichtlicher ist als ein verändertes Kind.

Eltern, die ihr Kind jahrelang hungern lassen, ohne einzugreifen, sind nicht zu verstehen. Aber Eltern, die nach wenigen Monaten noch nichts in die Wege geleitet haben, gehören ganz sicher nicht an den Marterpfahl. Ich kann bis heute nicht glauben, dass es Menschen gibt, die die Magersucht ihr ganzes Leben hindurch aushalten. Über Jahre hinweg damit zu leben grenzt an brutale Körperverletzung und endet mit einem zerstörten Gehirn. Ganz sicher.

Trotzdem entwickelte ich mit der Zeit Taktiken, mit der Magersucht und dem stetigen Hungergefühl umzugehen. Ich redete mir immer ein, dass ich mir das Essen bis zum nächsten Tag aufsparen oder später mit anderen zusammen essen würde. Ich versuchte mich auch ständig vom Essen abzulenken und beschäftigte mich mit dem Haushalt oder ging meiner krankhaften Sportsucht nach. Am Ende des Tages war ich immer stolz, es wieder mal geschafft zu haben, so wenig wie möglich zu essen. Ich wollte immer weniger zu mir nehmen, als ich es am Vortag getan hatte, was mich einem großen inneren Druck aussetzte.

Hatte ich am Abend das Gefühl, zu viel gegessen zu haben, wollte ich mich am nächsten Tag mit einer noch geringeren Nahrungsaufnahme bestrafen. Für mich ist es leichter, morgens anstatt abends reinzuhauen, da ich zu dieser Zeit noch nicht das Gefühl habe, zu viel oder über meinen Bedarf gegessen zu haben. Abends fällt mir das Essen heute noch deutlich schwerer.

Die Ermahnungen meiner Familie ignorierte ich wütend. Sie erzählten mir ständig, dass ich viel zu dünn sei und unbedingt mehr essen solle. Hört auf zu lügen, schoss es mir durch den Kopf, doch aussprechen konnte ich meine Gedanken nicht. Viel zu kraftlos rang ich schon mit der Schule und mit der Sucht. In dieser Situation auch noch überzeugend gegen meine Familie zu argumentieren hätte mir vermutlich das letzte bisschen Energie geraubt.

*

Normalerweise wusste ich immer, was ich vor ein paar Tagen gegessen hatte. Studien zufolge kann sich aber ein gesunder Mensch nicht mal an sein Mittagessen von gestern erinnern. Doch ich hätte sogar sagen können, was ich am letzten Sonntag zu Mittag gegessen hatte. Mit diesem Wochenplan im Kopf konnte ich jeden Tag mit den Tagen zuvor vergleichen und abwägen, was ich mir erlauben konnte und was nicht. Ich achtete nicht mehr darauf, was mir schmeckte, sondern nur noch darauf, immer das zu essen, was mir am wenigsten schaden konnte. Mein Verhältnis zum Essen war krankhaft.

Irgendwann hörte ich auch auf, Fruchtsäfte zu trinken, weil ja eine Menge ungeahnter Kalorien darin stecken. Ich nahm mir vor, mehr Wasser zu trinken oder die Säfte wenigstens mit Wasser zu mischen, was ich natürlich auch umsetzte. Ich erlaubte mir ein Mischverhältnis von ungefähr zwei Teilen Wasser und einem Teil Saft. Sicher, einen weiteren »Dickmacher« enttarnt zu haben, begann ich nun, sogar Apfelschorle nochmals mit Wasser zu verdünnen. Mit der Zeit entdeckte ich immer mehr Fallen und versuchte, sie zu umgehen.

Es war mittlerweile über ein Jahr vergangen und im Sommer 2010 sahen meine Eltern ein, dass meine pubertäre Hungerkur sich schon ziemlich in die Länge gezogen hatte. Ich hatte alle Farben verloren und mein Leben war nur noch ein großes, schwarzes Loch.

*

Mit den Worten Jennifer Rostocks lässt sich das Phänomen der Anorexie recht gut beschreiben:

*Um dein Lächeln wehte schon ein eisiger Wind*
*ich schaute einmal zu oft hin und wurde blind*

Die Magersucht ist wie eine Romanze. Man liebt sie und doch gibt sie einem nicht das, was man sich ursprünglich davon versprochen hat. Ehrlich gesagt, kann bei so etwas kaum eine große Liebe entstehen. Jedoch spürte ich das nicht, denn ich kämpfte immer dieselbe Schlacht und glaubte, jeden Tag in einen neuen Kampf ziehen zu müssen. Ich merkte schnell, dass ich nicht in *Narnia* war und mich nicht pausenlos mit neuen Waffen rüsten konnte, doch wollte ich das nicht wahrhaben.

Mein Schwimmtrainer hatte mich eines Tages darauf angesprochen, weshalb ich so aussah. Ich hatte mich bestimmt schon an einen 13er BMI heruntergehungert und so war nicht mehr viel von mir vorhanden. Man sagt ja immer, Fett schwimmt oben, doch das kann ich nicht bestätigen. Auch als Gerippe schwamm ich noch recht akzeptable Zeiten, allerdings kam dann irgendwann der Bumerang.

*

Noch heute wünsche ich mir eine größere Unterstützung von außen. Ich vertraue mehr auf Aussagen Außenstehender, da ich weiß, dass sie unabhängig von meiner Situation getroffen werden und einfach nur diese immense körperliche Veränderung kennzeichnen. Bei Bemerkungen von meinen Familienmitgliedern kann ich mir nicht sicher sein, ob sie nicht nur darauf abzielen, bei mir eine Gewichtszunahme zu provozieren. Mit anderen Worten gesagt, denke ich, dass ich fremden Menschen öfter mehr vertraue als meinen eigenen Eltern. Aber kennt das nicht jeder, dass man sich fremde Worte eher zu Herzen nimmt als die von Nahestehenden, welche oft zu einem Ohr rein und zum anderen wieder raus wandern?

*

Im Sommer 2010 ergriffen meine Eltern schließlich die Initiative und es ging ab mit mir zum Arzt, der meine Sucht sofort diagnostizierte.

Er hatte mich über ein halbes Jahr nicht gesehen und erschrak, als er mich nun zu Gesicht bekam. Er überwies mich an einen Psychologen, aber den fand ich doof. Meine Eltern vereinbarten den Termin hinter meinem Rücken, da sie wussten, dass ich von alleine nie einer Therapie zugestimmt hätte. Ich wollte nicht zugeben, dass es mir schlecht ging. Es war immer alles gut. Klar doch. Niemals hatte ich das anders gesehen.

Seit dem Gespräch mit dem Psychologen, das mir rein gar nichts gebracht hat, wurde mir jeder Bissen mehr zur Qual. Ich hatte mich schon lange nicht mehr so elend gefühlt. So schuldig. So dick. Die Sucht in mir schrie und verletzte mich noch mehr. Jeder Biss in mein Brötchen kostete Kraft, weil ich das Gefühl hatte, nun zunehmen zu müssen. Ein Albtraum seit jeher. Dass ich schon als kleines Kind Angst davor hatte, ist anscheinend auch nicht gerade üblich.

Verzweiflung machte sich in mir breit. Was, wenn mein schlimmster Traum wahr wurde? Was, wenn ich nie wieder aufhören konnte zu essen? Was, wenn ich zur Fressmaschine wurde und wie das Krümelmonster die Kontrolle verlor? Ich hätte ausrasten können und wollte mich bestrafen, indem ich den ganzen Tag über nichts anderes tat als zu hungern. Jedoch begann meine Mutter täglich aufs Neue, das Essen in mich hineinzustopfen. Ich hatte Angst, dass das Zunehmen wie ein Fass ohne Boden sein könnte, wie ein Teufelskreis, aus dem ich nicht wieder herauskommen würde.

Jetzt hatte auch der Sport eine ganz andere Bedeutung bekommen. Ich versuchte, alles, was ich zu mir nahm, durch Sport zu kompensieren. Indem ich, wie ich leider zugeben muss, das Maß meiner körperlichen Ertüchtigung voll und ganz aus den Augen verloren hatte, führte ich eine erneute Gewichtsabnahme herbei. Sogar bei 35° C sprang ich minutenlang in praller Sonne auf unserem Trampolin herum und lief zusätzlich einige Kilometer zu Fuß. Und das noch neben meinen täglichen Work-outs. Ich sah Sport jetzt als eine Art Bestrafung für übermäßiges Essen an. Und in diesem übermäßigen Essen liegt der springende Punkt. Die Nahrung wurde in mich reingestopft, sodass ich ein unangenehmes, aufgeblähtes Völlegefühl erlebte. Ich hatte überhaupt keine Chance, mich körperlich oder seelisch auf die Veränderung der Nahrungsaufnahme einzustellen. Stattdessen hätte ich mir eine überwachte Steigerung des täglichen Essens gewünscht, aber alles kam so unerwartet, als hätte jemand einen Schalter umgelegt. Doch mit einem einzigen Schalter löst man nicht alle Probleme auf einmal, das muss einem doch bewusst sein.

Der Blick auf die Waage verriet mir jedes Mal aufs Neue, dass ich es schaffte, weiter auf meine Sucht zu hören. Trotz der Vermehrung des Essens nahm ich weiter ab, mein Plan ging auf. Die Magersucht hatte wie zuvor das Steuer in der Hand.

*

Doch so langsam stieg in mir Wut auf, weil alles aus dem Ruder lief. Ich merkte selbst, dass die Fahrt, die meine Krankheit aufnahm, bald nicht mehr beherrschbar sein würde, falls es mir nicht bald gelang, das Steuer um ein paar Grad zu drehen. Mein letztes Stück Selbstbewusstsein brach zusammen, als ich wahrnahm, dass ich allein machtlos bin.

Mit der Magersucht war ich nicht mehr fehlerfrei. Mein Streben nach einem Ideal war zerstört. Ich war nun nicht mehr der perfekte

Typ, der ich immer sein wollte. Seit geraumer Zeit versuchte ich, es den Menschen in meiner Umgebung recht zu machen, doch durch die Essstörung wurde das immer schwieriger. Und gerade weil meine Eltern von mir erwarteten, dass ich in der Therapie nicht schummle, wurde es mir noch schwerer gemacht, mich als perfekt anzusehen, denn schließlich mogelte und log ich die ganze Zeit.

Neben meinen stetigen Gewissenskonflikten, der Angst vor dem Zunehmen, meinen sportlichen Aktivitäten und den Diskussionen innerhalb der Familie plagte mich also auch noch das Ringen um Perfektion. Kein Wunder, dass in solch einem Fall nicht mehr viel Kraft zur Bekämpfung der Magersucht übrig bleibt.

*

Als ich dann das zweite Gespräch mit meinem Psychologen hatte, ging es mir gleich viel besser. Er öffnete mir die Augen und verdeutlichte mir, wie weit sich die Magersucht bereits in mich hineingefressen hatte. Ich gestand dem Psychologen, dass ich nicht weiter zugenommen hatte, weshalb er einen stationären Aufenthalt nicht länger ausschloss. Jedoch wollte ich das nicht. Wenn es sich nicht umgehen ließ, dann höchstens in den Ferien, um keinen Schulstoff zu verpassen und nicht womöglich schlechter zu werden. Und schon begann sich das verflixte Rad der Perfektion wieder zu drehen.

Von nun an setzte ich alles daran, das, was mich belastete, zu überwinden und den Absprung zu schaffen. Ein großer, großer Schwur, den ich mir selber gegeben hatte. Anfangs hielt ich mich auch daran, indem ich mich bemühte, besser auf mich zu achten und auch mehr zu essen, doch die Motivation verflog sehr schnell wieder, als mein Gewicht langsam in die Höhe kroch. Ich rede hier von eigentlich mickrigen 700 Gramm.

*

Im September 2010 kam ich dann das erste Mal stationär in eine Kinder- und Jugendpsychiatrie in unserer Nähe. Erst konnte ich mich nicht recht darauf einlassen, doch mit der Zeit ging das dann.

Ich finde, dass die KJP einen ganz schlechten Ruf haben, den sie gar nicht verdienen. Fast jeder Betroffene, mit dem ich darüber geredet habe, meint, dass es dort scheiße ist. Aber ich finde das nicht. Wahrscheinlich kommt es auch immer auf jeden selbst an und darauf, wie das Konzept aussieht. Jedenfalls habe ich mich in meiner KJP wohlgefühlt, auch wenn ich letztendlich wegen Untherapierbarkeit entlassen worden bin. Das war im März. Ich wurde zur Nachbehandlung zu einer Familientherapie geschickt, wo meine Eltern und ich jeden Monat hingegangen sind. Es gab verschiedene therapeutische Phasen. Durch eine gemeinsame Behandlung standen wir immer im Kontakt zu anderen Eltern-Kind-Paaren. Man lernte, mit anderen über die Krankheit zu sprechen, und spürte etwas vom Leid der anderen Familien.

*

Nach der Entlassung lief es zu Hause erst ganz okay, denn ich hatte knapp bis zur Anorexiegrenze zugenommen und war körperlich gar nicht mal so unstabil. Doch dann meinte meine Mutter, dass ich noch mehr zunehmen müsste, und versuchte, mir das hochkalorische Fresubin einzuflößen.

Das war wirklich keine gute Idee, weil genau ab diesem Zeitpunkt das Erbrechen begann. Ja, nun war ein Komplex aus Anorexie und Bulimie entstanden. Und wie das so ist mit der Sucht: Hat man einmal angefangen, ist der Weg zurück unermesslich schwer. In dieser Zeit hatte ich gerade meinen Realschulabschluss gemacht, was man ja auch mal erwähnen sollte. Jetzt musste ich mich eigentlich entscheiden, was ich im Leben wollte, zumindest beruflich gesehen. Es sollte nun um meine Zukunft gehen, doch die versaute ich mir schon bald wieder ein Stückchen mehr. Ich steckte tief und fest in einer abgefuckten Lebensphase, krank und schon kaputt.

Im Sommer kam ich erneut in die Kinder- und Jugendpsychiatrie. Ich wollte und konnte mich einfach nicht lösen. Das System der KJP war, wie bereits erwähnt, gar nicht so schlecht. Es gab einen strikten Stufenplan, der zu jedem Gewichtsbereich Erlaubnisse und Verbote aufwies. Zu Anfang bekam man eine Magensonde, dann durfte man irgendwann alleine essen. Natürlich wurde einem alles portioniert und aufgefüllt.

Gleich im November wurde ich wieder entlassen. Grund: Untherapierbarkeit, wie schon beim letzten Mal. Ich war anscheinend zu einer richtigen Therapie nicht fähig.

Zweifellos bewies ich in den nächsten vier Wochen so richtig, dass ich es nicht draufhatte. In 28 Tagen nahm ich zehn Kilo ab und wurde ohne langes Fackeln kurz vor Weihnachten in eine geschlossene Psychiatrie eingeliefert. Über Weihnachten und Neujahr wurde ich mit der Sonde hochgepäppelt und im Januar schon wieder entlassen (solch einen Kurzaufenthalt nennt man Krisenintervention), da nur diejenigen bleiben durften, die sich in einem lebensbedrohlichen Zustand befanden, und dazu gehörte ich nicht länger. Nicht mit BMI 15,7.

*

Natürlich hat es zu Hause wieder nicht geklappt, denn da ich jetzt auch die Bulimie in meinen Streifzug mit aufgenommen hatte, nahm ich in Windeseile wieder ab. Deshalb ging es für mich ein paar Tage später in ein Akutkrankenhaus – in eines, das ich wirklich nur empfehlen kann. Es war echt super. Ich lag auf der Kinder- und Jugendstation und habe mich dort wirklich wohlgefühlt. Die haben mir auch einen Platz in einer professionellen Klinik für Essstörungen besorgt. Dahin bin ich dann umgezogen, sobald ein Bett frei war.

Zu Beginn lief es dort gar nicht. Ich erbrach mich immer heimlich und kam gar nicht klar. Auch meine Therapeutin war nicht der Burner. Sie war noch sehr jung und hatte überhaupt keine Erfahrung. Außerdem war ich der einzige Junge unter 80 Mädchen und Frauen.

Die Leute waren alle ganz nett, doch ich war mir nie sicher, ob ich auch wirklich dazugehörte. Manchmal gaben sie einem zwar das Gefühl dazuzugehören, ein kleiner Stern am Himmel, doch dann gab es wieder Momente, wo sie abstoßend falsch waren. Da habe ich oft an mir gezweifelt und über Leben und Tod nachgedacht, auch über vergangene Zeiten und über das, was ich bis jetzt verpasst habe. Denn immer, wenn ich Menschen lachen sehe, denke ich, dass ich in meinem Leben irgendetwas falsch mache.

*

Im Sommer 2012 fing mein Kostenträger zum ersten Mal an, mir die Übernahmen zu streichen. Meine Rentenversicherung legte fest, bis dann und dann darf ich bleiben und nicht länger. Die Oberärztin hat alles dafür getan, dass ich zu meinen Rechten kam, und irgendwann ist dann auch meine Mutter auf den Plan getreten.

Ich bekam einen Platz im betreuten Wohnen, wo ich heute immer noch lebe. Es ist eine spezielle Einrichtung für Essstörungen, und ich bin hier nicht der einzige Junge, was den Trend der männlichen Anorexien und Bulimien zeigt.

Man hat hier sein eigenes Zimmer, das man selbst einrichten kann, und es gibt gemeinsame Mahlzeiten, die betreut eingenommen werden. Individuelle Essenspläne werden nach einem Stufenkonzept aufgestellt. Hinzu kommen wöchentliches Wiegen und gemeinsame Ausflüge, wie beispielsweise in Freizeitparks oder an die See.

Dieses betreute Wohnen ist eine Zwischenwelt, bevor man gereift in die alte Umgebung zurückkehrt. Man bleibt dort nicht sein

Leben lang, nur für die Zeit, in der jeden Tag Unterstützung nötig ist. Nebenbei geht man zur Schule und versucht, ein möglichst normales Leben zu führen. Hier geht es mir auf jeden Fall besser als zu Hause, weil ich weiß, dass es dort wieder nicht geklappt hätte. Ich hänge einfach zu sehr an allem, als dass ich es loslassen könnte. Wie es in meinem Leben weitergeht, weiß ich nicht. Zur Schule gehe ich momentan nicht, denn ich habe mich noch für keine Richtung entschieden. Ich habe einen guten Abschluss und hoffe in der nächsten Zeit auf Besserung.

*

In der Magersucht fühlte ich mich gnadenlos belastbar und dachte, ich könnte alles ausprobieren, egal, welche Folgen das haben würde. Ich bin über Tausende Wenn und Aber gestolpert und habe alle Hürden genommen.

Ich weiß nicht, wie mein Leben in zehn Jahren aussehen wird. Arbeit und Job, mehr wird für mich nicht drin sein. Was die Liebe angeht, bin ich ahnungslos und eigentlich brauche ich sie nicht. Denn in meinem Leben soll es nicht um heiße, wundervolle Beziehungen gehen, sondern darum, Geld zu verdienen und über die Runden zu kommen. Ich habe ohnehin Berührungsängste, doch ich weiß auch, dass Berührungen kostbar sein können.

Ich will einen tollen, lustigen Job haben, in dem ich mit netten Kollegen auch auf meine Kosten komme. Mein Alltag muss strukturiert und geplant sein. Aufstehen, Arbeit, zu Bett gehen, und das jeden Tag. Keine Ahnung, ob mich das ausfüllt, aber zurzeit kann ich mir kein Leben als Filmstar oder als jemand, auf den ich im Alter stolz sein könnte, vorstellen. Dazu bin ich viel zu komplexbehaftet und zu unsicher. Ich habe keinen eigenen Stolz – wie viele, die einmal eine Essstörung hatten. Manchmal mag man ja nicht zugeben, dass man seine eigene Tat voll fett fand, aber nicht mal dieses kleine, pure Glück, mir auf die Schulter klopfen zu können, empfinde ich. Nichts von dem, was ich mache, finde ich toll. Ich weiß, dass ich mehr an mich glauben muss. Doch was soll das bringen?

Ich stehe hier und kann trotzdem oft nicht sagen, wo ich gerade bin. Ich fühle mich nicht gehalten, nicht gefestigt und nicht geerdet. Etwas fehlt, doch ich weiß nicht, was es ist. Entweder, ich finde es noch heraus, oder ich tue es nicht. Die Chancen stehen 50 zu 50.

*

Jungs und Mädchen dort draußen, eins möchte ich euch noch mit auf den Weg geben: Seid bitte vorsichtig!

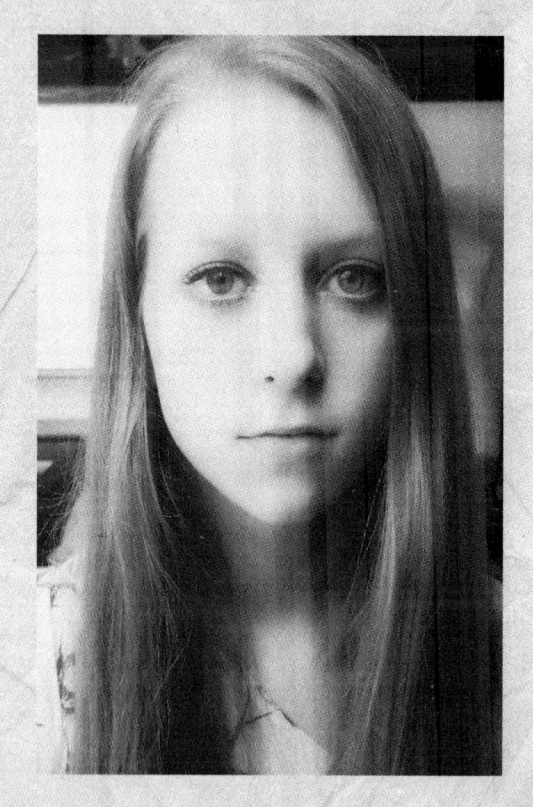

# 5

# Ich will kein Mitleid

## *Lisa (17)*

Ich wäre gern Coco Chanel. Himmel, sie ist die pure Eleganz in Person! Was sie geschaffen hat, gehört noch heute zum höchsten Modeimperium. Es gibt nichts Größeres, denn die Mode ist eine Bewegung, der man keineswegs ganz bedingungslos entfliehen kann. Jeder trägt sie an sich, ob bewusst oder nicht. Manch einer kleidet sich offensiv, ein anderer eher zurückhaltend. Ich bin eine Mischung aus beidem. Ich liebe H&M und könnte mich als lebende Schaufensterpuppe neben die anderen Puppen stellen. Meine Klamotten sind im Stil der Zeit und an die Masse angepasst.

*

Wenn ich mich jetzt entscheiden müsste, welchen Beruf ich später ausüben möchte, würde ich in Richtung Design gehen. Es muss nicht die Mode sein, Werbung tut es auch. Doch das sind Wünsche. Ich glaube nicht, dass die Realität so gnädig sein und mir diese Träume erfüllen wird. Zu oft hat sie mich enttäuscht.

Der größte Schlag kam 2001 und wirkt bis heute mit seiner ganzen Traurigkeit nach. Der 1. Mai war eigentlich ein schöner Tag. Ich war damals sechs und spielte gerade mit meiner Nachbarsfreundin im Garten, als es passierte. Meine Mutter erlitt eine Hirnblutung, ausgelöst durch Stress und übermäßigen Alkohol- und Tabakkonsum. Sie war Stewardess, ein wahres Flight-Girl also. Mein Vater und sie lernten sich auf einem ihrer gemeinsamen Flüge kennen, denn er ist Pilot und flog mit meiner Mutter schon über tausend Meilen über alle Weltmeere hinweg.

Doch hinter dem Schein eines perfekten Traumpaares verbarg sich auch eine Menge Unausgesprochenes. Meine Mutter war alkoholabhängig und betrank sich mehrmals in der Woche. Manchmal stürzte sie auch ab. Während vieler ihrer Rauschzustände war ich ihr lästig und bekam die Nebenwirkungen kräftig zu spüren. Jedenfalls gab es dann diesen 1. Mai. Meine Mutter kippte im Haus um, wurde ohnmächtig und mein Vater fand sie. Wir spielenden, nichts ahnenden Mädchen wurden zu meiner Freundin nach Hause geschickt, um das Drama nicht direkt mitansehen zu müssen. Der Notarzt kam und mit Blaulicht und allem Drum und Dran ging es ins Krankenhaus.

Mama wurde ins Koma versetzt und erst ein paar Tage später operiert, weil man davon ausging, dass sie sterben würde. Hätten die Ärzte sie früher operiert, sähe unsere Gegenwart heute möglicherweise anders aus. Doch das kann niemand sagen.

Meine Mutter kam erstaunlicherweise schnell wieder auf die Beine. Sie machte eine Reha, konnte sprechen und anfangs auch noch laufen. Vor allem geistig konnte sie bald wieder mit uns anderen mithalten. Doch vom Alkohol ließ sie nicht ab, und da sie Medikamente bekam, wirkte er noch gefährlicher. Wir Jugendlichen sind ja angeblich immer schon voll, wenn wir nachmittags eine Paracetamol geschluckt haben und es abends krachen lassen. Doch das ist kein Vergleich mit dem, was die Dosis an Medikamenten und Alkohol mit meiner Mutter veranstaltete. Ich will sie nicht beschuldigen, denn ich kann sie ja verstehen. Wenn man süchtig ist, findet man oft keinen Weg, der Sucht zu entfliehen. Man mag sie ja. Alkohol- und Drogensucht ist zwar etwas anderes als Magersucht, aber um Süchte handelt es sich in beiden Fällen.

*

Nach der Reha zog meine Mutter zu meiner ein paar Hundert Kilometer entfernt wohnenden Oma, um Unterstützung von ihren Eltern zu bekommen und das Leben wieder zu lernen. Bei mir hielt sie nichts mehr, denn ich konnte ihr mit meinen jungen Jahren kaum helfen und mein Vater trennte sich von ihr, kurz nachdem das mit der Hirnblutung passiert war. Er war jedoch nicht der Auslöser für die Scheidung. Die Ehe lief vorher schon nicht gut und im Gespräch war die Trennung schon lange. Was ich dabei gefühlt habe, weiß ich nicht mehr. Ich kann mich an sehr vieles nicht mehr erinnern. Vielleicht weil ich es verdrängen möchte oder weil ich grundsätzlich ein sehr schlechtes Erinnerungsvermögen habe. Keine Ahnung.

*

Als ich das achte Lebensjahr erreichte, erkrankte mein Vater an Krebs. Heute geht's ihm gut, doch die meisten Leute wissen, dass man mit Krebs vorsichtig sein muss. Man weiß nie, ob und wann er wieder zurückkehrt. Ich nahm die Diagnose relativ gut auf, ich war ja erst acht und verstand nicht, was das eigentlich hieß. Vielleicht ist meine Ruhe in schweren Momenten ein Grund, warum alle meinen, ich sei das verantwortungsvollste Mädchen, das sie kennen. Ich nehme das nicht an, dafür ist mein Selbstwert zu gering. Verantwortung übernahm ich zwar zu der Zeit, aber es fühlte sich für mich nicht so an, als wäre es zu belastend. Doch im Vergleich mit meinen Altersgenossen hatte ich bestimmt mehr als sie zu tragen, denn das unbekümmerte, normale Leben gab es für mich nicht mehr.

Hinzu kam, dass meine Mutter das Laufen bald ganz verlernte. Die Hirnblutung wirkte nach, sie erlitt viele epileptische Anfälle. Ein paar Jahre später hatte sie eine Alkoholvergiftung, die ihr linkes Bein fast ganz lähmte. Mir wurde zuerst vorgegaukelt, sie sei hingefallen. Doch irgendwann rückte meine Tante mit der Wahrheit heraus und erstattete mir bis aufs genaueste Detail Bericht. Es ist ja schließlich nicht so, dass die Tochter nicht das Recht hat, Bescheid zu wissen. Aufgrund der großen Entfernung konnte ich ja nicht einmal ahnen, was mit meiner Mutter passierte.

*

Kurz bevor das mit der Alkoholvergiftung passierte, hatte ich ein Buch über ein Internat gelesen. Ich las im wahrsten Sinne des Wortes schneller, als ich realisieren konnte, welche Träume sich in mir bildeten. Es war um mich geschehen. Ich schwärmte so sehr für das Internatsleben und wollte unbedingt auch ein Mädchen dieser internen Familie sein und dazugehören. So zog ich bald in ein Internat in die Nähe meiner Mutter, um sie öfter zu sehen und für sie da zu sein. Ich flog alle zwei Wochen nach Hause zu meinem Vater. Ihm passte das sehr gut, weil er Langstrecken flog und seine Freizeit in den tollsten Hotels in Dubai und Shanghai verbrachte.

Das Internat konnte man sich in manchen Dingen wirklich wie *Schloss Einstein* vorstellen. Die Beziehung der Bewohner untereinander war super, weil nur sehr wenige im Internat wohnten. Wir gehörten zwar zu einer Privatschule und hatten ungefähr 800 andere Mitschüler, aber unter den Externen stachen wir mit unserer Verschworen- und Vertrautheit schon ein wenig raus. Man hatte einfach immer jemanden, wenn man Rat und Tat benötigte.

Am Wochenende ging ich meistens zu meiner Mutter und kümmerte mich um sie. Das war nicht immer leicht, denn das Mutter-Tochter-Verhältnis hatte sich bei uns umgekehrt.

Den Alkohol konnte sie einfach nicht lassen und so musste ich ihre Taschen kontrollieren und das Gift im Abfluss verschwinden lassen. Das hat sie mitbekommen, denn ich habe weiß Gott oft geflucht und mit ihr geschimpft.

*

Inzwischen war mein Opa gestorben und Oma und Mama zogen zusammen. Davor hatte sie eine Zeit lang in einem betreuten Wohnheim gelebt, doch da bekam sie nicht die Pflege, die sie brauchte, um am Leben zu bleiben. Manchmal vergaß das Personal sogar, ihr Essen und Trinken vorbeizubringen. Deswegen nahm meine Oma sie wieder zu sich. Mittlerweile wurde es mit ihr immer schlimmer. Sie wurde eingeschränkter und man merkte, dass sie selbst unter sich litt. Bis heute ist ihr Gehirn einer täglichen Zerstörung ausgesetzt. Das tut mir so schrecklich leid, doch als Außenstehende kann man nichts anderes tun, als den Lauf der Dinge zu beobachten. Man kann klatschen, wenn es einem gefällt, und buhen, wenn das Gegenteil der Fall ist. Damals wäre ich das kleine Mädchen in der ersten Reihe gewesen, das weinend die Daumen nach unten bewegt und in ihrem Tränenmeer ertrinkt, wären Freunde und besonders mein Vater nicht gewesen.

*

Nach zwei Jahren zog ich wieder in meine Heimatstadt, um zu meinen alten Freunden zurückzukehren, weil ich in der Jahrgangsstufe meines Internats nicht mehr viele Leute hatte, mit denen ich mich so gut verstand, dass es sich nachts nebeneinander schlafen ließ. Mein Vater hörte mit den Langstreckenflügen auf und stieg in den europäischen Flugverkehr ein. Jetzt besuchte er nur noch Städte wie Moskau, Berlin, Paris und London. Darauf bin ich ziemlich neidisch. Doch ich kann mich eigentlich nicht beschweren. Für mein Alter bin ich auch schon recht viel rumgekommen. Ich war unter anderem in Bangkok, Hongkong, Malaysia, Tokio, Singapur und natürlich in unseren Nachbarländern. Darum werde ich oft beneidet. Obwohl ich bei meinem ganzen Chaos nun wirklich nicht beneidenswert bin. Ich sehe voller Neid zu anderen Menschen auf, bei den meisten wegen ihres Lebens. Mich hat es, was die Schicksalsschläge angeht, echt hart getroffen. Und ich kann noch nicht einmal etwas dagegen tun. Entweder das Schicksal meint es gut mit einem oder eben nicht. Meins mag mich wohl nicht, denn schon bald kam der nächste Tritt in den Arsch.

*

Als meine Mutter noch, wie beschrieben, bei meiner Oma lebte, begann meine Magersucht. Meine familiäre Situation war sehr schwierig, aber von direkten Ursachen kann ich eigentlich gar nicht sprechen. Ich bin der Meinung, dass Persönlichkeit eine große Rolle spielt. Nicht jeder wäre in meiner Situation anfällig für eine Essstörung gewesen. Einem Haudegen, dem alles egal ist, wäre sie vermutlich nicht in die Quere gekommen. Aber ein sensibler, vorbelasteter und temperamentvoller Mensch wie ich nimmt sich eben alles zu Herzen, auch das, was die eigenen Freundinnen zu einem sagen, wenn sie einen eigentlich nur aufbauen wollen.

Erzählungen meiner Oma und meines Papas zufolge war ich schon immer schwierig, was das Essen betraf. Ich hatte früher schon die Macke, nur auf etwas Besonderes abzufahren und immer nur bestimmte Sachen zu mögen. Deswegen war ich sehr dünn und die sprichwörtliche Bohnenstange. Das änderte sich, als ich begann, die Pille zu nehmen. Ich hatte auf einmal komischerweise weniger Appetit und hörte auf zu schlemmen. Jedoch hatte ich trotzdem das Gefühl, an Gewicht zuzunehmen. Das geht bestimmt vielen essgestörten Mädchen so. Ich kenne ein paar, die deswegen nicht die Pille nehmen. Sie haben viel zu viel Angst, dadurch auseinanderzugehen. Aber das kann ich mir kaum vorstellen. Die Pille regt den Hunger an, aber Leute, die ihn so stark unter Kontrolle haben, können ihn ja unterdrücken und dann verschwindet er von alleine wieder. Die Brüste wachsen vielleicht und manchmal spielen auch die Hormone verrückt, aber das war es dann auch. Natürlich kommt es immer darauf an, welche man nimmt und wie hoch diese dosiert ist.

Ich nahm von der Pille zu und zwei Freundinnen meinten im Sportunterricht zu mir, dass ich mit den neuen Kilos echt schön aussehen würde. Von da an wusste ich, ich musste abnehmen, und zwar sofort. Auch wenn meine Freundinnen es nur lieb meinten, lösten sie eine Menge aus. Sie fanden, dass etwas toll an mir aussah, was mir gar nicht gefiel. Als würden sie feststellen: »Du hast Pickel, steht dir aber.«

*

Anfang 2011 begann ich also, das Essen einzuschränken und darauf zu achten, was ich zu mir nahm. Zuerst ließ ich die Zwischenmahlzeiten aus und aß nur noch zu den festgelegten Essenszeiten. Süßigkeiten verbot ich mir von Anfang an und verbannte sie aus meinem Leben. Ich merkte, dass der Hunger mir gefiel und eines der geilsten Gefühle war, die ich je zu spüren vermochte. Wenn man glaubt, die Welt aus den Augen zu verlieren, und nicht mehr weiß, wo man nach ihr suchen soll, sehnt man sich nach grenzenlosen Veränderungen.

Ich wurde ja immer mehr zur persönlichen Krankenschwester meiner Mutter, auch wenn diese noch woanders wohnte. Irgendwie fühlte ich mich für sie verantwortlich, informierte mich fast täglich über ihren Zustand und sorgte auch ein bisschen dafür, dass sie schon bald einen Pflegeplatz in meiner Nähe bekam. Ich empfand mich nicht mehr als jugendliches Mädchen, das die gleichen Probleme wie ihre Freundinnen hatte. Aber selbstverständlich habe auch ich einen Schuhtick und liebe Taschen. Ich habe mittlerweile sogar meine erste echte Louis Vuitton und teile mit Leib und Seele die Meinung von Carrie Bradshaw aus *Sex and the City*: »Ich stelle mir vor, dass Eier für Männer dasselbe sind wie Abendtäschchen für Frauen. Es ist nur ein kleines Beutelchen, aber ohne fühlen wir uns in der Öffentlichkeit nackt.« Taschen und Schuhe sind Freunde, die einen nie verlassen.

Mit meinen realen Freundinnen bin ich aber auch zufrieden. Ich habe hauptsächlich Freundinnen, weil ich mit ihnen einfach besser zurechtkomme. Allerdings habe ich auch ein paar männliche Kumpels, wie die meisten in meinem Alter. Viele sagen ja, dass man mit Jungs oder Männern nicht rein freundschaftlich zusammen sein kann, da wohl immer irgendwie Gefühle im Spiel sind. Ich meine, natürlich sind Gefühle im Spiel. Freundschaftliche Gefühle. Ohne Gefühle gäbe es die Freundschaft und die Liebe doch sowieso nicht. Deshalb bin ich der festen Überzeugung, männliche Freunde auch ohne andere Absichten haben zu können.

Für richtige Beziehungen bin ich nur offen, wenn ich mir wirklich sicher bin. Doch bald werde ich wohl nicht mehr an die große Liebe glauben. Meine Ansprüche sind viel zu hoch, als dass sie ein Typ erfüllen könnte. Momentan sind mir die Äußerlichkeiten auch wichtiger als die inneren Werte. Ich weiß nicht. Wenn ich den Typen, mit dem ich eine Beziehung führe, nicht heiß und sexy finde, kann er sofort einpacken. Denn dann kann ich ihm nicht nahekommen, intim werden oder vertrauensvoll mit ihm reden. Ich will mich ja nicht ekeln.

Einen Traumtypen oder so habe ich nicht, aber ich stehe auf diese perfekten Latino-Typen. Von Tänzern kann ich auch schwärmen. Mein Ex war Tänzer oder eher gesagt befand er sich in der Ausbildung zum Tanzlehrer an meiner Tanzschule. Doch er wollte eben nur das eine und hat mich abserviert, als er gemerkt hat, dass der Sex für mich nicht an erster Stelle in einer Beziehung steht. Trotzdem mag ich ihn noch. Ich liebe nämlich auch das Tanzen. Ich arbeite in derselben Tanzschule wie er und tanze dort auch Standard und Latein. Es füllt mich aus und beim Tanzen dreht sich meine Welt nicht nur um meine Familie, sondern auch um eigene, positive Faszinationen. Ich könnte fürs Tanzen sterben, so sehr sprühe ich, wenn ich dabei bin. Das liegt niemals an einem Bewegungsdrang, den die Krankheit auslöst, sondern einfach nur daran, dass ich darin aufgehen kann. Wie Baby in *Dirty Dancing*.

Die Stufen meiner Magersucht lassen sich chronologisch an den Lebensschritten meiner Mutter festmachen. Erst ging es langsam bergab, indem ich nur teilweise mit der Nahrungszufuhr aufhörte. Später, im Herbst, als meine Mutter in ein Wohnheim ganz in meiner Nähe zog, wurde es schwerer für mich. Sie wollte noch mal den Schritt in ein anderes betreutes Wohnen wagen, weil sie dann näher bei mir sein und Oma damit entlasten würde. Das kann ich aus tiefstem Herzen verstehen, doch es gibt auch haufenweise Dinge, über die ich nur den Kopf schütteln könnte.

Es gibt Tage, da weiß sie, dass ich ihre Tochter bin, und dann gibt es solche, an denen sie überlegen muss, wer ich war. Da gab es einmal im Flugzeug eine bezeichnende Situation. Ich saß ein paar Reihen hinter ihr und wollte während des Fluges mal schauen, wie es ihr geht. Ich kam und fragte sie etwas und es dauerte ungelogen circa 30 Sekunden, bis sie lachend hervorbrachte: »Ich musste gerade überlegen, wer du bist.« Witzig, Mama, dachte ich mir. Es kann sich keiner vorstellen, wie es sich anfühlt, wenn die eigene Mutter einen vergisst. Es ist mit das erschütterndste Gefühl, das ich kenne. Helfen können da auch keine gut gemeinten Sprüche, da hilft rein gar nichts. Ich habe mich ein bisschen daran gewöhnt, dass sie mich manchmal mit meiner Oma verwechselt oder mich verwirrt zutextet, als wäre ich ihre Pflegerin. Aufgrund ihrer Hirnblutung wurde vor einigen Monaten Demenz diagnostiziert und ich muss mich damit abfinden, dass es ihr von Tag zu Tag schlechter gehen wird. Es ist eine krasse, stressige, abstoßende und verflixte Scheiße, aber ich weiß, ich bin machtlos.

Blöderweise stieß mich ihr Umzug noch tiefer runter. Von da an wurde es richtig schlimm. Ich ließ ganze Mahlzeiten aus, was ja keiner merkte, da ich mit meinem Vater alleine wohnte und er sehr viel unterwegs war. So ließ es sich also oft auch damit leben, einen ganzen Tag lang nichts zu essen. Es war befreiend.

*

Irgendwann fing ich dann an, mir mit einer Freundin jeden Tag zu simsen, was wir gegessen hatten. Die modernen Smartphones waren so etwas wie unser Heiligtum. Manchmal hatte ich das Gefühl, der Touchscreen würde glühen, wenn ich von Tag zu Tag eine niedrigere Zahl eintippte. Die Freundin, mit der ich diese krummen Geschäfte trieb, war damals schon bulimisch.

Wir denken beide, dass wir eine gewisse Mitschuld an der Krankheit des anderen tragen, und machen uns Vorwürfe. Sie braucht sich mir gegenüber aber nicht schuldig zu fühlen, denn ich trage alleine die Verantwortung für das, was ich angezettelt habe. Ich hätte es vermeiden können, wollte es aber nicht. Die Magersucht war für mich eine Freundin, von der ich wusste, dass sie mir nie die kalte Schulter zeigen würde. Ganz im Gegensatz zu manch anderen. Es gibt nämlich einige Mädels, bei denen ich mir nicht immer sicher bin, woran ich bei ihnen bin. Aber meine Anorexie ließ mich nicht im Stich.

*

Eines Tages im Januar 2012 fuhr ich zu meiner Mutter ins Wohnheim. Dort erfuhr ich, dass sie den ganzen Tag geschlafen hatte und kaum ansprechbar war. Ich war dabei, als die Pfleger sie in den Rollstuhl setzen wollten, sie sich aber kaum daran beteiligt hat. Sie konnte auch kein Glas mehr halten, geschweige denn ihre Arme in die Höhe. Meine Mutter sah aus wie gelähmt. Wir riefen den Notdienst, aber der tat nichts. Er untersuchte sie nicht einmal standardmäßig. Kein Puls wurde gemessen, nichts.

Mich machte es sauer, dass die Pfleger und der Notdienst mir nicht vertrauten, als ich sagte, dass sie sonst nicht so drauf war. Ich war ja ihre Tochter, ihre erste Ansprechpartnerin. Letzten Endes riefen wir dann doch noch den Krankenwagen und ich fuhr mit ihr ins Krankenhaus. Über acht Stunden hat es gedauert, bis sie behandelt wurde. Nach der Hälfte der Zeit gab ich auf, zwar nicht ganz freiwillig, aber … Es war mittlerweile Mitternacht und die Ärzte sagten mir, ich sollte langsam nach Hause fahren. Schließlich war am nächsten Tag Schule. Als ich nach Hause kam, übergab ich mich das erste Mal mutwillig. Es war der Beginn meiner Bulimie.

Ich finde, Bulimie ist mindestens genauso schädlich wie Anorexie. Sie verursacht Kaliummangel und führt oft zu Wassereinlagerungen an allen möglichen Körperstellen. Durch das Würgen verätzt die Speiseröhre und die Zähne bekommen weiße Flecken und werden brüchig. Außerdem kann die Magenwand beschädigt werden und es besteht sogar die Gefahr zu ersticken, wenn der Mageninhalt in die Luftröhre gelangt. Das sind heftige Tatsachen, von denen die meisten nicht wissen. Aber ich glaube, auch wenn das Wissen im Umlauf wäre, würde die Gesellschaft nicht vor der Ess-Brech-Sucht zurückschrecken. Hierzulande gibt es so viele Menschen, die an Anorexie oder Bulimie leiden. Die anorektischen Patienten kann man ja leicht identifizieren, aber die Bulimie ist ein verstecktes Leiden. Das macht sie für viele so besonders attraktiv. Ich fand es auch total erleichternd zu wissen, dass man alles essen kann und niemals dick werden würde. Anfangs tat ich es nur, wenn ich in Not war und das Verlangen nach innerer Leere und Gefühlskälte da war. Doch später, als ich nicht mehr loslassen konnte, liebte ich das hedonistische Gefühl, alles tun zu können. Trotzdem aß ich weiter wenig und würgte dieses Minimale heraus, wenn ich es nicht mehr aushielt. Meine Bulimie war ein Werkzeug meiner Seele, mit dem die lockeren Schrauben in mir festgezogen werden sollten. Ich kotzte zwei- bis dreimal am Tag und von Mal zu Mal fiel es mir leichter, den Finger in den Hals zu stecken. Das Übergeben nach dem Essen war mir ein Bedürfnis.

*

Seit Beginn der Essstörung hatte ich das Gefühl, meine Freundinnen würden mich hassen und jeden anderen lieber mögen als mich. Doch trotz dieser Angst lud ich sie ab und an zu einem gemütlichen Mädelsabend mit Filmen, Getratsche und Sushi ein. An einem dieser Abende ging ich kurz nach dem Essen in den Keller unseres Hauses und ließ der Bulimie ihren Lauf. Später, als alle anderen Mädchen weg waren, fragte mich eine Freundin, ob ich gekotzt hätte, denn ich hatte ihr einmal etwas von meiner Bulimie erzählt.

Was hätte ich da antworten sollen? Ich war ehrlich, stand dazu und beantwortete ihre Frage mit einem Ja. Daraufhin bekam ich zu hören, dass sie es empörend fand, dass die armen Kinder in Afrika hungern und ich mein Essen wieder auskotzte. Was denn in mich gefahren sei.

Natürlich ist das Übergeben nicht gerade schön, aber es fühlt sich besser an als das ekelhafte Gefühl nach dem Essen, wenn man die Suppe in sich behält. Und das mit Afrika ist ja wohl etwas ganz anderes. Die Menschen in den Slums würden aufgrund der Hungerkatastrophen niemals mit solchen Krankheiten in Berührung kommen. Wir leben in zwei Welten und die Krankheit ist mit dem Hunger in Afrika nicht gleichzusetzen.

*

Ich isolierte mich immer mehr und mehr von meinem Umfeld und auch auf Partys ging ich immer seltener, was im Nachhinein ganz gut war. Der Alkohol wäre mir sofort zu Kopf gestiegen, denn in einem so schwachen, dürren Zustand sollte man sich nie auf einen Suff einlassen, weil der Körper nicht weiß, wohin mit dem überflüssigen Zeug. Jetzt bin ich wieder dabei, aber damals ging das echt nicht.

Vor ein paar Monaten, als ich heulend auf einer Party in der Ecke lag, weil ich mich so fett fühlte, obwohl ich nur 100 Kilokalorien an dem Tag gegessen hatte, war ich so voll, dass ich in die Straßenbahn kotzte. Total peinlich, das Ganze!

Gute Partys, die immer seltener auf der Tagesordnung standen, waren Höhepunkte, die die unzähligen Downs jedoch nicht aufwiegen konnten. Ich kämpfte ja mit zwei Süchten im Doppelpack.

*

Meine Freunde, denen ich von meinen Problemen erzählte, rieten mir andauernd, zum Arzt zu gehen und mich psychologisch untersuchen zu lassen. Sie verstanden nicht, worum es mir ging, aber es war lieb, dass sie mich unterstützen wollten.

Im Januar desselben Jahres verreiste mein Vater für eine Woche und ich wäre alleine zu Hause gewesen, hätte ich mich vorher nicht woanders einquartiert. Da war ich echt schlau und – darauf bin ich auch stolz – trotz der Essstörungen noch verantwortungsbewusst. Ich wusste, wenn ich mir keine Hilfe hole, bleibe ich in meinem Tief stecken und es wird mir nie wieder richtig gut gehen. Ich lief nicht vor meinen Problemen davon, sondern war bereit zum Angriff. Deswegen schlief ich eine Woche bei meiner ehemaligen besten Freundin und sie achtete darauf, dass ich regelmäßig mit ihr aß. Da ich es widerwärtig fand, in andere Toiletten zu spucken, versuchte ich auch, meinen bulimischen Drang zu unterdrücken und ihn zu vergessen. Ich nahm bei ihr wieder zu, und als die Woche zu Ende war, blieb ich trotzdem bei ihr.

Ich war ein emanzipiertes Mädchen und wusste, es würde zu Hause nicht klappen. Deshalb blieb ich bei meiner Freundin und lebte dort noch weitere zwei Wochen. Zwischendurch ging ich sogar aus eigenem Antrieb zum Arzt und ließ mich an eine Psychologin weiterleiten. Bei ihr bekam ich einen Termin, aber der war zu spät, alsdass ich ihn hätte wahrnehmen können.

Meinem Papa erzählte ich dann das erste Mal von meiner Anorexie und von meiner Bulimie. Er hatte nie etwas bemerkt und sogar noch zu mir gesagt: »Na, so dünn bist du ja noch nicht.« Jedoch hörte er mir zu und war etwas fassungslos, nachdem ich meine Rede beendet hatte. Andere Eltern finden es bestimmt verantwortungslos, dass mein Vater nicht mal den Schimmer einer Ahnung hatte, aber ich kann das nachvollziehen, denn wenn er da war, aß ich ja immer oder redete mich raus. Allerdings war er kaum anwesend und so ließ sich das alles sehr leicht verbergen.

Ich kam bald wieder nach Hause zurück, weil es auch bei meiner Freundin nicht mehr supertoll lief. Das Übergeben hatte wieder begonnen und ich wollte mich nicht vor ihr und ihrer Familie blamieren und ihnen die Toilette ruinieren. Außerdem war es beschämend für mich.

Mein Vater kümmerte sich dann um die weitere Versorgung. Unsere Krankenkasse bietet so eine Art Seelsorge-Telefonleitung an, bei der man anrufen kann, wenn man dringend Rat und Adressen für Hilfe braucht. Sie empfahlen uns eine professionelle Klinik. Doch ich bekam nicht zur richtigen Zeit die Bestätigung der Kostenübernahme.

Das scheint bei vielen so abzulaufen, wie ich gehört habe. Krankenkassen und Rentenversicherungen sind sich oft nicht einig, wer bezahlt. Dabei sollten sie sich mal vor Augen führen, was alles passieren kann, während sie einen als Akte auf einen großen Stapel unbearbeiteter und hoffnungsloser Fälle werfen. Essstörungen sind ein riesiges Problem in unserer Gesellschaft, und wer dann nicht für Kosten aufkommen möchte, trägt Mitschuld, wenn die Sterberate die 30 Prozent übersteigt. Dass die Kostenträger vielleicht beim fünften Klinikaufenthalt aufmucken, kann ich ja noch halbwegs verstehen, aber nicht beim ersten Mal. Das ist ein absolutes No-Go.

Jedenfalls brachte mich mein Vater schnell in ein Krankenhaus, weil ich körperlich so fertig war und kurz vor dem Zusammenbruch stand. Ich hielt es zu Hause einfach nicht mehr aus. Ich wäre an mir und meiner Welt krepiert und wusste, dass ich zunehmen müsste. Meine Oma machte sich zu der Zeit auch aus dem Staub, weil sie zu ihren Verwandten nach Paraguay wollte. Ich weiß, wie es ist, wenn man zu seiner Familie möchte, aber musste sie mich gerade zu dem Zeitpunkt im Stich lassen? Jetzt war ich die einzige ansprechbare Person in Reichweite, wenn es um meine Mutter ging. Ganz schön hart, wenn man das bedenkt.

*

Zu der Zeit, als ich ins Krankenhaus kam, passierte ein drittes großes Unglück in meinem Leben. Das war ungefähr so: Mein Exfreund, der Tänzer, rief mich eines Nachmittags an und fragte mich, ob ich für ihn arbeiten könnte. Aber ich lag ja im Krankenhaus und konnte nicht mal eben um die Ecke flitzen, so wie sonst immer. Ich sagte ab und erklärte ihm, ich läge im Krankenhaus und würde die nächste Zeit wohl auch nicht arbeiten können. Er war geschockt und fragte mich, wie es mir ginge und was mit mir los sei. Er ahnte nichts von meinen Süchten und ich wollte es ihm auch nicht sagen. Mir war das unangenehm, so wie vor jedem anderen auch. Nach einem stockenden Wortwechsel verabschiedeten wir uns und legten auf.

Ein paar Stunden später raste er frontal in einen LKW, erlitt einen doppelten Schädelbasisbruch, einen Milz- und einen Lungenriss und mehrere Knochenbrüche. Er lag über zwei Wochen im künstlichen Koma und lernt nun langsam wieder zu schlucken und sich zu bewegen. Ich wusste nicht, was ich sagen sollte, als ich das erfahren hatte. Heute fühle ich mich ein bisschen schuldig, weil er so sorgenvoll klang und ich ihn am Telefon total abgewürgt habe, obwohl seine Verwirrtheit nicht zu überhören war. Andererseits hätte es ihm eigentlich egal sein können, weil wir nicht mehr zusammen waren und er mich nur zu seiner sexuellen Befriedigung ausnutzen wollte. Aber jetzt tut er mir unendlich leid. Wie lange es dauern wird, bis er wieder ein Wort sprechen und ein Bein vors andere setzen kann, ist ungewiss. Ich mache mir heute noch Vorwürfe.

*

Im Krankenhaus klappte es mit mir trotz des Vorfalls erstaunlich gut. Ich übergab mich nur selten und nahm sogar zu, zu viel für meine Verhältnisse. Zwei Wochen nach der Einweisung auf dieser Station bekam ich die Nachricht, jetzt in die Klinik für Essstörungen verlegt werden zu können. Die Kostenübernahme war genehmigt und es sollte losgehen. Ich freute mich auf die Klinik, weil ich wusste, dort unter Gleichgesinnte zu kommen und möglicherweise Hilfe zu erlangen. Doch in meinem Körper fühlte ich mich so unwohl und schlecht, dass ich mich nicht zu ihm gehörig fühlte. Ich kam mit einem knappen BMI von 17,5 an und war damit eine der Weitesten, was das Gewicht anging. Im Krankenhaus wog ich noch 44 Kilo und hatte so eine Menge an Gewicht zugelegt. Da man sich ja immer verglich, landete meine Körperwahrnehmung in der untersten Schublade und ich begann mehr und mehr, mich zu kritisieren.

Meine erste Zimmernachbarin war der Schrecken der Klinik. Sie war zu krank, um zu merken, was sie wirklich tat. Sie schlug ihre Eltern, die sie trotz ihres Alters von Anfang zwanzig jeden Tag besuchten. Sie kreischte, ging in unterster Gewichtsstufe joggen und verwirrte jeden mit ihrer Art zu sprechen. Sie war so hübsch, aber die Magerkeit ließ sie zum Ungeheuer werden. Davon gab es viele in der Klinik. Aufgewühlte, hungernde Mädchen, die nicht mehr wussten, warum es sich zu leben lohnte.

Ich mochte die Klinik, sie hatte etwas von einem Internat mit anderem Hintergrund. Es ging nicht um die Schule, sondern um die Krankheiten. Aber jeder lebte dort für sich und teilte sein Zimmer mit einer Mitbewohnerin oder einem Mitbewohner. Nachmittags hockten wir aufeinander und abends trafen wir uns in einem der Aufenthaltsräume zum DVD-Gucken. An den Wochenenden fuhren wir shoppen, wenn die Zunahme bei allen Beteiligten über 500 Gramm lag. Wir lachten unglaublich viel. Aber auch in schweren Stunden standen wir uns in der Therapie bei und wussten, wovon der andere sprach. Eine solche Klinik bietet einem viele

Möglichkeiten und man kann Freunde finden, wenn man auf die richtigen Leute trifft.

Mit der Zunahme und meiner Therapeutin kam ich nicht so klar, deswegen freute ich mich schon bald wieder auf meine Entlassung. Ich wusste, ich konnte wieder uneingeschränkt abnehmen. Mit der Klinikleitung machte ich aus, eine Woche nach meiner Entlassung noch mal zum offiziellen Abschlussgespräch anzureisen – aufgrund von Zeitproblemen konnte es nicht sofort stattfinden. Das tat ich auch, aber mit zwei Kilo weniger auf den Rippen. Ich schlief dort bei Freundinnen im Zimmer, die ich kennengelernt hatte, und ging am nächsten Tag in die Klinik zum Wiegen. Daraufhin ging es im Gespräch wieder darum, dass ich unbedingt einen weiteren Aufenthalt antreten müsste. Ich hätte nämlich wieder abgenommen. Jedoch fuhr ich wieder nach Hause und kam ein paar Wochen später noch mal wieder, um meine ehemalige Zimmernachbarin zu besuchen und noch einmal ein Gespräch zu führen. Da die Therapeutin, mit der ich sprechen wollte, jedoch keine Zeit hatte, fuhr ich einen Tag später ohne eine mögliche Lösung wieder weg.

In den Sommerferien dann kam ich ein drittes Mal in die Klinik, um noch einmal Freundinnen zu besuchen und mit einer Therapeutin über einen Elternworkshop zu sprechen. Da ich trotz des wöchentlichen Wiegens beim Arzt eine Menge an Gewicht verloren hatte, erhielt ich einen fetten Einlauf. Wie ich es mir erlauben könnte, mit dem Gewicht hier aufzutauchen. Dass das ja eine Unverschämtheit sei und so weiter. Das saß und ich brach sofort in Tränen aus.

Letztendlich blieb ich für zwei Refresher-Wochen dort und nahm auch wieder zu, aber das, was ich mir da anfraß, war nach zwei Wochen zu Hause wieder verschwunden. Ich denke, so wird es bei mir immer weitergehen. In der Klinik zunehmen, zu Hause abnehmen. Ich will mein Gewicht nicht halten, denn ich mag das Gefühl, immer weiter abzunehmen. Ich kann mich an das Leben ohne Magersucht gar nicht mehr erinnern, aber ein Leben ohne

Bulimie führe ich mittlerweile wieder. Seit der Klinik hatte ich nur zwei Rückfälle und bin fast ganz darüber hinweg. Meine Freundin, mit der ich anfangs den heißen Kalorienaustausch führte, ist auch auf einem guten Weg.

Das sind allerdings die einzigen positiven Fazits, die ich ziehen kann. Innerlich bin ich noch immer der festen Überzeugung, trotz meiner Krankheit alle Dinge erleben zu können, die auf meiner Liste des Lebens stehen: ein Casino besuchen, einen Silvesterkuss bekommen, einem Mann einen Drink ins Gesicht schütten, für einen guten Zweck spenden, einen One-Night-Stand erleben und und und. Das kann man auch, wenn man magersüchtig ist. Jedoch ist das, was die meisten glücklich macht, mit der Sucht nicht erreichbar, denn Kinder kann man zum Beispiel nicht bekommen, wenn man selbst nicht für sich sorgen kann. Wie soll das Kleine im Leib der Mutter heranwachsen, wenn sie nicht genug isst?

*

Ich weiß, dass es so nicht weitergehen kann, aber ich habe gerade keine Hoffnung mehr, auch was meine Mutter angeht. Ich schmücke mich nicht gerne mit bunten Federn. Mein Seelenkleid ist eher das »kleine Schwarze« von der geliebten Coco. Es hat etwas Edles, Trostloses. Und ich bin trostlos. Hoffnungslos betrübt. Daran wird auch mein Vater nichts ändern können, wenn er mich zum Essen auffordert.

Ich kann nicht aufhören, süchtig zu sein, wenn ich im Hinterkopf habe, dass er mehr für mich tut als vorher, seit ich erkrankt bin. Ich weiß, dass meine und auch seine Situation schwer ist, weswegen ich meinen Halt in der Magersucht brauche. Es ist heftig, das so zu erzählen, weil es mir eine schwere Zukunft verspricht. Eine, von der ich als Kind nie geträumt habe. Nie hätte ich mir so mein Leben vorgestellt. Aber wer rechnet schon damit, dass einen so viel

Schlechtes heimsucht. Ich möchte kein Mitleid, denn ich bin mir nicht sicher, ob ich es wirklich verdiene.

*

Einer meiner Lehrer sagte einmal: »Wenn ihr zu wenig esst, werdet ihr magersüchtig.« Leute, glaubt diesen Stuss nicht. Magersucht ist ein Gefühl, aus dem ein Zustand entwächst, aber keiner, den man voraussehen kann. Entweder man rutscht hinein oder nicht. Wer Glück hat, kommt wieder heraus und kann die Zeit hinter sich lassen. Wer Pech hat, ist nicht fähig, sein Leben anzunehmen und einen guten Willen für alles zu entwickeln. Den braucht man heutzutage, um aus allen Untiefen der Gesellschaft herauszukrabbeln.

Nun, man sagt, alles Glück der Welt liegt vor unseren Augen. Aber sind wir mal ehrlich, täuschen wir uns nicht viel zu oft in dem, was wir wirklich sehen? Krankheiten sind etwas ganz Schreckliches, egal, in welcher Form. Ob sie psychisch sind oder körperlich, sie sind die Hölle. Ich wünsche sie niemandem und rate jedem, sich selbst zu schützen. Unsere Gesundheit ist hoch und heilig das Beste, was es gibt. Nichts macht uns reicher auf der Welt.

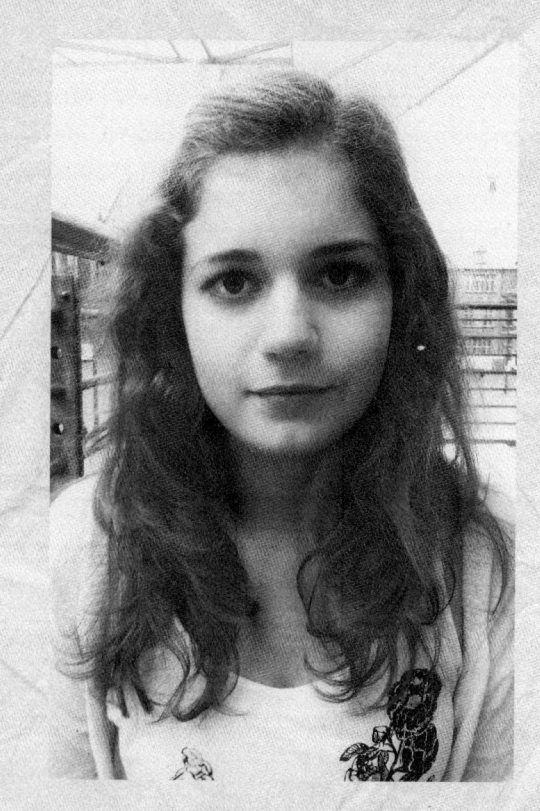

# 6

# So spielt (leider) das Leben

## *Saskia (18)*

Man sagte mir einmal: »Kind, setz dich auf deine vier Buchstaben, nimm das Besteck in die Hand, schalt den Kopf aus und iss einfach. Es kann so leicht sein.« Ja, ist klar.

Aber kennst du die Momente, in denen es so scheint, als gäbe es nichts Komplizierteres im Leben? Wenn du die Gabel in deine zittrige Hand nimmst, deinen Feind mit den Spitzen durchbohrst, ihn in die Höhle des Löwen beförderst und ihn dann wütend mit den Zähnen zerkaust und nicht ansatzweise den Reflex verspürst, ihn hinunterschlucken zu wollen? Wenn du den Magen nicht füllen möchtest? Wenn sich alles in dir sträubt und es dich innerlich zerreißt?

Ich kenne diese Momente. Eigentlich wären sie nicht erwähnenswert. Ich habe sie viel zu oft erlebt, um sie gutzuheißen.

Wenn du auch das Gefühl hast, diese Momente zu kennen, renne, teile es jemandem mit und lege dich ins Zeug, ihr Auftreten zu verhindern. Nur dann wirst du fröhlich sein. Du wirst glücklich werden, aber nicht mit der Stimme, die dir befiehlt, das Essen aus deinem Leben zu verbannen. Es gibt nichts Wichtigeres auf der Welt. Du kannst nicht nur von Licht, Luft, Liebe und Leidenschaft leben. Du brauchst deinen Kraftstoff, diesen Kleber, der dich zusammenhält. Nur dann überlebst du, wirst geliebt und kannst dich frei entfalten. Nur dann bist du ein Mensch.

\*

Auch ich habe wirklich lange gebraucht zu akzeptieren, dass ich auf alles verzichten kann, aber nicht aufs Essen. Über tausend Tage. Unzählige Minuten habe ich damit verbracht, meine Gehirnzellen über kalorienlastige und doch leere Tatsachen zu informieren. Zeit, die ich mit anderen Dingen hätte füllen können. Aber vielleicht brauchte ich das. Möglicherweise wollte es mein Schicksal so. Oder mein Leben hatte Bock auf einen Kick der etwas anderen Art.

»Anorexie« lautete das Zauberwort, auf dessen Magie alles in mir gewartet hatte. Ich hatte gar nicht genügend Mut, mich wieder aus dem Staub zu machen, als sie mich eingefangen hatte. Es war wie ein Fluch. Ja, so könnte man es beschreiben. Mitgefangen, mitgehangen sozusagen.

Wenn ich auf die letzten drei Jahre zurückblicke, habe ich keine Worte. Ich habe so vieles gesehen, bin gefühlsmäßig allem begegnet und kann nicht sagen, ob ich es jemals anders gemacht hätte. Aber darüber möchte ich nachdenken. Wenn ich ein Fazit ziehen müsste, sähe das ungefähr so aus: Meine Magersucht hat mich gelehrt, auf mich selber achtzugeben, um mich nicht zu verlieren. Es ist wichtig, sich selbst anzuschauen, für seine Rechte einzustehen und nicht zu allem Ja und Amen zu sagen. Theoretisch ist das leicht gesagt. Praktisch eine Lebensaufgabe, für jeden wahrscheinlich.

Vor und während der Krankheit wusste ich nie, wie es mir geht. Auf die oberflächliche Frage »Alles gut?« habe ich immer mit einer gespielten positiven Überzeugung geantwortet. Ich habe nie genügend in mich reingehorcht, um wirklich zu merken, dass nicht alles gut ist. Ich denke, genau diesem Schema folgen viel zu viele. »Bei mir ist immer alles supi, dupi, paletti, unbeschreiblich toll«, hört man ja überall. Und doch wissen die meisten, dass Ehrlichkeit anders klingt. Irgendwie läuft das Ganze viel zu sehr in die Mainstream-Richtung, doch ich will das nicht. Ich werde mich bemühen, aufrichtig zu werden, und mich hin und wieder meinem Tagebuch widmen, um überhaupt mal so weit zu kommen, dass ich an mich denke und herausfinde, wie es mir wirklich geht.

Durch die Magersucht habe ich wahrgenommen, dass man nicht alles mit sich selbst ausmachen kann. Man merkt nicht, wie viel man trägt, bis es einen belastet. So war das jedenfalls bei mir. Ich habe alles in mich reingefressen: Probleme in der Familie, Zukunftsängste und die eigenen Minderwertigkeitskomplexe, bis es keinen Platz mehr gab, sie zu verstauen. Mein Problemlager war überfüllt und dann kam die Anorexie, die den Anschein hervorrief, all das verschwinden lassen zu können. Doch sie hat gelogen. Verarscht hat sie mich. Abgrundtief. Und wenn man das realisiert, braucht man jemanden an seiner Seite, dem man sich anvertrauen kann. Dem man alles beichten kann, ohne dass er eine Wertung abgibt. Das kann eine Freundin, die Mama, der Nachbar oder der Pfarrer der Gemeinde sein. Man muss nur die Augen offen halten.

Sobald irgendetwas in der Luft liegt, von dem ich weiß, dass es nichts Gutes zu bedeuten hat, reagiere ich gereizt und manchmal auch unverständlich fies. Besonders im Umgang mit meinen Familienmitgliedern. Durch die Krankheit haben wir einander noch enger kennengelernt und so auch die Macken des anderen zu Gesicht bekommen. Oft sind wir jetzt genervter voneinander, als wir es vor meiner Krankheit ohnehin schon waren, weil wir genau wissen, was los ist, aber uns gegenseitig nicht helfen können. Das nervt schon echt, gerade wenn es um mich und mein empfindsames Naturell geht.

Im Kontakt mit anderen bin ich offener geworden, was für mich ein riesengroßer Schritt ist. Als kleines Mädchen war ich immer die Schüchternheit in Person und wollte nie mit jemandem sprechen. Ich bin noch immer sehr schüchtern, aber meine Fesseln haben sich schon gelockert. Es kommt auch immer auf den Moment und die Personen an. Wenn ich alkoholisiert auf einer Party bin, frage ich mich manchmal schon, wo meine Enthaltsamkeit geblieben ist. Wie gesagt, es kommt auch immer auf den Menschen an, mit dem ich mich unterhalte. Wenn er in meinen Augen perfekt ist, auch wenn er das gar nicht ist, oder wenn ein besonders hübsches

Mädchen diesen imaginären It-Girl-Faktor hat, weiß ich erst recht nicht, was ich reden soll. Ich könnte mich ja blamieren oder sie würde mich vielleicht doof finden. Das kann ich nicht riskieren, also halte ich lieber gleich meine Klappe. Mit den Männern geht es mir genauso, sogar noch schlimmer. Leider bekomme ich auch ganz schnell das Gefühl, dass ich alle nerve, wenn ich mal rede. Sobald dann die Panik in meinem Kopf ausbricht, höre ich abrupt auf und bin für den Rest des Gespräches wieder die alte Saskia, die sich lieber aus allem raushält, damit sie nichts falsch machen kann. Ganz schön verzwickt – trotzdem, eine gewisse Aufgeschlossenheit trage ich heute schon in mir.

\*

Zweifelsohne könnte ich dieses Resümee nicht ziehen, wenn nichts passiert wäre. Es hatte mich ganz schön hart erwischt, als ich Anfang 2009 begann, meine Minderwertigkeitskomplexe wirklich ernst zu nehmen und sie nicht immer unter den Teppich zu kehren.

Ich bin ein Scheidungskind, aufgewachsen in einer Kleinstadt. Ich war noch nie mit meinem Leben zufrieden. Es lag nicht an der Trennung meiner Eltern, sondern an mir selbst. Dass meine Eltern sich voneinander entfernt hatten, hat frischen Wind ins Leben gebracht, aber das war nun schon fünf Jahre her und ich hatte es erstaunlicherweise gut verkraftet. Mein älterer Bruder, Mama und ich sind kurz nach der Trennung zu ihrem neuen Freund gezogen und ich musste mich neu orientieren: neue Freunde, neues Leben und das alles in der Grundschulzeit, in der man dabei ist, sich zu verwurzeln. Ich hatte gehofft, ich würde gut ankommen. Und ich kam auch gut an. Der neue Ort, der mein Zuhause sein sollte, entpuppte sich als niedliches Dorf mit netten Menschen, die ich aufgrund ihrer Offenheit auch schnell kennenlernte. Mit dem Freund meiner Mutter war es in den ersten Wochen sehr komisch. Ich war ja erst neun und wusste gar nicht recht, wie ich mit ihm umzugehen hatte. Mir war klar, dass er mir nicht meinen Vater ersetzen würde, also hatte ich auch keine großen Schwierigkeiten, ihn lediglich als neue Bekanntschaft in mein Leben zu lassen. Jedoch sind wir so verschiedene Menschen – zu verschieden, um harmonisch miteinander reden zu können. Damals hatte ich schon das Faible, mich selbst dafür verantwortlich zu machen und nach Fehlern bei mir zu suchen. Wir befinden uns einfach nicht auf einer Ebene und verstehen uns daher nicht richtig. Ich mag ihn, aber ich müsste lügen, wenn ich behaupte, es war immer alles toll. Mit meiner Krankheit konnte er auch nie umgehen und wollte mit dem Therapeutenkram nichts zu tun haben. Ich weiß, dass er das nicht böse meint, aber es hätte mich schon gefreut, ihn ab und zu zu einem Gespräch einladen zu können, um persönliche Differenzen aufzudecken.

Auch mein Vater hat in der Zeit eine neue Frau kennengelernt, mit der er vor zwei Jahren eine zweite kleine Tochter bekommen hat. Die Kleine macht mich glücklich und ich mag diese süße Familie, die da entstanden ist, auch wenn ich nur ein kleines Puzzleteil von ihr bin.

*

Jedenfalls habe ich schon damals gewittert, dass ich mich nicht ausstehen kann. Das hat sich die Jahre über nicht geändert und ich habe auch keine Ahnung, wodurch diese Komplexe entstanden sind. Es gab keinen Auslöser, den ich benennen könnte. Es war, als schlichen sie sich ganz unbemerkt in mein Denken ein. Ich fühle mich in allem immer minderwertig und vergleiche mich sehr viel mit anderen. Nicht nur körperlich, sondern auch menschlich.

Respektvoll begegne ich Menschen, die von etwas total überzeugt sind und ihre eigene Meinung haben. Ich sage irgendwie nie meine eigene Meinung. Wenn ich sie offenbaren würde, hätte ich Angst vor den Reaktionen der anderen, und da ich mich eh nicht gerne präsentiere, lasse ich das gleich ganz bleiben. Ich hätte gern mehr Mut zu zeigen, dass ich nicht nur das brave Mauerblümchen von nebenan bin. Das bin ich nämlich nicht.

*

Üblicherweise geht man zu Anfang der Pubertät zu seinem Hausarzt und stellt sich lustlos der J1-Untersuchung: körperliche Untersuchung, Messen, *Wiegen*, und Angst einflößende Fragen zur persönlichen Entwicklung, wie »Nimmst du Drogen?« oder »Hast du einen Freund, wenn ja, hattest du schon sexuellen Kontakt zu ihm?«. Den größten Teil konnte ich damals verneinen und es war auch echt harmlos, ganz anders, als meine Freundinnen und ich gedacht hatten. Wenn nur das Wiegen nicht gewesen wäre … Es versetzte mir einen steinharten Schlag in die Magengrube mit, wie sich dann später herausstellte, bitteren Nebenwirkungen. Das Gewicht, das die Waage anzeigte, setzte mir psychisch zu. Ich war nie dick, befand mich immer im gesunden Normalgewicht, aber in Verbindung mit meinem vorhandenen Selbsthass ergab das ein Paket, das ich unbedingt loswerden wollte. Für mich beschloss ich daher, dass ein paar Kilo weniger ja gar nicht so schlecht wären. Ich war voller Euphorie und nahm deshalb zügig an Gewicht ab. Meiner Mutter und allen anderen erzählte ich nichts von meinen geheimen Plänen. Es war mein Ding und das Wissen darüber gehörte nur mir. Es gab keinen, den ich einweihte, und so war es für mich beschlossene Sache, diesen Weg immer weiter zu gehen.

*

Im April 2009 wurde ich konfirmiert und es gab die ersten Reaktionen. Ich hatte bestimmt zehn Kilo abgenommen, weshalb ich nun die Blicke auf mich zog. Das war die perfekte Bestätigung für meinen Drang weiterzumachen.

Ich wollte nie, dass jemand bemerkte, dass ich nicht mehr regelmäßig aß und die Mengen immer weniger wurden. Dann hätte ich mich ertappt gefühlt. Die Vorstellung war irgendwie gruselig und so wollte ich lieber unbeobachtet mein Ding durchziehen. Komischerweise war das in der Schule anders. Dort wollte ich, dass man mich anschaut und mir ansieht, dass ich in acht Schulstunden keinen Bissen verdrückte. Ich malte mir oft aus, was meine Klassenkameraden darüber dachten, und ihre späteren Bemerkungen befriedigten mich. Ich brauchte diesen Hunger in der Schule, weil ich mir unter Gleichaltrigen immer total langweilig und wertlos vorkam. Am Hunger konnte ich mich festhalten und er gab mir die Aufmerksamkeit, die ich zum Überstehen benötigte. Das mag komisch klingen, aber so oder so ähnlich ist wohl die mir unangenehme Wahrheit.

Da ich mich auch nie irgendeiner Clique angeschlossen hatte und immer überall nur ein kleines bisschen dazugehörte, fühlte ich mich nirgendwo richtig angenommen und wichtig.

An allen Schulen und in allen Städten herrscht dieses Gang-Getue. Für Eltern und Außenstehende mag das vielleicht übertrieben klingen, aber es ist wirklich so. Entweder man gehört dazu, oder man ist der oder die Dumme. Ich wurde zwar immer gemocht, aber ich fühlte mich zu keiner Gruppe hingezogen und wusste deswegen auch nicht, wo mein Platz war und auf welche Menschen ich mich besonders verlassen konnte. Im Laufe des Jahres entstand dann zwar so eine kleine Clique, aber die gab es ja noch nicht, als ich anfing, mir über diese zwischenmenschlichen Beziehungen Gedanken zu machen. Mittlerweile hatte sich mein Körper schon an den Hunger-Dauerzustand gewöhnt, sodass ich ihn kaum noch verspürte. Und wenn, dann genoss ich es, dem standhalten zu können und zu wissen, dass ich wieder etwas für mich geschafft hatte, worauf ich stolz sein konnte.

*

Eines Tages kam im Fernsehen ein Bericht über Pro-Ana-Foren und ich war total angetan davon. Mich faszinierte diese Vielzahl von Mädchen, die anscheinend genauso waren wie ich, sich aber selber schon mit der Magersucht identifizieren konnten und alles von sich preisgaben. Aus reiner Neugier stöberte ich im Internet und stieß dann auf eine Seite, die mich ansprach. An sich fand ich es echt krank zu lesen, über was da gesprochen wurde, aber es ließ mein Herz schneller schlagen, als ich erfuhr, dass es noch tausend andere in Deutschland gab, die anscheinend genauso fühlten. Das gab mir letztendlich den Ruck, mir auf der Seite einen Account zu erstellen und mich dort anzumelden. Ich hatte endlich Leute gefunden, mit denen ich mich ehrlich über das austauschen konnte, was mich wirklich bewegte. Keine belanglosen Themen und keine Maske mehr, die ich brauchte, um mich selbst zu schützen. Obwohl keiner wusste, was mit mir los war, traf ich dort auf Verständnis. Und das zog mich an wie ein Magnet.

Ich wollte mir die ganze Zeit über nicht eingestehen, dass mein Essverhalten langsam problematisch wurde. Deswegen ließ ich mich auf das Kranke ein, das auf der Internetseite in jedem Satz geschrieben stand. Pro – Für, Ana – Anorexie. Dinge, die ich dort mit- und zu sehen bekommen habe, sind ziemlich krass: aufgeritzte Beine, Finger-im-Hals-Bilder und immer diese Sätze »Stay strong, think thin«. Das schindet Eindruck bei bereits Essgestörten und man schaut zweimal hin, bevor man die Seite oder das Forum verlässt. Oder man bleibt gleich dort, weil das Wir-Gefühl einen überwältigt und man daran festhalten will.

Nachdem ich mich angemeldet hatte, fand ich einen Twin, mit dem ich ab und an mehr Kontakt hatte. In dem allgemeinen Forum hatte ich mich nie wirklich betätigt, weil ich immer das Gefühl hatte, nicht krank genug sein, um dort auch meine Stimme erheben zu dürfen. Ich ließ den anderen den Vortritt, wie schon immer in meinem Leben. Interessant war es trotzdem, und geleitet von dem Spruch »Je stiller du bist, desto mehr kannst du hören« verfolgte ich alle Aktionen, die sich auf der Seite abspielten. In meinen Gesprächen mit meinem Twin präsentierte ich mich immer sehr krank und betroffen, gerade weil ich mir selber unglaublich gesund vorkam und deswegen auch ein großes Unwohlsein verspürte.

Und wie das immer so ist mit den ganzen Netzwerken im Web, bekommt man über seinen E-Mail-Account Mails mit Nachrichten über alles, was passiert. Die magersüchtigen Götter der Unterwelt meinten es nicht gut mit mir und prompt las meine Mutter zufälligerweise eine meiner Mails, in der ich auf die Nachricht meines Twins »Meine Jeans passt endlich! Oh Wunder, endlich werde ich weniger« aufmerksam gemacht wurde. Ach herrje, was war das für eine Wut, mit der sie mich zusammenfaltete. Aber richtig zusammenfaltete. Sie ist wie ein Flitzebogen an die Decke gegangen und hatte im Endeffekt ja auch recht.

Mit dem Versuch, einsichtig zu sein, habe ich meinen Account in diesem Forum nach einem Jahr gelöscht und habe seitdem nichts mehr von den Mädchen gehört. Aber das will ich auch nicht mehr.

\*

Zwischenzeitlich musste ich am Jahresende zum Arzt, weil ich ja schon eine Menge an Gewicht verloren hatte und meine Mutter meinte, es sei an der Zeit, das von fachlichen Augen begutachten zu lassen. Ich hatte bestimmt nur zwei Kilo weniger als im Frühling auf den Rippen, aber das reichte schon aus. Für mich hätte das ein Grund zur Rebellion sein können, aber ein Hindernis für meine Mutter stellte das noch lange nicht dar.

In diesen Monaten versuchte ich, mein Gewicht zu reduzieren, jedoch funktionierte das nicht immer so, wie ich es anfangs geplant hatte. Ich wollte ja, dass keiner aus meiner Familie wusste, was ich dachte, weshalb es gar nicht so einfach war, unbemerkt nichts zu essen. Außer in der Schule blieben mir keine Möglichkeiten zu hungern.

Beim Arzt stellten sie dann zum ersten Mal fest, dass ich ja tatsächlich abgenommen hatte, und predigten mir, bloß nicht weiter an Gewicht zu verlieren. Zur Kontrolle sollte ich dort wöchentlich auf die Waage steigen, damit die das im Blick hatten und den Gewichtsverlauf in meiner Akte dokumentieren konnten. Mit Mama fuhr ich dann immer hin und irgendwann kam heraus, dass ich vorgetrunken, also geschummelt hatte. Ich kam mir zwar total dumm dabei vor, aber ich sah einfach keinen anderen Ausweg, als mich mit Wasser aufzufüllen, damit ich weiter abmagern konnte.

Dieser ärztliche Druck, weshalb ich meine Machenschaften nicht weiter ausführen konnte, setzte mir so zu, dass es mir gelang, meine Mutter zu überzeugen, mich dort nicht mehr hinzuschicken. Ich veranstaltete den totalen Aufstand, meinte, ich wäre gesund, und dass es keinen Grund für diese Schikane gäbe. Ich hätte so etwas doch nicht nötig. Meine Mutter ist ein sehr gutgläubiger Mensch und meint es immer gut mit mir und meinem Bruder.

Ich hatte sie also schnell auf meiner Seite und wusste dann, dass mir fast alle Freiheiten zur Verfügung standen. Wieder einmal. Im Lauf der Zeit ließen die Arztbesuche nach. Niemand reagierte auf das, was mit mir passierte, und ich lebte so vor mich hin. Ein großer Fehler, auf den ich unbedingt hinweisen möchte. Denn je länger man mit einer Behandlung wartet, desto größer ist das Risiko, dass die Sucht chronisch wird. Damit meine ich einen dauerhaften Zustand der Symptome und der Krankheit. Viel zu viele warten einfach zu lange und hoffen vergebens, dass die Zeit alle Wunden heilt. Aber das tut sie nicht.

Hiermit möchte ich niemanden für das verantwortlich machen, was heute ist, denn ich bin die Erkrankte. Aber frühere Hilfe wäre besser für alle Beteiligten gewesen. Ich weiß nicht, warum bei mir keiner reagiert hat. Meine Mutter wies mich zwar immer auf mein Essverhalten hin, aber getan hat sie auch nichts. Und mein Vater meinte, wenn ich ihn am Wochenende besuchte, ich esse total normal. Doch seine Einschätzung konnte man eh vergessen. Da seine

Familie immer unregelmäßig aß, konnte er auch nicht sehen, wie ich mich beim Essen verhielt. Natürlich war ich allen dankbar für ihre Hilflosigkeit, jedoch sprach da meine Anorexie. Das war nicht mehr ich.

*

Inzwischen wurde ich langsam immer weniger und verlor den Halt in meinem Leben. Ich glaube, meiner Mutter tat ich damit sehr weh, aber sie hatte ja auch keine Ahnung, wie sie mich noch retten sollte. Mein Bruder erkrankte zu der Zeit an Depressionen und erschwerte uns den Alltag damit noch stärker. Er verbrachte Tage und Nächte schlafend im Bett und es dauerte, bis wir verstanden, was mit ihm los war. Es war gar nicht so leicht, richtig zu handeln, wenn er uns patzige Antworten auf unsere Aufforderung, mal im Haushalt zu helfen, gab. Wir haben es erst Monate später verstanden, richtig mit ihm umzugehen, und wussten, dass wir ihm nicht helfen konnten. Auch er lebte nur noch in seiner eigenen Welt.

*

Ich kann nicht genau sagen, wie oft meine Mutter insgeheim mit ihrem Freund über uns sprach. Eher wenig, glaube ich. Denn sonst hätte sie nie zu mir gesagt, ich solle seine manchmal gemeinen Bemerkungen ignorieren. Ich wisse doch, wie er sei, behauptete sie. Dabei verstand keiner von den beiden, wie sehr ich mich unterdrückt fühlte.

Ich sollte einfach machen, was der Freund meiner Mutter von mir verlangte und mir meinen Teil denken. So kann doch kein harmonisches Familienleben entstehen! In einer Familie muss man sagen können, was man denkt, man sollte sich auf gegenseitige Anteilnahme verlassen können und keine Angst vor Unbarmherzigkeit haben.

Das Jahr zog sich in die Länge und am Ende war ich fertig mit allem. Fertig mit den Nerven, fertig mit mir und vorerst auch fertig mit meiner Familie. Ich war mit allen Kräften am Ende und war mir immer noch sicher: Nein, ich bin nicht krank. Mir geht's gut.

Doch das sah dann nach zwei Jahren mal jemand anders. Meine Mutter fühlte sich Ende 2010 endlich verpflichtet, mich gegen meinen Willen noch mal zum Arzt zu schleppen und mich dort auf die Waage stellen zu lassen, wohlgemerkt in voller Montur. Mein Gewicht war wieder gesunken und es wurde Zeit für eine Einweisung ins städtische Krankenhaus.

Meine Mutter brachte mich dorthin, aber das war ein Griff ins Leere. Hier bekamen wir nicht die Hilfe, die man sich für mich erhofft hatte. Im Krankenhaus hatte man keine Ahnung, wie man jemanden mit einer Essstörung behandelt, und so nutzte ich in vollen Zügen meine Freiheit aus. Ich konnte ungehemmt erzählen, dass ich Essstörungen schwachsinnig fände und mich nie zu den Betroffenen zählen würde. Anscheinend glaubte man mir das und so wurde ich erst einmal auf körperliche Schäden untersucht. Es könnte ja sein, dass mir irgendwas die Speiseröhre gequetscht und ich dadurch keinen Appetit hatte. Auf meiner Krankenhauseinweisung stand als Diagnose: Anorexia nervosa. Warum hat das keiner ernst genommen? Es war mir, als würde das Thema totgeschwiegen.

Dennoch musste ich dort zunehmen, weil ich mich ja im tiefen Untergewicht befand. Egal, wie ich dahin gekommen war. Man stellte mir das Tablett mit Essen auf den Beistelltisch und ich bekam Zeit, mir Taktiken auszudenken, wie ich schnell und am günstigsten den Käse verschwinden lassen konnte, ohne dass jemand davon Wind bekam. Auch die kalorienreichen Getränke kippte ich weg, aus Angst, mich nach zwei Wochen nicht mehr im Spiegel wiederzuerkennen. Ich tat es, um mich selber zu betrügen. Zwar musste ich meine leeren Teller immer vorzeigen, aber es kam einfach niemandem in den Sinn, dass ich so viel log, wie ich es noch nie getan hatte.

Ab und zu fragten mich meine Mitpatienten, warum ich denn eigentlich hier sei. Ich antwortete immer recht keck, ich wäre hier, weil ich angeblich zu dünn sei. Eine ganz Schlaue gab dann mal an, großes Verständnis für mich zu haben, und sagte, ich sehe doch gar nicht dünn aus, schon gar nicht magersüchtig. Sie habe wohl eine Freundin, die sei magersüchtig, und die Unterschiede zwischen mir und ihr wären schon erkennbar. Wie kann man denn so etwas behaupten? Das kann ich ja gar nicht haben. Unwissende Menschen, die meinen, etwas Gutes zu sagen, und damit die Wunde zum Brennen bringen.

Natürlich nahm ich mir das zu Herzen und wurde wieder kritischer mit mir selbst. Es konnte doch nicht sein, dass ich für andere immer noch die unauffällig Normale darstellte. Ich reduzierte wieder mein Essen und versuchte zu sparen, wo ich konnte. Wenn ich das schaffte, belohnte ich mich im Bad mit einer großen Anzahl an Hampelmännern. Da ich alles alleine machen durfte, war das keine Schwierigkeit für mich. Es half mir zu spüren, dass ich noch am Leben war, wenn das Herz schlug und mir das Blut in den Kopf stieg. Wenn der Atem sich überschlug und man meinte, immer weitermachen zu können, weil bisher noch kein Schweiß lief.

Ich hätte bis zum Umfallen weiterhampeln können, da bei mir die Schweißdrüsen schon nicht mehr arbeiteten. Sie hatten längst alle Reserven aufgebraucht, sodass das System komplett ausfiel. So einfach ging das. In meiner Freizeit spielte ich Korbball, obwohl ich eigentlich nicht mehr konnte. Das ist eine Mischung aus Basketball und Handball. Bis zum Krankenhausaufenthalt hinderte mich keiner daran, immer zum Training zu gehen und einfach weiterzumachen.

Nach zwei Wochen auf der Station hätte ich gleich zwei Gründe zum Feiern gehabt. Zum einen durfte ich wieder nach Hause und zum anderen habe ich im Krankenhaus weiter abgenommen. Und so ging ich mit noch weniger Gewicht, als ich gekommen war. Da fragt man sich echt, was das soll. Der Typ, der mit mir immer meinen Essensplan besprach, erkundigte sich eines Tages, warum ich denn immer weiter abnehme. Ich beteuerte, alles gegessen und niemals geschummelt zu haben.

*

Im Endeffekt war meine Entlassung im Dezember 2010 nur ein Akt der Verzweiflung vonseiten der Ärzte. Sie gaben meiner Mutter eine seitenlange Liste von Kliniken und empfehlenswerten Krankenhäusern und ich musste mich dann damit abfinden, wohl doch nicht den Erfolg erzielt zu haben, mit dem ich anfangs gerechnet hatte. Ich wollte mich auf keine Klinik einlassen, doch mir wurde bewusst, dass ich unter diesen Umständen nicht mehr zu Hause leben konnte. Mal ganz davon abgesehen, dass weder meine Mutter noch die Ärzte es erlaubten. Dieses Gefühl, dieser Gedanke, nicht zu Hause sein zu dürfen … Das wünsche ich nicht mal meinen ärgsten Feinden.

Meine Mutter telefonierte mit der Klinik, die wir ausgewählt hatten, und ich bekam im Januar des nächsten Jahres einen Platz.

Als wir dort über die Türschwelle traten, wollte ich gleich wieder kehrtmachen, mich ins Auto setzen und die Heimreise antreten. Die Frauen und Männer, die dort rumliefen, sahen aus, als hätten sie tagelang nichts zu sich genommen: eingefallene Gesichter, streichholzähnliche Oberschenkel und Knochen, die wie Stangen aus Stahl ihren Körper abdeckten. Menschen, die mit Rollstühlen durch die Gegend gefahren wurden und mit großen Augen jeden musterten, der neu ankam.

Ich fühlte mich im Gegensatz zu diesen Gestalten total fett und dachte: Ich gehöre nicht hierher. Man hielt es für diplomatisch, mir zu sagen, ich könne froh sein, nicht im Rollstuhl angekommen zu sein. Ich hätte bessere Chancen. Aber verdammt, das nimmt ein magersüchtiges Mädchen doch total falsch auf. Man denkt, seiner Sucht nicht gerecht geworden zu sein, um dann noch mehr aus ihr rauszukitzeln. Da kann kein Arzt, kein Psychologe und keine Mutter kommen und sagen: »Kind, sei froh. Du wiegst immerhin noch 40 Kilo.« Jeder, der jemals an einer Essstörung erkrankt war, weiß, wie tief das verletzt.

*

Dieses Mal habe ich meine Mutter nicht kleinbekommen. Sie hat mich in der Klinik zurückgelassen, in der ich letztendlich dreieinhalb Monate verbrachte und nichts außer einer guten Freundschaft für mich mitnahm. Ich wollte mich mit dem Konzept nicht anfreunden und mir kam nie in den Sinn, auch nur ein einziges Mal ehrlich zu beschreiben, was wirklich in mir vorging. Scheiß doch drauf, habe ich mir gedacht. Ich wollte ja nicht zugeben, wirklich krank zu sein und etwas falsch gemacht zu haben. Mein Unterbewusstsein nahm das vielleicht zur Kenntnis, aber klar machte ich es mir nicht. Dafür benebelte ich mein Bewusstsein zu sehr mit Visionen und trügerischen Hoffnungen auf die gute Seite der Sucht.

Ende April 2011 wurde ich mit mehr Gewicht entlassen und meinem Körper ging es wieder relativ gut, wenn man das so sagen kann. Aber in mir hatte sich nichts geregt. Ich saß immer noch in demselben Boot und das Ufer schien so weit entfernt wie je.

Als ich in der Klinik schnell an Gewicht zugenommen hatte, ließ mir das keine Ruhe und ich versuchte zuerst, dagegen anzuarbeiten. Die Hampelmänner gingen wieder mit mir durch. Doch auch das hinderte meinen Körper nicht daran, alles aufzunehmen und weiter an Gewicht zuzulegen. Ich konnte einfach nichts dagegen machen, war machtlos gegen mich selbst. Und so blieb ich brav und machte mit. Ich wusste ja, meine Taktik war recht gut, und mit dem Argument, ich müsste wieder in die Schule und zu meinen Freunden, ließ sich mein Ziel schnell erreichen.

Das mit meinen Freunden hat mich sowieso total irritiert. Als ich einigen per SMS mitgeteilt hatte, dass ich ins Krankenhaus eingewiesen worden war, verdrückten sie die eine oder andere Träne und waren – so sagten sie es mir zumindest – völlig am Ende. Es war seltsam zu sehen, dass es Menschen gab, die um mich weinten. Ich konnte das nicht nachvollziehen, da ich mich selbst nicht als krank empfand. Es war wirklich sehr süß von ihnen, aber unverständlich für mich, weil ich mit ihnen nie über etwas geredet und so also auch kein Verständnis erwartet hatte.

Manchmal, wenn ich mal wieder im Netz rumsurfe und mitbekomme, wie ein Mädchen ein neues Partypic von sich und anderen hochlädt, frage ich mich schon, wo meine ganzen Freunde geblieben sind. Ich, die ich mich nach Tiefgründigkeit und Vertrauen sehne, finde solche Party-Bekanntschaften zwar schön, aber irgendwie sehr oberflächlich. Natürlich ist es nicht verboten, sich umzusehen und zu orientieren, mit wem man am besten kann, es ist sogar wichtig für unsere Entwicklung. Aber es lässt mich manchmal an der Möglichkeit einer »echten« Freundschaft zweifeln. Trotzdem bin ich oft ein bisschen neidisch auf diese Mädchen, weil sie genau das haben, was mir fehlt. Dieses Selbstbewusstsein, diese Coolness, diese Lockerheit im Leben.

*

Nachdem ich wieder zu Hause angekommen war, hatte ich einen Termin bei einer Psychologin. Doch das war nicht so mein Ding. Sie war mir unsympathisch und anscheinend machte ich auf sie nicht den Eindruck, zu mir und meiner Krankheit zu stehen und wirklich etwas verändern zu wollen. Und so blieb es bei dem einen Mal. Doch ich wollte nicht tatenlos sein und den Eindruck erwecken, dass ich wirklich nichts unternahm, um mich selber eventuell noch zu retten.

Eine meiner Bekannten hatte in der Zeit, in der auch ich erkrankt war, ebenfalls eine Magersucht in Verbindung mit bulimischen Symptomen entwickelt und besuchte schon länger eine

Selbsthilfegruppe für Essstörungen. Wir schrieben uns öfter Mails, weil ich für sie die Einzige war, der sie ihr Herz ausschütten konnte. So kam es dann dazu, dass ich den Schritt wagte und mich auch bei dieser Selbsthilfegruppe anmeldete, in der sich Betroffene einmal die Woche zusammenfinden, um über Probleme zu sprechen und bei anderen auf Verständnis zu treffen. Ganz klischeehaft. Geleitet wurde das Ganze von zwei Frauen, die uns bei unserer Eigenständigkeit, uns selbst zu helfen, unterstützen sollten.

Aber auch da belog ich mich und erzählte den größten Mist. Ich wollte mir einfach nicht eingestehen, am größten Tiefpunkt meines Lebens zu sein, die Augen zu verschließen und dort zu verharren. Mir ging es immer gut, ich lachte über schlechte Zeiten, und auch als ich wieder abnahm, bestritt ich das mit großer Vehemenz. Und in den Essprotokollen, die ich irgendwann führen sollte, ließ ich meiner Fantasie freien Lauf.

\*

Im Sommer fuhren wir dann auf Klassenfahrt nach Berlin. Ich war in der Schule trotz meiner Ausfälle weiter gut mitgekommen und schlug mich mit guten bis befriedigenden Noten durch. Als wir dann in Berlin waren, stritt ich mich mit dem Mädchen, mit dem ich auch die Selbsthilfegruppe besuchte. Es ging, ganz uncool, nur um einen Typen, den sie schon längst in petto hatte. Nicht, dass ich mich jemals an jemanden ranschmeißen würde, der schon vergeben ist. Ich, die Schüchterne, wäre dafür viel zu gehemmt und außerdem macht man das ja nicht. Jedenfalls war ich mit diesem Jungen nur gut befreundet und ihre Eifersucht trieb dann den Keil zwischen uns. Von einem auf den anderen Moment galt ich als die hinterfotzige Schlampe.

Zur Selbsthilfegruppe ging ich dann nur noch, wenn ich wusste, dass sie nicht anwesend sein würde. Und irgendwann waren doch wir beide da und es entwickelte sich so eine Art Mediation als Konfliktgespräch. Doch das brachte nichts. Bis heute ignorieren wir uns und können uns kaum ausstehen. Eigentlich hasse ich Streit, doch wenn es um Kinderkacke geht, kann ich auch auf Krawall gebürstet sein.

Die Klassenfahrt machte es mir sehr schwer. Da ich es vor meinen Klinik- und Krankenhausaufenthalten nicht geschafft hatte, in der Schule zu essen, änderte sich das auch danach nicht. Ich konnte und wollte nicht vor den anderen essen. Ich konnte es nicht haben, wenn andere von mir dachten, mir ginge es wieder gut. Auch wenn ich selbst der festen Überzeugung war, dass es so war. Ich wollte einfach nicht, dass andere denken könnten, ich wäre wieder normal. So wie jeder eben. Also begann ich wieder zu hungern.

In den Sommerferien kurze Zeit später fuhren wir mit der Schule auf Studienfahrt nach Italien. Natürlich aß ich da auch wieder richtig schlecht, und da diesmal auch noch ein Mädchen dabei war, das ebenfalls gestört aß, konnte ich mich nicht einmal von ihr abgrenzen.

*

Nach und nach hat sich meine Gewichtsabnahme wieder verselbstständigt und das Ganze begann von vorn. Weil ich mich zu Hause alleine wiegen sollte, hat mich auch keiner davor bewahrt, weiter auf den Abgrund zuzugehen. Ich wusste, meine Mutter war verzweifelt und sauer zugleich. Alles, was die Krankheit in mir heraufbeschworen hatte, wurde präsenter als zuvor. Und mit sinkendem Gewicht plagte ich nicht nur mich, sondern auch Gott und die Welt.

Ich weiß nicht, woher der Schub kam, dass ich mich eines Tages fragte, was ich eigentlich machte. Das erste Mal dachte ich über den Sinn und Zweck meines Lebens und der Krankheit nach. Ich spürte trotz meines Untergewichts die Risse in mir und wusste, dass es so nicht mehr weitergehen konnte. Ich hätte mir noch länger vorspielen können, mein Schicksal wolle es so, dass es mir gerade jetzt so ging. So wie das Leben eben manchmal spielt. Ob man dabei mitspielt, bleibt einem selbst überlassen. Ich für meinen Teil wollte nicht mehr mitspielen und schrieb meiner Mutter einen Brief, in dem ich ihr erklärte, dass ich noch mal in die Klinik wollte, weil ich nicht mehr konnte und mein Leben keinen Sinn mehr machte. In der Schule konnte ich mich nicht mehr konzentrieren, und je weiter mein Gewicht runterging, desto zurückhaltender wurde ich. Ich brauchte Ordnung und Struktur und die Klinik könnte ein Beginn sein.

*

Anfang 2012 riefen wir wieder in der Klinik an und erkundigten uns, ob es möglich wäre, mich bald wieder aufzunehmen. Obwohl ich anfangs noch keinen Platz bekam, blieb ich trotzdem von der Schule weg. Ich hielt es dort nicht mehr aus und mein Arzt verbot mir eh, dorthin zu gehen.

Einen Monat später, als dann endlich die Kostenübernahme von der Krankenkasse genehmigt war, wiesen wir mich ein. Ein Mädchen, das ich schon vom letzten Aufenthalt kannte, hatte mir über Facebook geschrieben und erzählt, dass bei ihr im Zimmer noch ein Platz frei wäre. Das reduzierte meine Angst vor dem Ganzen natürlich und ich freute mich tatsächlich auf die Klinik. Die Panik vor der Gewichtszunahme blieb zwar, aber es machte mich fast froh, endlich eine fachliche Erlaubnis zum Essen zu bekommen. Ich konnte wieder damit anfangen, ohne ein schlechtes Gewissen haben zu müssen, etwas Verbotenes zu tun.

In der Therapie war ich immer noch sehr still, aber das hätte ich auch nicht anders von mir erwartet. Ich war schließlich immer noch Saskia. Jedoch waren meine Mitpatienten so lieb und aufnahmefreudig, dass ich dort schnell die ersten für mich guten Kontakte knüpfen konnte. Sowieso muss man in diesen Anstalten schauen, zu wem man sich gesellt. Es gibt da auch so eine Art Rangordnung.

Die einen, die fast zusammenklappen, joggen nachts ihre Runden ums Dorf, um sich gegenseitig zu bestätigen und die Krankheit noch weiterzutreiben. Die anderen wollen mit ihren Mitpatienten nichts zu tun haben und fühlen sich als Elite, die insgeheim aber auch nur gegen ihren inneren Schweinehund arbeitet. Und dann gibt es noch die offenen Menschen, die auch versuchen, gegen sich selbst anzukämpfen, und die jeden davon überzeugen möchten, das Beste aus sich rauszuholen und erste Schritte in Richtung Gesundheit zu wagen.

*

Mein Aufenthalt ging im Juli 2012 zu Ende und heute bin ich zufrieden mit dem, was ich bisher geschafft habe. Ich konnte mich selbst davon überzeugen, dass das, was ich tat, falsch war. Und dazu gehört eine Menge Eigeninitiative und Eingeständnis. Meiner Mutter ging es zu der Zeit, als ich mich in der Klinik befand, auch sehr schlecht. Sie verlor für kurze Zeit ihren Job, litt unter Tinnitus und ersten Burn-out-Erscheinungen. Sie trat deshalb auch eine sechswöchige Kur an, um einmal Abstand zu gewinnen. Es tut mir heute noch total leid, dass mein Bruder und ich sie so sehr belastet haben.

In den kommenden Wochen werde ich zu meinem Vater und seiner Familie ziehen, die elfte Klasse wiederholen und versuchen, mich mit Normalgewicht zu akzeptieren. Das wird ein harter, langer Weg werden, aber ich habe den Willen, das durchzuziehen. Keine Rückschritte mehr! Ich blicke zwar immer noch abwertend in den Spiegel und fühle mich deswegen oft schlecht, aber ich beginne bald eine ambulante Therapie und hoffe dort auf schnelle Besserung.

Jetzt kann ich mir auch endlich richtige Ziele setzen und anfangen, meine richtigen Träume zu leben. Ich wünsche mir, nach der Schule ein Au-pair-Jahr zu machen, und ich weiß, dass das nur geht, wenn ich wieder richtig esse.

Dieses Weihnachten wünsche ich mir nicht nur, dass alles besser wird. Innerlich sehne ich mich nach Veränderungen, und wenn der Ansatz dazu in meinem Weihnachtswunsch liegt, hat das schon was. Ich wünsche mir dieses Jahr eine wirklich »fröhliche Weihnacht«, wie es so schön heißt. Und zu Silvester möchte ich eine Rakete steigen lassen, die, von den Worten Jodi Picoults aus *Beim Leben meiner Schwester* – »Der reine Akt zu leben ist wie eine steigende Flut: Zuerst scheint sich gar nichts zu verändern, und dann blickt man eines Tages nach unten und sieht, wie viel Schmerz weggespült wurde« – geleitet, genau das in die Unendlichkeit schießt, was ich fühle.

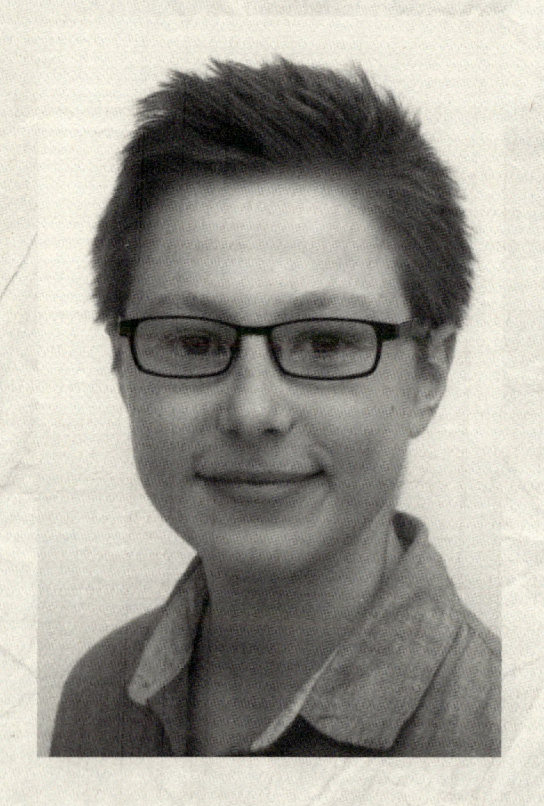

# 7

# Ich war / bin so anders

*Steffen (15)*

Manchmal wäre ich gern einer von den vier Freaks aus *Hangover*, denen im Suff einfach alles egal ist. Die Scheiße, die sie bei ihrem nächtlichen Kater aushecken, würde mir selber einiges abverlangen. Selbst sternhagelvoll könnte ich keine unbekannte Stripperin heiraten oder mich als Versuchskaninchen für Elektroschocker zur Verfügung stellen. Zumindest kann ich mir das nicht vorstellen, denn ich weiß nicht so recht, wie es sich anfühlt, betrunken zu sein oder auch nur getrunken zu haben. Einige würden jetzt vielleicht sagen, dass es normal ist, dass ich davon in meinem Alter noch keine Ahnung habe, aber das stimmt nicht so ganz. Bezogen auf meine Generation ist es so, dass der Alkohol viel früher Teil des Lebens wird, ohne dass man das selber vielleicht möchte. Einfach dieses Gefühl, zu einer Gruppe zu gehören und locker, leicht den Abend zu verbringen, macht doch vieles anziehender und interessanter. Deswegen fahren die meisten darauf ab, wie ich glaube.

Ich persönlich finde Alkohol jetzt noch nicht so geil, aber das ist nicht schlimm. Nicht alle von meinen Freunden haben schon Erfahrungen damit gemacht, weshalb ich mich deswegen auch nicht wie der letzte Vollidiot fühle. Trotzdem sind die meisten meiner Kumpels irgendwie anders als ich. In Sachen Mädchen ticken wir zum Beispiel ganz unterschiedlich. Ich bin eher der Schüchterne, dem das Ganze noch etwas unangenehm ist. Ich weiß auch nicht warum. Mich würde man, von außen betrachtet, bestimmt als großen Jungen bezeichnen, aber nicht als kleinen Mann. Die Kappe bekommen dann doch eher meine Freunde übergestülpt. Jedoch finde ich es gar nicht so schlimm, noch ein bisschen naiv zu sein. Ich genieße meine Kindheit halt in vollen Zügen.

Meine Lockerheit bei diesem Thema hat auf jeden Fall ihren Preis gekostet. Es war nicht immer leicht zu verarbeiten, dass man doch ein bisschen anders ist als der Rest. Als wir uns alle vom Typ her veränderten, weil wir erwachsen wurden, merkte ich, dass Dinge, die andere als Mücke bezeichnen, bei mir zum Elefanten mutieren. Ich habe vieles viel ernster genommen und konnte mich bei vielen Sachen gar nicht mehr locker machen. Daran habe ich auch heute noch zu knabbern, aber es ist nicht mehr so, dass ich oft darüber nachdenke, warum gerade ich so bin und nicht irgendwer anders.

Ich bin ein Typ, der gern mit anderen zusammen ist, Gesellschaftsspiele spielt und halt so Dinge macht, die man im Team bewältigen muss. Fußball hat es mir besonders angetan, aber ich spiele auch leidenschaftlich gern Tennis. Roger Federer ist mein großes Vorbild, und das nicht nur wegen seiner unbesiegbaren Wucht im Arm. Auch menschlich gesehen kann man wirklich von ihm lernen. Wenn ich mir Interviews anschaue, erkenne ich seine Ruhe und seine Perfektion in so vielen seiner Sätze, dass ich jedes Mal aufs Neue fasziniert davon bin. Gerne wäre ich so wie er, aber ich weiß auch, dass es nicht richtig ist, sich an Idealen zu orientieren. Man soll ja irgendwie sehen, dass man sein eigenes Leben lebt und nicht das eines anderen imitiert. Denn das würde wahrscheinlich nie ganz dem herbeigesehnten Leben entsprechen und dann platzt der Traum wie eine Seifenblase. Diese Enttäuschung will ich mir ersparen. Ich bin dann doch lieber der Steffen, der ich jetzt bin.

\*

Als es mir schlecht ging, wusste ich, dass es immer etwas geben müsste, an dem ich mich festhalten kann, um nicht ganz einzubrechen. Träume sind in so einer Lebensphase immer etwas Gutes, eine Art Wolke, an die man sich krallen kann, wenn man dabei ist, unterzugehen oder abzuheben. Damit verliert man nie völlig den Boden unter den Füßen. Man braucht Träume zum Überbrücken todtrauriger Phasen oder solcher, die himmelhochjauchzend schön sind, damit man immer weiß, wer man ist und was man im Leben will. Ja, das ist wohl die beste Lösung, die man finden kann, wenn man nicht mehr weiterweiß.

Meine Wolke war die Musik. Gut, nicht nur die Musik, aber sie war der kreative Teil. Ich träume davon, irgendwann einmal eine Band zu gründen. Sie muss nicht perfekt sein und auch nicht so erfolgreich, dass ich einen Charthit nach dem anderen mit ihr lande. Sie soll vor allem Spaß machen, musikalisch sein und irgendwie ein Gefühl von Zusammengehörigkeit vermitteln. Ich bin sehr musikalisch, spiele Klavier und Gitarre. Das fängt mich manchmal auf, wenn ich die Welt nicht mehr verstehe.

Allgemein soll Musik helfen, habe ich mal gehört. Es gibt sogar richtige Behandlungen, die sich Musiktherapie nennen. Weit verbreitet ist die Methode wohl noch nicht so, aber ich stelle sie mir als Heilmittel oder zur Förderung der Gesundheit echt hilfreich vor. Ich meine, Malen oder Werkeln hilft ja auch. Zumindest wird das in vielen Kliniken für psychische Probleme angeboten, um mit seinen eigenen Gefühlen besser fertig zu werden oder sie überhaupt erst zu erkennen. Das ist nämlich manchmal gar nicht so einfach.

Sicher kennst du auch den Moment, wo du irgendwo still sitzt und weißt, dass etwas Schlimmes passiert ist. Vielleicht schämst du dich, weil du denkst, ab jetzt nur noch niedergeschlagen oder traurig sein zu dürfen, zum Beispiel wenn ein Verwandter gestorben ist, aber du fühlst dich so leer, dass du einfach gar nichts mehr weißt. Du bist zwar traurig, kannst aber nicht weinen. Jetzt bist du dir unsicher, welche Gefühle eine Rolle spielen und welche nicht. Möglicherweise kannst du deine Gefühle auch gar nicht benennen, weil eine so große Leere in dir herrscht.

In diesem Fall oder auch bei anderen Dingen hilft es, Bilder zu malen, sich selbst darzustellen und mit einer guten Therapeutin zu schauen, woher der Wirrwarr im Kopf eigentlich kommt.

Bei meinem Klinikaufenthalt vor ein paar Wochen war das der springende Punkt. Ich glaube, nur deshalb hat sich der Schalter in meinem Kopf umgelegt. Ich spreche hier von dem Schalter, der meine ehemalige Magersucht ausgelöst hat.

Normalerweise kommt es selten vor, dass man diesen Schalter im Kopf findet und weiß, welche Dinge im Leben man verändern muss, damit er umspringt. Ich hatte das Glück, die Dinge mithilfe meiner Therapeutin und der anderen Therapeuten, die ich dort antraf, aufzuspüren und dann den Schalter zu finden. Dieser Aufwand hat mich viel Zeit, genauer genommen drei Monate gekostet und vor allem viele, viele Tränen. Ich glaube, in dieser Zeit habe ich mehr geweint als in all meinen Kinderjahren zusammen. Aber das Weinen tat gut. Es hat Dämme durchbrochen, deren Bau schon lange zerstört werden musste. Hah, und ich habe es tatsächlich geschafft!

*

Ich bin froh, wieder klar denken zu können. In meiner Magersucht waren meine Gedanken so verwirrt, dass ich sie nicht mehr ordnen konnte. Wie wahrscheinlich im tiefsten Liebeskummer, den man wochenlang nicht überwinden kann. Viele sagen »Liebe macht blind«, ist ja manchmal echt so.

Ein paar Kumpels von mir haben in der Zeit, als wir alle langsam in die Pubertät kamen, mit Mädchen gechattet und waren dann so erfreut über jedes einzelne getippte Wort, das das Mädchen ihnen zuliebe in die Tasten gehauen hat. Ich habe da leider noch nicht so viele Erfahrungen machen können, weil ich ja, wie gesagt, zu schüchtern bin, um ein Mädchen, das ich wirklich von Herzen mag, überhaupt nur anzusprechen oder auch anzuschreiben. Das hat mich damals runtergezogen, denn ich war der Einzige, der irgendwie nichts mit Mädchen am Hut hatte. Natürlich konnte ich mich mit ihnen unterhalten und viele bezeichneten mich als verständnisvoll und erwachsen, aber nicht so, wie es meine Kumpels taten. Die waren irgendwie cooler als ich. Ich wurde immer so behandelt, als wäre ich der außenstehende kleine, aber doch erwachsene Junge, auf den man keine Rücksicht nehmen muss, da der ja sowieso alles irgendwie verkraftet.

Was mir vor allem zu schaffen machte, war meine Befürchtung, dass man mit mir keinen Spaß haben konnte. In dem Alter macht man ja diese Spielereien. Da wird der eine oder andere durch die Gegend getragen, in einen Schrank gehoben oder im Sportunterricht auf die Schultern eines Klassenkameraden gesetzt. Das klingt vielleicht komisch, aber ich wollte auch immer einer dieser Jungen sein. Ein Kumpel, der auch gerade mal an 1,56 Meter kratzte, wurde immer auf den Arm genommen und alle hatten Spaß mit ihm, wenn er von mehreren Händen nach oben gestemmt wurde. Mit mir wurde so was nie gemacht, obwohl ich genauso klein und schlank bin. Die Ansicht, nicht zu genügen, langweilig zu sein und nur eine unbeachtete Figur am Rand des Spektakels zu spielen, gab mir sehr zu denken.

*

Im Herbst 2010, da war ich 13, gingen wir im Sportunterricht schwimmen. Es begann die Zeit, wo wir Jungs uns gegenseitig damit aufzogen, wer protzigere Oberarme und größere Eier in der Hose hatte. Ich merkte, dass ich als ein sehr schmächtiges Bübchen unbedingt an Muskelmasse zulegen musste, um mit meinen Kumpels mithalten zu können. Sie zogen mich nicht auf oder so, aber in mir gab es diesen Ehrgeiz, unbedingt auch etwas Ansehbares an mir haben zu wollen. Man weiß ja, dass die meisten Mädchen heutzutage auf muskelbepackte, attraktiv aussehende Jungs stehen. Und die meisten Kerle, die was von sich halten, möchten diesem Ideal entsprechen.

Ich wollte auch einer sein, den man attraktiv findet. Es ging mir nie darum, unbedingt dünn sein zu wollen, denn das war ich ja sowieso. Ich wollte gut aussehen, umschwärmt werden und für meine Muskeln beneidet werden. Jemand Besonderes wollte ich sein, den nicht nur die Mädchen gut fanden. Alle sollten mich gern sehen, gern was mit mir unternehmen und sich an mich erinnern. Ich wollte ein gern gesehener Gast sowohl in der Schule, im Sportteam als auch im Freundeskreis sein.

Weil ich ja wusste, wie man zu Muskeln kommt, entschloss ich mich, meine sportlichen Aktivitäten zu vermehren. Ich wollte damit jeglichen Fettaufbau und somit jegliche Art von Sichtbehinderung auf meine Muskeln unterbinden. Im Sommer hatte ich mit Leichtathletik angefangen, weil ich mich beim Tennis an der Schulter verletzt hatte, aber nicht nur Fußball spielen, sondern auch anderweitig fit bleiben wollte. Mittlerweile gehörte ich zu den Besten, zumindest, was die Ausdauer beim Laufen anging.

Am Ende des Jahres, zu Silvester, nahm ich mir vor, zu den Personen zu gehören, die sich gute, umsetzbare Vorsätze überlegen, die sie dann voller Elan in die Tat umsetzen. Einer der Vorsätze war, in der Freizeit mehr zu laufen.

Voller Anfangseuphorie begann ich also, jeden Tag circa fünf Kilometer zu laufen, um immer sicherzugehen, dass ich mindestens so viel wie am Tag zuvor getan hatte. Zu dem Zeitpunkt aß ich noch immer recht ordentlich, doch trotzdem war mein Verbrauch an Fett, Kalorien, Kohlenhydraten, Eiweißen und Sonstigem höher als der Gehalt meiner Nahrung. Ich war im Begriff, immer und immer mehr an Gewicht zu verlieren, allein durch Sport.

Im Januar puschten mich vor allem die Landesmeisterschaften, zu denen ich eingeladen worden war. Im 3000-Meter-Lauf belegte ich den vierten Platz und dafür, dass ich das zum ersten Mal gemacht hatte, schien das relativ gut zu sein.

Danach verfiel ich dann einem regelrechten Hype. Schaut man sich die Läufer bei Olympia an, kann man sich ungefähr vorstellen, was für eine Messlatte ich mir gesetzt hatte.

Da ich jetzt alles tat, um den Fettabbau anzuregen, vergaß ich automatisch, wie lecker Süßigkeiten eigentlich sein konnten. Ich wollte sie nicht mehr sehen und schmecken. Klug, wie ich war, kam ihr Verbot zu den Vorsätzen von Silvester, die ich unter allen Umständen einhalten musste, noch hinzu.

Anfangs blieb es bei dem Verbot der süßen Leckereien, doch die Erfolge, die ich mit diesem Verzicht feiern konnte, wollte ich öfter haben. Ich wollte mir mehr als ein paar Mal in der Woche selbst auf die Schulter klopfen können und sagen: Hey, schon wieder hast du's gepackt und bist stark geblieben. Ich wollte jeden einzelnen Tag daran erinnert werden, dass ich mir das Ziel gesetzt hatte, attraktiv und sportlich auszusehen. Und das bedurfte mehr als nur des Verzichts auf Süßes. Ich überlegte mir also, wie ich mich selbst weiter antreiben konnte.

Langsam fing ich an, das Essen zwischen den Hauptmahlzeiten sein zu lassen. Das war gar nicht so schwierig, da mir bei meinem straffen Sportprogramm kaum noch Zeit zum Durchatmen blieb. Ich war immer so beschäftigt mit dem, was ich tat, dass ich das Essen manchmal einfach vergaß, vor allem in der Anfangszeit.

*

Irgendwann bemerkten dann auch meine Eltern, dass etwas mit mir nicht stimmte. Meine Mutter ist, was dieses Thema betrifft, eh hochsensibel, da sie als Jugendliche selbst erkrankt war, den Absprung jedoch ohne Hilfe bewältigen konnte. Ich glaube, für sie war es besonders bedrückend zu sehen, dass ich nicht mehr richtig aß. Grundsätzlich glaube ich, es ist echt scheiße, als Elternteil zu sehen, was da abgeht. Ich möchte nicht in der Haut eines Vaters stecken, dessen Sohn langsam verhungert. Was macht das wohl mit einem?

Meine Eltern schleppten mich schließlich zu meinem Kinderarzt, der das Ganze aber noch auf die leichte Schulter nahm, mich wog und die Verordnung erteilte, jede Woche zum Wiegen zu kommen. Mit psychologischer Unterstützung war da noch nicht viel.

Die Waage zeigte, dass ich seit dem letzten Mal fünf Kilo abgenommen hatte. Jetzt wog ich so um die 36 Kilo und sah nicht so aus, wie man sich vielleicht einen fast verhungerten Jungen vorstellt. So schlimm war das bei mir noch nicht. Man konnte erkennen, dass ich echt dünn war, aber dass ich an einer Magersucht litt, war wahrscheinlich noch nicht so offensichtlich. Deswegen hat mich auch kaum jemand darauf angesprochen. Nicht mal meine Lehrer haben es gewagt. Von meinem Sportlehrer hätte ich es fast erwartet. Ich meine, der sah mich nun wirklich von Woche zu Woche in T-Shirt und kurzer Hose. Eigentlich hätte ihm auffallen müssen, dass etwas nicht stimmte. Vermutlich kam ihm ab und zu mal der Gedanke, aber er wurde sofort verworfen, weil ja die Meinung existiert, Jungen sind nicht magersüchtig. Ich habe immer das Gefühl, dass die Menschen genau das denken.

Magersucht wird von der Gesellschaft automatisch mit Mädchen assoziiert, weshalb viele immer noch so geschockt sind, wenn sie hören, dass auch Jungs und Männer daran erkranken. Es ist zwar wirklich selten, aber es kommt vor.

Ich als Junge fühlte mich, ehrlich gesagt, wirklich komisch mit der Krankheit. Mir war nicht von Anfang an klar, in was ich da geraten war, aber mir war bewusst, dass es etwas mit einer Essstörung zu tun hatte. Diesen Begriff kannte ich bis dahin auch nur im Zusammenhang mit dem weiblichen Teil der Menschheit. Auch deswegen fühlte ich mich so anders als die anderen.

Meine Klassenkameraden, die meine neuen Macken teilweise bemerkten, konnten sich mit Sicherheit auch nicht vorstellen, was in mir vorging. Das konnte keiner und aus dem Grund wusste ich, dass ich alleine klarkommen musste. Meine Freunde waren immer noch meine Freunde, aber die Mauer zwischen uns wurde größer und dicker. Als ich ihnen jedoch von meinem Problem erzählte, das ich als Sportsucht bezeichnete, waren sie allesamt erst einmal geschockt und versuchten, mir Mut zu machen. Mir war bewusst, dass ich wieder zunehmen musste, um aus dem Schlamassel herauszufinden, und das sagten sie mir auch.

*

Es ist gar nicht so einfach, mal eben ein paar Kilo zuzunehmen, wie sich alle vorstellen. Besonders nicht, wenn man mit seinem inneren Schweinehund darum kämpft, ob man den Biss ins Brötchen wagen soll oder nicht. Der Kampf kann bis zu Minuten dauern und im innerlichen Zusammenbruch enden, dabei geht es doch nur um eine Masse von vielleicht fünf Gramm und 25 Kilokalorien.

In der Magersucht kann einen diese Aufgabe schon auf die Probe stellen, auf die psychische Probe. Bei meinem Klinikaufenthalt, von dem ich noch erzählen werde, habe ich viele Menschen kennengelernt, die von ihrer Persönlichkeit her so stark sind, dass man gar nicht ahnen mag, dass sie innerlich an einem Happen Brötchen zerbrechen, über den sie nachdenken.

Ich weiß gar nicht, ob ich ein starker Mensch bin, aber wahrscheinlich schon. Alle, die psychische Krankheiten überwinden, sind stark. Nicht nur stark, sondern auch beachtenswert und voller Erfahrungen. Vom Wesen her gibt es keine bewunderungswürdigeren Menschen als die, die etwas schaffen, von dem sie nie zu träumen gewagt hätten. Sei es, mit einer körperlichen Behinderung fertig zu werden oder eben die Magersucht zu besiegen. Da gehört eine ordentliche Portion Mut dazu und Mut bedeutet eben nicht, keine Angst zu haben, sondern etwas zu tun, obwohl man Angst hat. Gerade das ist wichtig im Leben. Und daher finde ich, dass ich vor Mut sprühte, als ich meiner Sport- und Magersucht den Kampf ansagte.

Woche für Woche setzte ich mir das Ziel, ab sofort wieder vernünftig zu sein, anständig zu essen und gleichmäßig Sport zu machen. Und ich kann tatsächlich behaupten, das auf die eine oder andere Art sogar geschafft zu haben. Zwar konnte ich die Hilfe, die der Arzt mir anbot, anfangs kaum annehmen. Ich stand früher auf, um meine Übungen am Morgen absolvieren zu können, und beschäftigte mich auch sehr viel mit Essen, aber das ließ irgendwann wieder nach.

Wie durch ein Wunder begann ich mich wieder mehr mit Freunden zu treffen, und merkte, dass mir das soziale Umfeld echt guttut. Wie von Zauberhand nahm ich innerhalb von ein paar Wochen sechs Kilo zu.

Auch den Sport setzte ich nicht mehr an die erste Stelle. Er war ganz sicher noch ein bedeutender Teil in meinem Leben, aber er nahm nicht mehr den Platz und die Zeit ein wie noch vor ein paar Monaten. Mir war auch nicht mehr so kalt wie mit 36 Kilo. Auch wenn man es kaum glaubt, zwei, drei Kilo entscheiden schon, ob du im Winter mehr frierst oder nicht, ob du blaue Finger und Zehen bekommst oder nicht, ob deine Lippen die Farbe Lila annehmen oder nicht.

Fußball im Verein zu spielen hatte ich mittlerweile aufgegeben, weil ich nur noch lustlos zum Training ging. Idealerweise geht man hin und freut sich, sein Talent zu verbessern, Schüsse ins richtige Eck zu ballern oder den einen oder anderen Mannschaftskameraden beim Training übers eigene Bein fliegen zu lassen. All das macht Spaß, doch während meiner Magersucht verlor ich diesen Reiz. Nichts machte mir mehr Spaß, ich tat alles nur noch, weil es meine Aufgabe war.

Zudem konnte ich beim Training schon lange nicht mehr mit den Jungs aus meiner Mannschaft mithalten. Obwohl ich meine Kondition täglich trainierte, bemerkte ich, dass ich nicht mehr die Leistungen vollbringen konnte, auf die ich einmal so stolz gewesen war. Fußball war dann zum passenden Zeitpunkt das, worauf ich verzichten konnte. Heute spiele ich wieder gern Fußball und bin immer gut dabei, wenn es ums Training oder um Spiele geht. Jedoch hatte ich damals die richtige Entscheidung getroffen.

*

Als ich dann im Sommer 2011 die gute Nachricht bekam, dass ich wieder Tennis spielen durfte, begann erneut eine schwierige Zeit. Vieles, was ich gerade wieder auf die Reihe bekommen hatte, ging seitdem wieder den Bach runter. Mein gerade errichtetes Kartenhaus fiel einfach in sich zusammen, ich stand wieder ganz unten am Boden der Tatsachen, und alles flog mir auf einmal um die Ohren.

Ich hörte auf, vernünftig zu sein, und fing wieder an, mich dem übermäßigen Sport zu ergeben. Nichts sollte mich nun noch aufhalten. Tranceartig verfiel ich der Sportsucht nochmals gnadenlos. Und mir gefiel das ja, das muss man mal zugeben!

Wenn Menschen meinen, sie gehören zu den sportlichsten Personen auf dem Planeten, haben sie mich (und die anderen Sportsüchtigen) bestimmt noch nicht gesehen, die alles dafür tun würden, um ihre Runden zu laufen, Muskeln aufzubauen und Fett und Energie zu verbrennen. Auch wenn man denkt, Sport sei in jedem Falle gesund, täuscht man sich. Es kann dem Körper total zum Verhängnis werden, wenn man nicht mehr damit aufhören kann. Nicht nur das Herz, die Knochen und die Gelenke leiden darunter, auch der Seele macht es schwer zu schaffen, wenn man die Stopptaste nicht findet. Einer, der diese Taste ebenfalls nicht gefunden hat, war wohl Arnold Schwarzenegger. So, wie der mal aussah, wollte ich mit Sicherheit nicht aussehen, nur um das noch mal klarzustellen. Was der wohl für Sport getrieben hat? Beneidenswert finde ich diese Art von Körper nicht und ich glaube, Mädchen stehen auch nicht so drauf.

Trotzdem ließ ich mich von meinen Plänen nicht abhalten. Ich wollte weitermachen, besser werden und stärker sein. Diese einzelnen Puzzleteile sollten irgendwann einen Sinn, ein klares Bild ergeben, damit ich bald wieder aufhören konnte, mich so anzustrengen. Allerdings merkte ich schnell, dass ich das nicht gekonnt hätte, selbst wenn ich es ernsthaft gewollt hätte. Die Sucht hatte mich so sehr im Griff, dass ich die Fesseln, mit der sie mich umgab, nicht alleine lösen konnte.

Auch meine Freunde und meine Eltern hatten nie die Kraft, mich in meinem Sprint aufzuhalten. Ich war so darauf fixiert, dass ich alles andere um mich herum ausblendete.

Nun begann auch das Essen wieder, eine immer wichtigere Rolle in meinem Leben zu spielen. Deshalb beschäftigte ich mich Tag für Tag mehr mit dem, was ich essen wollte, was ich essen konnte und was ich mir verbot. Nichts trieb mich mehr an als der Sport, auf den ich sehnsüchtig wartete, und meine Gedanken, die sich nur noch ums Essen drehten. Kaum vorstellbar, dass ich in dem Zustand mein Gewicht halten würde, oder?

Tatsächlich hielt ich es aber, von den täglichen Schwankungen mal abgesehen. Meine Freundschaften pflegte ich jedoch nicht mehr. Die meisten entglitten mir langsam, was bestimmt auch eine Menge mit meiner bewussten Isolation zu tun hatte. Meine Freunde, die ja über mein Problem Bescheid wussten, entfernten sich aber auch ihrerseits von mir, doch im Endeffekt war ich wohl der Grund, warum sie das taten. Ich glaube, mit der Zeit wurde ich nämlich immer komischer und komischer – im Sinne von seltsam. Ich war nicht mehr der Steffen, den sie einmal kannten, sondern ich verlor mich so langsam hinter meiner harten Schale. Das merkten sie. Wenn sie mit mir sprachen, war ich oft nicht mehr anwesend, da die Gedanken nur noch ums Essen – oder vielmehr Nichtessen – kreisten. Auf Unternehmungen hatte ich absolut keine Lust, weshalb ich auch bald nicht mehr gefragt wurde, ob ich Bock auf Kino oder so hätte. Das trieb einen ziemlichen Keil zwischen uns.

Meine Machenschaften auch diesbezüglich zogen mich runter. Ich wusste ja, dass ich nicht mehr klar im Kopf war, aber ich wollte mich nicht damit abfinden, dass mein Zustand nun auch Bestandteil des Lebens meiner Familie und teilweise auch meiner Freunde war. Ich sagte mir immer, dass es nicht so schwer sein könne, ich müsse doch nur essen. Oft hatte ich gute, mich selbst motivierende Schübe, doch diese waren nur von kurzer Dauer. Letztendlich bekam ich es aber trotzdem nicht auf die Reihe, wieder vernünftig zu essen und den Sport zu reduzieren. Ich war sogar schon an dem Punkt angelangt, an dem ich Rituale vor den Mahlzeiten einführte, um sicherzugehen, die volle Kontrolle über mich zu behalten.

*

Heute denke ich oft an meine schlimme Zeit zurück und grause mich selber vor meinem damaligen Ich. Doch das tut bestimmt jeder mal. Manchmal ist es ja auch ganz schön, über Phasen zu lachen, die man einmal intensiv durchlebt hat. Wäre ich zum Beispiel ein einsamer Emo gewesen oder ein Nerd oder ein Skater oder ein Oberproll oder oder oder, würde ich mich heute bestimmt auch fragen, was für eine Lifestyle-Macke ich damals hatte. Nicht dass ich diese Menschen blöd finde, aber dieses Proll-Getue von wegen »Ich bin was Besseres als ihr alle zusammen« passt einfach nicht zu mir. In 20 Jahren hätte ich mich wahrscheinlich selbst ausgelacht und wäre gleichzeitig doch beschämt im Boden versunken.

Ich weiß nicht, ob ich jemals über meine Phase in der Magersucht lachen werde. Dazu ist das Thema eigentlich zu ernst, aber ein wenig Schmunzeln überkommt mich heute schon, wenn ich daran denke, wie ich mit hochrotem Kopf die Liegestütze in meinem Zimmer absolviert habe, bloß um mir irgendwas vorzumachen.

*

Da ich ja wieder mit dem Tennisspielen begonnen hatte, war ich ganz euphorisch, als ich hörte, dass mein Team und ich in den bevorstehenden Osterferien eine Art Trainingslager in der Türkei angesetzt bekamen. Nicht nur dass es in ein wärmeres Land ging, gefiel mir, sondern auch die Freude am Verbessern meiner Leistungen und an der Gesellschaft der anderen ließ eine neue Sonne an meinem Himmel aufstrahlen. Ich wollte es packen und witterte in diesem Camp meine Chance, zu sehen, was andere taten, was sie aßen und wie sie mit dem ganzen Sport rund um die Uhr umgingen.

Meinen Trainer hatte ich vorher informiert und er passte, wie versprochen, ein bisschen auf mich auf und und zog die Reißleine, wenn er merkte, dass ich es mit dem Tennis übertrieb. Wenn ich die anderen essen sah, fiel es mir auf einmal auch leichter, Gabel und Löffel in den Mund zu schieben. Ich glaube, in der Woche dort habe ich echt zugenommen und meine Psyche hat einen positiven Kick bekommen, von dem ich gehofft hatte, dass er mir die nächste Zeit Kraft geben würde. Doch das war nicht so echt, wie ich gedacht hatte.

Als ich nach Hause kam, ging mein Gezeter von vorn los. Ich wusste nicht mehr, wie ich mich verhalten sollte, und fühlte mich, als ob ich aus meinen Schuhen gekippt wäre, als ich nach Halt suchte, an den ich mich klammern konnte. Doch vergeblich.

Mein Vater ging von jetzt an immer zu einem Elternkreis, in dem sich Angehörige essgestörter Kinder treffen, um Erfahrungen auszutauschen, sich gegenseitig aufzubauen und Tipps zu geben. Mir empfahlen sie, unbedingt eine ambulante Therapie zu beginnen. Erst konnte ich mich mit dem Gedanken gut anfreunden, doch nach längerem Überlegen gefiel mir der Entschluss nicht mehr. Ich war mir sicher, dass von 50 Minuten Reden pro Woche meine Sucht nicht verfliegt. Dazu braucht es mehr Zeit, größeren Aufwand und einen entsprechenden Abstand, um das Umfeld, in dem man krank geworden ist, hinter sich zu lassen.

Ich war an dem Punkt angelangt, an dem ich selber merkte, dass es nicht mehr geht. Die Ziele, die ich mir täglich steckte, lösten sich eh nur in Luft auf. Es gab einfach nichts mehr im Leben, was mich zum Lachen brachte. Widersinnig durchlebte ich meinen Tag, depressiv und trauriger als jeder andere. Es war der Punkt, an dem ich meinen Eltern fest entschlossen gestand, dass ich in eine Klinik möchte.

So gut wie kein von Anorexie Betroffener, den ich kenne, konnte von sich aus behaupten, dass er jetzt am Ende seiner Kräfte sei und eine Auszeit brauchte. Wirklich niemand. Es gibt ja auch kaum einen Magersüchtigen oder eine Magersüchtige, die einsehen, dass das, was passiert, nicht dem Sinn des Lebens entspricht. Ein kleines bisschen stolz bin ich da schon auf mich, diese Entscheidung alleine gefällt zu haben.

Da ich seit langer Zeit nicht mehr beim Arzt gewesen war, konnte dieser auch nicht beurteilen, wie es mir ging. In der Winterzeit ging ich ab und zu zu einer Psychologin, die uns empfohlen worden war, doch ihr richtiger Patient war ich noch nicht.

*

Nachdem ich meine Ansage gemacht hatte, freuten sich meine Eltern einerseits. Sie konnten mein Leid natürlich auch nicht länger ertragen und hofften, dass ich Genesung erlangte, wenn auch durch kilometerweit entfernte Hilfe. Andererseits wussten sie, dass sie mich, ihren Sohn, der sich sonst immer in greifbarer Nähe befand, sehr, sehr vermissen würden. Doch trotz dieser vorab geahnten Sehnsucht versuchten sie, so schnell wie möglich einen stationären Therapieplatz zu bekommen, der uns nicht allzu viele Stunden voneinander trennen sollte.

Ich fühlte mich nach meiner Entscheidung so erleichtert, dass ich alle Verantwortung, die ich für mich persönlich und meinen Körper besaß, in den Wind blies. Mir war jetzt fast egal, wie es mir ging, denn ich wusste, dass ich bald Hilfe bekommen würde. Jedenfalls hoffte ich das.

Anders als eigentlich geplant, kam ich dann erst drei Monate später in die Klinik. Mit meiner Krankenkasse gab es einige Probleme, was die Kostenübernahme anging. Na klar, welche Krankenkasse zahlt schon gerne über 100 Euro pro Tag für die Therapie, die die manch einer strikt ablehnt.

Wie gesagt, nach abermaligem Hin und Her wollte oder musste die Kasse mir meinen Aufenthalt dann doch bezahlen. Und ich war endlich froh, die Verantwortung für mich abgeben zu können. In den drei Monaten Wartezeit habe ich sehr oft das Essen verweigert, habe wieder viel Sport getrieben und ordentlich raushängen lassen, dass mein Aufenthalt zu Hause einfach nichts mehr brachte. Zurückgeschreckt bin ich in der Zeit vor kaum etwas. Nicht einmal die Scham meinen Klassenkameraden gegenüber konnte mich von einer ehrlichen Rede abhalten. Und so stellte ich mich eines Morgens neben das Lehrerpult und erzählte, was Sache ist. Die meisten saßen mit offenen Mündern da, als ich meinen letzten Satz beendet hatte. Ist ja auch irgendwie nachvollziehbar. Nicht jeder wird Teil eines Geschehens, in dem ein magersüchtiger *Junge* die Hauptrolle spielt. Ich war aber regelrecht überrascht von dem Verständnis, das mir die meisten entgegenbrachten. Viel geredet hat keiner, aber das verlangte ich auch nicht. Als mir klar wurde, dass ich mich damit zu fast 100 Prozent geöffnet hatte, fühlte ich mich befreiter.

Sich selbst zu öffnen ist keine leichte Angelegenheit. Denn dadurch macht man sich verletzbar. Aber diesem Risiko setzt man sich aus, wenn man auf der anderen Seite den positiven Effekt erfahren möchte. Legt man einen Teil seiner Seele offen, gibt es viele Menschen, die Anteilnahme empfinden können und einem, ob freiwillig oder nicht, mit Verständnis begegnen.

Ich war sehr froh, als ich meine Reise antreten konnte, im Kopf die Trost spendenden Worte derer, denen ich mich geöffnet hatte. Mir war klar, endlich in ein geschütztes Umfeld, in eine Institution zu kommen, die sich mit dem, was mich beschäftigte, auskannte, wo man mir sagen konnte, warum ich auf einmal dies und jenes fühlte.

Ich hatte das Glück, gerade Sommerferien bekommen zu haben, sodass sich der Aufenthalt auch mit meinem Schulalltag vereinbaren ließ. Was die Schule anging, machte ich mir sowieso kaum Sorgen, weil ich im Unterricht meist gut aufpasste und so für Klassenarbeiten kaum lernen musste. Es wäre mir nicht egal gewesen, alles zu verpassen, aber besonders wichtig war es jetzt auch nicht. Gesundheit ging und geht auch immer noch vor!

*

Die erste Zeit in der Klinik war echt hart. Da es mir körperlich sehr schlecht ging, musste ich die ersten Tage in einem Überwachungsraum schlafen mit circa vier Mädchen. Ich stand also Tag und Nacht unter Beobachtung der Ärzte und Schwestern und kam mir vor wie im Gefängnis. Als es mir dann besser ging, kam ich in ein Zweibettzimmer, das ich mir mit Steffen Nummer zwei teilte. Ich hatte also das Glück, unter den ganzen Mädchen und Frauen nicht der einzige Hahn im Korb zu sein. Diesen Part teilten wir uns zu zweit, was jedoch nur ein kurzes Vergnügen war.

Steffen Nummer zwei war hier in der Klinik, weil seine Mutter meinte, dass er viel zu dünn sei (was er auch war) und unbedingt zunehmen müsse. Der Haken an der Sache war der, dass er überhaupt keine Essstörung hatte. Abends, als wir in unserem Zimmer vom Therapiestress zur Ruhe kamen, zog er sich Chips ohne Ende rein, während ich auf meinem Bett saß und die Welt nicht mehr verstand. Irgendwann bemerkten auch die Ärzte und Therapeuten, dass sie einen Gesunden in ihrer Klinik beherbergten. Und schon war Steffen Nummer zwei weg.

Für mich war es, ehrlich gesagt, echt schön gewesen, mal ein paar Stunden am Tag nicht mit den Themen Essstörungen, Erbrechen und Bewegungszwängen konfrontiert zu werden, sondern wieder Normalität zu spüren. Aber natürlich kann man nicht jemanden in einer Klinik für Essstörungen behandeln, nur weil er zunehmen muss. Der Platz ist viel zu wertvoll.

Dann begann eine für mich eher schwierige Phase. Ein anderer Junge, oder sagen wir lieber Mann, wurde aufgenommen und kam mit mir auf ein Zimmer. Er war 19 und so verwirrt, dass ich mich verpflichtet fühlte, auf ihn aufzupassen. Die Verwirrtheit, die er durchs Hungern erlangt hatte, führte sogar dazu, dass er, nachdem er einen Zeitungsartikel intensiv gelesen hatte, nicht mehr wiedergeben konnte, um welches Thema es sich darin handelte. Das machte mir echt große Sorgen und schon fühlte ich mich für Dinge verantwortlich, die nichts mit mir zu tun hatten.

Mein Mitbewohner entwickelte nach einiger Zeit auch einen Bewegungsdrang, der mir ja mehr als gut bekannt vorkam. Ich wusste, ich durfte mich ihm nicht anpassen, wenn ich dieses Haus jemals gesund verlassen wollte. Ein täglicher Kampf mit mir, meiner Sportsucht und meinem inneren Willen begann.

Zudem hatte ich anfangs auch einen zu niedrigen Essensplan, weshalb ich nicht zunahm. Das zog mich auch runter, obwohl es die meisten meiner Mitpatienten wahrscheinlich gefreut hätte. Denn nichts war irgendwie besser, als in der Mittagsgruppe (das ist die Therapiegruppe, in der alle Patienten unter BMI 17,5 landeten) am Wiegetag sagen zu können, man habe nur 100 Gramm zugenommen. Dann kamen die Ernährungsfachkräfte ins Spiel, die dann den Essensplan derjenigen erhöhen mussten, die unter der Grenze von 500 Gramm lagen. Es entstanden Aufstände, die ein Normalo mit Sicherheit nicht hätte nachvollziehen können. Ich selber meist auch nicht, denn ich wollte ja, dass es voranging. Um meine Gewichtszunahme also voranzutreiben, aß ich extra mehr, als gefordert wurde. Ich selber lieferte mich meiner quälenden Magersucht aus, die sich jedoch durch das Zunehmen langsam in den Hintergrund meiner Gedanken verzog. Sie war natürlich noch präsent, aber ich merkte, dass an der Bemerkung »Wenn du zunimmst, wird es besser« wirklich etwas Wahres dran war.

Im Rückblick auf meine Therapiezeit ist mir besonders eine Woche im Gedächtnis geblieben, die schwieriger als alles andere war. In der Klinik hatten wir zweimal die Woche Kunsttherapie, in der wir alles Gemalte oder Gewerkelte auch besprachen. Hier ging es viel um Gefühle. Und die kamen üblicherweise immer zum Vorschein. Diese Woche, in der ich versuchte, meinen sportlichen Teil der Magersucht unter die Lupe zu nehmen, brachte mich ununterbrochen zum Heulen. Man kann sich gar nicht vorstellen, wie es einen trifft, wenn die Therapeutin und die Mitpatienten von Eindrücken erzählen, die sie von einem haben, und man hört zu und weiß ganz genau, dass sich in dem Moment alles in einem bewegt. Die harte, oft gut versteckte Wahrheit kommt hier sehr schnell ans Licht. Und auch wenn es absurd klingt, jeder für gewöhnlich normal tickende Mensch wäre in diesen Situationen gerührter, verzweifelter oder auch glücklicher denn je.

Nach dieser Woche ließ ich meinen Bewegungsdrang ganz außer Acht. Auch nach dem Essen versuchte ich, nichts Mutwilliges zu tun, was mich Kalorien und Fett verbrennen ließ. Oft saß ich jetzt mit Mitpatienten zusammen und spielte sehr viel. Das Heimweh verflog immer mehr und ich fühlte mich irgendwann so wohl, dass ich das Gefühl hatte, mit guten Freunden im Urlaub zu sein.

Meine Eltern statteten mir auch öfter mal einen Besuch ab, über den ich mich freute, doch Freunde empfing ich nicht gern. Ich war ja schließlich in dieser Klinik, um einen neuen Umgang mit ihnen und den neuen Dingen im Leben zu lernen, und nicht, um von meinen Freunden wieder in die alte Welt zurückgeholt zu werden.

In den drei Monaten in der Klinik lernte ich auch wieder, mich genau anzusehen und zwischen Dünn und Dick zu differenzieren. Wir hatten dort auch Körpertherapie, auf Wunsch sogar in Einzelsitzungen. Ich wagte also den Schritt, mich in engen Klamotten vor den Spiegel zu stellen und meinen Körper mithilfe einer Therapeutin einzuschätzen. Ich lernte das erste Mal den geschulten Blick einer Körpertherapeutin kennen, die mir auch ihre Meinung zu Bauch, Oberschenkeln, Oberarmen und so weiter preisgab. Diese Übung half mir sehr zu verstehen, dass ich keineswegs fett durch die Gegend lief, sondern ein dünner, bald wieder normalgewichtiger Junge war.

Das unterste Normalgewicht gehörte bald zu den Fakten, denn ich hatte in den letzten Wochen über zehn Kilo an Gewicht zugenommen und durfte langsam wieder anfangen, mich mehr zu bewegen. In der Klinik gab es einen Trainingsraum mit allen möglichen Geräten, an denen man ein paar Stunden in der Woche Muskeln aufbauen durfte. Ich lernte wieder einen normalen Umgang mit Bewegung und Sport und bekam durch die Unterstützung auch die Sicherheit, jetzt nicht wieder so schnell etwas falsch machen zu können.

Das Essen klappte auch von Woche zu Woche besser. Schnell wechselte ich vom betreuten Essen in den Speisesaal und als ich vom Gewicht her so weit war, erlangte ich auch die Freiheit, nach Hunger und Sättigung essen zu dürfen, ohne dass mir jemand in mein Handwerk pfuschte.

*

Jetzt, wo mein Klinikaufenthalt etwas über einen Monat her ist, geht es mir blendend. Ich liege zwar wieder flach, weil ich mich beim Fußball verletzt habe, mit dem ich wieder angefangen habe, aber dieses Mal kann ich dabei lachen.

Ich bin der Meinung, dass es viel wichtigere Dinge auf der Welt gibt, als sich über den eigenen täglichen Hunger den Kopf zu zerbrechen. Ich werde essen, weil ich Hunger aufs Leben habe, und da wird keine höhere Macht mehr ihre Finger im Spiel haben. Mein Leben gehört mir!

Die Sorglosigkeit, die ich durch den Rückgang der Essstörung gewonnen habe, ist irgendwie lustig. Ich hatte lange nicht mehr so viel Spaß an dem, was ich mache. Auch wenn meine Freunde mir immer noch einen Schritt voraus sind, stecke ich nicht den Kopf in den Sand. Irgendwann wird es schon so enden, wie Peter Fox es in *Schüttel deinen Speck* vergnügt erzählt:

*Die Torten schschütteln ihre Schrippen,*
*schschütteln ihr Gold auf den Rippen,*
*schschschütteln ihr Holz vor den Hütten,*
*die Macker versuchen im Takt zu nicken.*

Irgendwann bin ich einer dieser Macker.

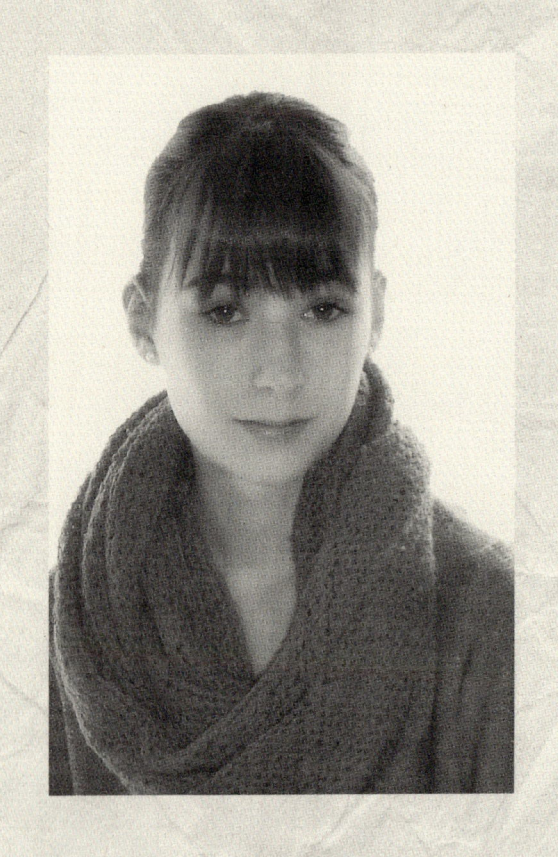

# 8

# Überfordert mit meiner Welt

*Joline (16)*

## 1984

»So ein schöner Tag«, sagte sie. Die Sonne lachte ihr ins Gesicht und sie musste blinzeln, um gerade noch die schwarzen Umrisse ihrer Freundin zu erkennen, mit der sie sich unterhielt.

»Ja, einfach perfekt«, antwortete diese, vor Freude seufzend.

Es war Januar, ein Tag wie jeder andere. Weihnachten war seit ein paar Wochen vorüber und langsam verschwanden die Christmas-Melodien aus den Ohren der Menschen.

Und obwohl der Schnee tonnenweise die Dächer der Häuser bedeckte, spürte man, dass sich niemand davon abbringen ließ, das zu tun, was er wollte. Auch trotz der weißen Kälte. So auch die Familie von Marie. Alle zusammen hatten sie geplant, einen Shoppingtrip nach Holland zu unternehmen. Und alle sehnten sich nach dieser besonderen Freiheit, die wegen der kahlen Natur im Winter so unwiderstehlich auf sie wartete. Maries Freundin musste nicht lange überlegen, als diese ihr von ihren Plänen erzählte.

»Natürlich komme ich mit«, entgegnete sie damals.

*

Jetzt, am Tag des Aufbruchs, liefen alle auf Hochtouren. Jeder warf noch ein paar letzte Sachen ins Auto, die man für einen Tagesausflug unbedingt dabeihaben musste. Es war ja wichtig, auf alles vorbereitet zu sein. Kam plötzlich ein eisiger Windsturm oder taute morgen das Eis auf dem See, auf dem die Kinder heute noch fröhlich ihre Runden drehten? Niemand konnte voraussehen, was passieren würde. Ein Grund mehr, keine halben Sachen zu machen.

Als alle meinten, nun tatsächlich bereit zu sein, stiegen sie in den alten VW GTI und verließen den Hof. Maries Vater, der am Steuer saß, fuhr vorsichtig, denn die Unfälle, die im Winter durch Glätte auf Deutschlands Straßen passierten, waren alles andere als nachahmenswert. Ihnen sollte das nicht passieren.

Marie und ihre Freundin saßen auf der Rückbank. Sie hatten es sich gemütlich gemacht und starrten beide aus dem Seitenfenster. Die Weite, die sie erblickten, ließ die Mädchen verstummen. Obwohl sie 17 waren, also mitten in dem Alter, in dem man sich so viel zu erzählen hatte, gab es auch Momente wie diese, in denen das Schweigen einfach alles sagte.

*

Langsam gab Maries Vater Gas. Es ging auf die Autobahn zu. Sicherheitsgurte gab es nicht, weshalb sich Marie angespannt an den Türgriff klammerte. Ihr war nicht wohl dabei, mit dem unbehaglichen Gefühl im Auto zu sitzen, jederzeit in die nächste Ecke geschleudert werden zu können, obwohl sie es ja eigentlich nicht anders gewohnt war. Dieses unangenehme Gefühl war das Letzte, woran sie sich in den nächsten Jahren erinnern würde, wenn sie an diesen Tag zurückdachte. Denn Sekunden später passierte es.

Ein Auto, das plötzlich von rechts kam, übersah den kleinen GTI, als es die Straßenseite wechselte. Mit krachendem Schmettern und enormer Wucht rammte es das Auto von Maries Vater, das sich sofort überschlug und neben der Autobahn einen Abhang hinunterrollte. Marie flog dabei durch die Heckscheibe. Ihr Rücken war das Erste, was auf den Boden aufschlug. Zerkratzt und blutüberströmt blieb sie auf der gefrorenen Schneedecke liegen. Das Auto, in dem sich Maries Eltern und ihre Freundin befanden, schlitterte noch Meter weiter, bis es dann auf der Seite liegen blieb.

»Mein Kind«, schrie ihre Mutter, als sie aus dem Autowrack krabbelte und ihre geliebte Tochter auf der weißen Fläche liegen sah, wie im Film.

## 2012

Oft gucken die Leute komisch, wenn ich neben meiner Mutter durch die Stadt schlendere. Sie sitzt in einem Rollstuhl, dessen Steuerung sie zwar selbst übernehmen kann, jedoch entspricht sie nicht dem typischen Mama-Bild. Mit 17 hatte sie einen schweren Autounfall, den sie wie durch ein Wunder überlebte. Querschnittsgelähmt. Für mich ist es auch merkwürdig, eine Mutter zu haben, die sich drei Köpfe unter mir befindet. Aber es ist mir zur Gewohnheit geworden. Ich bin ja damit aufgewachsen und kenne das gar nicht anders. Trotzdem ist es unglaublich traurig, wenn Kinder vor uns stehen bleiben und mit großen Augen auf Mama starren, so als wäre sie eine Außerirdische. Da ich ein sensibles Mädchen bin, denke ich manchmal, dass mich die Menschen, die uns so sehen, für unantastbar halten, weil ich die Tochter einer körperlich behinderten Frau bin. Ich weiß, dass das schwachsinnig klingt, es ist aber wirklich so. Dieses andere Leben, das wir führen, passt einfach nicht zu dem jedes Durchschnittsbürgers, sodass leider Hemmungen entstehen.

Manchmal denke ich, dass Menschen, die anders sind, sich anders verhalten oder auch anders aussehen, in unserer Gesellschaft nicht voll akzeptiert werden. In solchen Momenten baut sich die Wut, die ich zu unterdrücken versuche, so stark in mir auf, dass ich die Welt in Schutt und Asche legen könnte. In Beverly Hills schlürfen die Promis ihre Cocktails an einer Beachbar und ich sitze hier, mit dem Kopf in den Händen, und frage mich, warum Glück und Pech auf dieser Welt so ungerecht verteilt sind.

\*

Dieser Unfall, der viele Jahre vor meiner Geburt geschah, hat auch große Auswirkungen auf mein Leben. Er ist ein Teil von mir, einer der Gründe, warum ich krank geworden bin. Meine Mutter, die am wenigsten etwas dafür kann, dass sie sich am 21. Januar 1984 zum falschen Zeitpunkt auf der Autobahn befand, ist im Endeffekt jedoch die Leidtragende, die ihr ganzes Leben lang an diesen Tag erinnert wird. Unweigerlich gehen alle komplizierten Konfrontationen mit dem Leben darauf zurück. Was das mit meiner heutigen Anorexie zu tun hat, versuche ich euch jetzt zu erklären.

\*

Angefangen hat alles mit der Trennung meiner Eltern 2007. Für meine Mutter musste das eine riesige Verzweiflung bedeutet haben, denn ein wenig war sie schon auf meinen Vater angewiesen, besonders wenn es um handwerkliche und körperlich anstrengende Dinge ging.

Auch an meinem Zwillingsbruder und mir ging die Trennung nicht spurlos vorüber. Die Vorstellung, Papa nicht mehr bei mir zu haben, ihn eventuell an der Seite einer anderen Frau zu sehen, lachend und ohne uns, machte mich damals so fertig, dass ich nächtelang nicht schlafen konnte. Natürlich wollte ich auch für meinen Vater nur das Beste, aber ich wollte dieses Aufspalten nicht, nicht in meiner Familie. Ich konnte und wollte mir einfach keine Zukunft unter diesen Umständen vorstellen. Es hätte alles so schön werden können, trotz der Behinderung meiner Mutter. Mir wurde auch bewusst, dass ich jetzt diejenige sein würde, die meiner Mutter unter die Arme greifen müsste. Heute komme ich damit wirklich gut zurecht, denn vieles kann sie auch selbstständig machen, und wenn mal irgendwas kaputt ist, gibt es ja schließlich Handwerker, die einem helfen. Aber damals wusste ich nicht, wie es weitergehen sollte, und war mit diesen Gedanken überfordert.

In den Unstimmigkeiten, die sich auf einmal in den Vordergrund meines Lebens drängelten, suchte ich verzweifelt nach einem Rettungsschirm, nach einer Hand, nach der ich greifen konnte, um nicht ganz die Orientierung zu verlieren. Dann begegnete mir die Magersucht. Und so begann mein Tanz mit dem Tod.

*

So richtig begann der Tanz jedoch erst im Bulgarienurlaub desselben Jahres. Ich flog mit meinem Papa und meinem Bruder dorthin, um eine Auszeit vom Alltag zu nehmen. Doch irgendwie kam alles anders als gedacht.

Wenn ich am Pool unseres Hotels lag oder mit meinem Bruder spielte, fielen mir die Frauen und jungen Mädchen auf. Viele von ihnen waren so schön dünn, dass ich oft an mir herunterschaute und mit dem Kopf schüttelte. Ich war ein Mädchen, das noch keinerlei Rundungen hatte, da die Pubertät bei mir noch nicht eingesetzt hatte, und trotzdem legte ich meine Hände auf Bauch und Brüste und fragte mich: »What the fuck?!« Ich war schon immer dünn und hatte nie Grund, mich über zu viele Kilos zu beschweren, doch irgendwie empfand ich das, was an mir haftete, schon als zu viel des Guten. Ich fühlte mich plötzlich nicht mehr als Joline, wenn ich meinem Spiegelbild Blicke zuwarf. Im Urlaub ergab das natürlich eine Menge Stoff für Streitereien, weil ich das erste Mal in meinem Leben mit anderen Augen auf das Essen schaute, was ich mir Minute für Minute bei den Mahlzeiten in den Mund schob.

*

Dazu kam der Wechsel der Schulform. Die Grundschule hatte ich abgeschlossen und musste mich nun für eine weiterführende Schule entscheiden beziehungsweise mussten meine getrennten Eltern sich für eine Schule für mich entscheiden. Diese Entscheidung ist echt nicht einfach. Ich kenne Eltern, die schicken ihre Kinder mit größtem Stolz aufs Gymnasium.

Meine Eltern mussten sich damals zwischen Gesamt- und Hauptschule entscheiden. Mir ist es etwas peinlich zu erzählen, dass sich meine Eltern für die Hauptschule entschieden haben, denn die hat wirklich einen schlechten Ruf, und das überall in Deutschland. Nicht nur, dass man sich als Hauptschüler wirklich bemühen muss, einen guten Job zu erlangen, nein, auch die Vorurteile spielen eine große Rolle. Wenn wir heutzutage neue Menschen kennenlernen, lautet bestimmt eine der ersten Fragen: »Und was machst du so?« Mehr als die Hälfte der neuen Bekannten würde zurückweichen, wenn man mit den Worten »Ich besuche die neunte Klasse einer Hauptschule« antworten müsste. Dabei sind die meisten Hauptschüler gar nicht dumm. Viele haben einfach nur ein Lernproblem. Die einen können eben besser lernen als die anderen. Mit Intelligenz hat das nicht viel zu tun. Ich hatte auch ein Lernproblem, genauer gesagt habe ich bis heute eine Matheschwäche. Schon beim kleinen Einmaleins könnte ich mir die Haare raufen. Ich begreif das einfach nicht. Außerdem war ich viel zu schüchtern für die Gesamtschule, sodass meine Eltern Angst hatten, ich würde dort untergehen.

Also schickte man mich auf die Hauptschule. Von nun an fühlte ich mich unpassender und schlechter denn je.

Wir waren wenige Mädchen in der Klasse und meine Mitschülerinnen waren alle nicht so, dass ich einer von denen meinen BFF-Button geliehen hätte. Oberflächlichkeit, Tussengetue und Angeberei wurden dort groß geschrieben. Die Mädels, die genauso alt waren wie ich, liefen auf einmal mit sieben Zentimeter hohen Absätzen durch die Gegend, zogen ihr Top fast bis zum Bauchnabel und konnten jemanden, der da nicht mitmachen wollte, nicht leiden. Schnell fühlte ich mich fehl am Platze und war jedes Mal, wenn ich von der Schule nach Hause kam, so frustriert, dass ich kaum einen Bissen runterbekam.

✳

Ich kann nicht sagen, wie die Anorexie mich genau verführte, aber sie machte mir das Leben schmackhafter, indem sie mir vorspiegelte, alles sei prima, toll, geil, ist man mehr als dünn. Das glauben sowieso viele.

Ich kann mir schon vorstellen, dass Menschen zufriedener mit sich sind, wenn sie eine schlanke Figur haben, als wenn sie übergewichtig sind. Diese Zufriedenheit wirkt sich auf ihr Wohlbefinden aus und das wiederum auf das Glücksgefühl eines Menschen. Ich will auch glücklich sein. Das ist mein einziger Wunsch. Einmal vollkommen glücklich.

Aber ob man nun 55 Kilo wiegt oder doch 58 (Durchschnittsgewicht der Mädchen in meinem Alter), verdammt, das macht doch überhaupt keinen Unterschied! Dein Befinden ist trotzdem das gleiche, wenn nicht sogar schlechter, weil du auf etwas verzichten musstest, um dein Ziel zu erreichen.

Um meinen persönlichen Gewichtshighscore zu knacken, aß ich nicht nur weniger, sondern achtete auch auf Fett und Kalorien. Es war wichtig für mich, irgendwas passend zu machen, wenn alles um mich herum unpassend schien.

✳

Innerhalb von ein paar Monaten hungerte ich mich auf 31 Kilo runter. Ich war in einen undurchdringlichen Bann geraten. Hat man einmal damit angefangen, fällt das Aufhören ganz, ganz schwer. Natürlich merkte meine Mutter das, aber sie konnte mich nicht stoppen. Eher machte sie sich Vorwürfe, mir beziehungsweise uns keine gute Mutter sein zu können, weil sie durch ihre Behinderung eingeschränkt war. Natürlich sind ihre Möglichkeiten begrenzt, sodass wir früh lernen mussten, selbst Verantwortung für uns zu übernehmen. Das bedeutet aber nicht, dass sie uns keine liebende Mutter sein konnte. Mama, ich nehme dir das nicht übel. Du kannst nichts für dein Schicksal. Niemand kann das. Letztlich zogen aber die Traurigkeit und die Unzufriedenheit meiner Mutter mich noch mehr runter. Ich meinte, auf sie aufpassen zu müssen, indem ich ihr noch stärker unter die Arme griff.

Trotzdem glaube ich, dass ich diese Essstörung auch entwickelt hätte, wenn die Behinderung meiner Mutter nicht gewesen wäre. Die zentralen Auslöser lagen ja in anderen Dingen, vor allem im Zerbrechen meiner Familie.

*

Hinzu kam meine Angst, alles zu verpassen. Diese Angst hatte ich schon immer. Ob es früher um die *Sesamstraße* ging oder heute um das Versäumen einer Party, das ist egal. Durch die Krankheit, die langsam, aber sicher an die Oberfläche schwappte, dachte ich, meinen Reaktionsraum vergrößern und alles Wichtige an Erfahrungen sammeln zu können. Doch da hatte ich mich absolut getäuscht. Wegen der Krankheit, das merke ich heute, habe ich mehr verpasst, als ich mir eingestehen möchte. Aufgrund des zweimaligen Wiederholens einer Klassenstufe habe ich Freunde verloren und konnte nur wenige gute Kontakte knüpfen. Das wirkt sich natürlich auf meine heutige Situation aus. Ein paar Freunde habe ich, ganz klar, aber nicht so viel, wie ich mir wünsche. Obwohl ich bereits 16 bin, kann ich keine Partys besuchen, einfach weil meine Freunde zwei Jahre jünger sind (bereits in der Grundschule habe ich eine Ehrenrunde drehen müssen). Da eine Party aber der Meetingpoint schlechthin ist, bringt mich das zur Erkenntnis, dass ich kaum andere Menschen kennenlernen werde, höchstens erst in zwei Jahren. Und so dreht sich mein Teufelskreis immer und immer weiter, wenn es darum geht, wie man am besten an Kontakte kommt. Ich würde so gern mal richtig feiern, ausgelassen und hemmunglos, egal, ob mit Alkohol oder ohne. So, dass die Erinnerung an die Party bestehen bleibt und ich zum ersten Mal ehrlich behaupten kann: »Wow, da hab ich gelebt.« Clubs oder so wären auch perfekt, um einen Freund zu finden. Wenn ich Pläne schmieden möchte, wie ich am besten an einen Typen komme, der auch noch heiß und lieb zugleich ist, bin ich nämlich auch überfragt. Wie soll das denn funktionieren?

Diese Frage stellte ich mir schon damals, als ich mich, wie bereits erwähnt, auf frühreifem Terrain bewegte und Typen bei meinen Freundinnen bereits eine Rolle spielten. Und ich stelle sie mir auch noch heute. Wie soll ich von der Magersucht ablassen, wenn ich keine Antwort auf diese Fragen bekomme?

*

Im Februar 2008 kam ich dann das erste Mal in stationäre Behandlung, und zwar in ein anthroposophisches Krankenhaus, Abteilung Kinder- und Jugendpsychiatrie. Anthroposophie ist die Lehre von der spirituellen Weltanschauung. Dabei geht es sehr viel um die Kraft der Natur und um die Beziehung des Menschen zum Übersinnlichen.

Ich fühlte mich hier überhaupt nicht wohl. Die Pflegerinnen, die mich betreuen sollten, hatten keine Ahnung und ich lebte mein essgestörtes Leben in all seinen Zügen aus. Ich zog mir sogar selbst die Magensonde heraus, die ich auf den Tod nicht leiden konnte. Sie erleichterte mir nichts, nein, sie machte vieles eher noch schlimmer. Trotzdem nahm ich in der Zeit an Gewicht zu. Ich hatte ja keine andere Wahl. Auch wenn sich meine Seele gegen alles sträubte, musste ich essen. Mein Körper brauchte Kraft, sonst hätte ich bald keine Zeit mehr gehabt, das Ruder rumzureißen. Da ich noch so jung war, erkannte ich jedoch nicht, in welches Wasser ich trieb.

Drei Monate später wurde ich entlassen, mit acht Kilo mehr auf den Rippen, aber nicht mit mehr Verständnis. Ich selber war mir nicht im Klaren darüber, was ich tat. Das mit dem Verständnis ist so eine Sache. Versteht denn jeder alles, was er macht? Manchmal überreagieren wir Menschen doch und manchmal handeln wir auch aus unserem Unterbewusstsein heraus, ganz ohne darüber nachzudenken, warum wir etwas tun. In den letzten Jahren bekam ich schon eine Ahnung davon, warum ich auf einmal hungerte, warum ich ohne Ende Sport trieb und so weiter, aber ganz genau kann ich es eben nicht definieren. Das ist so verschwommen.

*

Zu Hause angekommen, wechselte ich die Schule. Ich wechselte von der Hauptschule auf eine Integrative Gesamtschule, die ich heute noch besuche. Ich schlage mich da auch ganz gut, obwohl die Anforderungen einen anderen Schwierigkeitsgrad aufweisen als auf meiner vorherigen Schule. Jedoch musste ich trotzdem das Schuljahr wiederholen. Das war die fünfte Klasse und was den Bildungsstoff betraf, nicht so tragisch, aber es hat mich schon runtergezogen. Zudem steckte ich ja immer noch in meinem Loch und wollte mich auch gar nicht anders verhalten wie vor dem Krankenhausaufenthalt.

Ich wollte wieder runter mit dem Gewicht, mich und meine Grenzen spüren und durch das Hungergefühl alle anderen Schmerzen betäuben. Teilweise schaffte ich es auch. Ich nahm wieder an Gewicht ab, aber es freute mich nicht mehr. Ich wollte weiter runter, immer mehr, mehr, mehr, aber ich durfte nicht. Vom Arzt bekam ich eine Gewichtsgrenze genannt, die ich nicht unterschreiten durfte. Würde ich dies tun, säße ich bald wieder in meiner tollen Kinder- und Jugendpsychiatrie, an der das einzig

Gute die Mitpatienten waren. Zu einigen habe ich sogar heute noch Kontakt, wenngleich das Ganze auch schon lang her ist.

\*

Dann passierte etwas, womit ich nicht gerechnet hatte. Meine Eltern verkündeten uns, dass Rettung in Sicht sei und sie ihre Ehe wiederbeleben wollten. Das machte mich natürlich superglücklich. Doch etwas war anders. Die Anorexie, die in mein Leben getreten war, versuchte, alles Glück der Welt von mir fernzuhalten, damit ich ihr die vollste Aufmerksamkeit schenkte.

Wer aufgepasst hat, wird feststellen, dass sich zwei der von mir benannten Auslöser erledigt hatten. Ich ging nicht mehr auf die Hauptschule und meine Familie war wieder vereint. Doch trotzdem wollte ich in mein altes Leben nicht wieder zurück. Ich war ja magersüchtig geworden und wollte das Leben eines hungrigen Mädchens führen, das diszipliniert alle Wünsche zurückstellt, um der Magersucht und auch den Mitmenschen zu genügen.

Das mache ich heute übrigens immer noch. Ich stelle alle Wünsche und Bedürfnisse hintenan. Jeder hat bei mir Vorrang außer ich selber. Ich bin immer die Letzte, die sich ab und zu mal etwas gönnt. Das nervt mich schon selber, weil ich merke, dass es auch andere nervt. Ich bedanke mich viel zu oft für alles, was man für mich tut. Mit diesem Problem habe ich in meiner letzten Therapie öfters Bekanntschaft gemacht. Ich habe mich nicht mehr auf meine eigenen Baustellen konzentriert, sondern immer bei anderen rumgewerkelt. Natürlich ist das scheiße, aber wenn man immer das Beste für alle anderen will, ist es schwierig, diesen Drang ausgerechnet in einer Klinik, wo es allen schlecht geht, zu unterdrücken. Da lebt man sozusagen erst mal richtig auf.

Viele, die an einer Essstörung, an einer Anorexie, erkranken, erleben ja genauso, dass sie für andere mehr tun möchten als für sich. Egoismus ist in diesem Fall ein Fremdwort. Richard David

Precht hat einmal gesagt: »Der Mensch ist ein Lebewesen, das darauf aus ist, etwas zu bekommen, etwas zu haben. Alles, was wir tun, machen wir dafür, um etwas zu haben. In dieser ganz weichen Definition von Egoismus ist Egoismus überhaupt nichts Schlimmes, weil wir anders gar nicht leben können.« Doch, ich kann anders leben, zumindest zum Teil. Selbstverständlich will ich später auch gut leben, einen guten Arbeitsplatz haben, ausreichend Geld besitzen und gesunde Kinder zur Welt bringen. Schließlich möchte ja jeder für sich nur das Beste. Aber wenn es darum geht, mich mit anderen zu vergleichen, werde ich wohl diejenige sein, die einen Schritt zurücktritt, um anderen den Vortritt zu lassen.

*

Ich blieb circa eineinhalb Jahre zu Hause. Ich blieb circa eineinhalb Jahre zu Hause. Ich hielt mein niedriges Gewicht und schummelte, indem ich vor jedem Wiegen Wasser trank, um mein süchtiges Verlangen weiter zu stillen. Wenn ich mal ein paar Gramm mehr auf der Waage sah, brach mein Gerüst, das sowieso schon angebrochen war, in sich zusammen. Tagelang plante ich dann eine Gewichtsreduktion.

In dieser Zeit trennten sich meine Eltern noch einmal. Und dieses Mal wusste ich, dass es keine Trennung auf Zeit war, sondern eine Trennung für die Ewigkeit. Das haute mich noch einmal um, auch wenn ich die Gefühle schon kannte. So geht es wahrscheinlich allen Trennungskindern. Obwohl man weiß, dass es vorbei ist und nie wieder so sein wird, wie es mal war, hofft man doch noch. Die Veränderung, die mit der endgültigen Scheidung eintritt, ist wahrscheinlich eine der prägendsten für ein pubertierendes Kind. Man verliert sich in der Zeit eh ein bisschen, die einen mehr, die anderen weniger, und dann soll man zugleich noch mit dem Verlust der Geborgenheit in der Familie zurechtkommen. Die Veränderung, die dann eintritt, überfordert einen. Für mich gilt das auf jeden Fall.

Für mich sind ohnehin die meisten Veränderungen überfordernd. Ich weiß, dass das Leben aus ständigen Veränderungen besteht. Sie reihen sich aneinander, gute und leider auch schlechte. Eigentlich sind sie die Dinge, die das Leben so spannend und attraktiv machen, doch sie hauen mich jedes Mal wieder um. Deswegen habe ich auch solche Angst vor dem Leben. Ratlosigkeit macht sich in mir breit, wenn ich mir vorstelle, wie ich unter Druck die wichtigsten Entscheidungen in meinem Leben treffen soll, damit ich mit Glück Aussichten auf positive Veränderungen entwickele. Ich weiß ja noch nicht mal, welchen beruflichen Weg ich später einschlagen möchte. Ich würde gerne etwas Soziales machen, da ich schon immer gern anderen Menschen helfe und sie so zum Lächeln bringe. Weiter weiß ich aber nicht.

*

Im Januar 2010 kam ich dann zum zweiten Mal in die Abteilung der Kinder- und Jugendpsychiatrie, weil ich meine vorgegebene Grenze unterschritten hatte. Ich hätte mich dafür schlagen können. Ich hasste die Leute dort und wollte mir doch gar nicht helfen lassen. Warum saß ich also schon wieder in diesem Drecksloch? Ich kann wirklich aggressiv werden, wenn man mich auf die Zeit dort anspricht. Ich habe ausschließlich schlechte Erinnerungen an diese Einrichtung. Zwar hatte ich dort Therapie, aber die konnte man in die Tonne kloppen. Man muss allerdings bedenken, dass ich mich nicht darauf einlassen wollte, aber ich glaube nicht, dass ich bei einer anderen Grundlage heute besser darüber sprechen würde.

Da ich ja sofort, nachdem mein Gewichtsschwund aufgefallen war, eingewiesen wurde, dauerte es nicht lange, bis ich wieder entlassen wurde. Nach vier Wochen war ich schon wieder zu Hause.

Es hatte sich immer noch nicht viel verändert. Natürlich war ich klarer bei Verstand, wenn man den Vergleich zum Anfang von allem zieht. Das lag an dem höheren Gewicht, aber mehr war dummerweise nicht passiert. Heute wünsche ich mir schon, dass ich mich früher besonnen hätte, doch damals war wohl noch nicht alles so, wie es sein musste, damit ich gesund werden konnte. Mama tat echt alles, was sie konnte. Sie besuchte eine Selbsthilfegruppe für Angehörige und bemühte sich, mit mir darüber zu sprechen, aber einsehen wollte ich nie etwas. Sie ist drangeblieben, was man als Angehöriger ja auch tun muss. Trotzdem änderte das nichts an meiner Einstellung. Mich, das Essen und meinen Körper konnte ich immer noch nicht leiden. In den Spiegel schauen mochte ich in der Zeit nie, und wenn mir beim Abendbrot meine dicken, plumpen Oberschenkel in die Augen stachen, hätte ich ausflippen können. Das kann ich heute noch. Ich glaube, wenn man einmal diese Körperschemastörung hat, bleibt sie einem auch erhalten. Zumindest teilweise. Die Magersucht an sich kann man vielleicht loswerden, aber der kritische Blick auf den eigenen Körper sitzt doch tief und fest in einem. Zu fest, um ihn zu vergessen.

\*

Elf Monate später, ich war mittlerweile 15, geriet ich wieder unter die blöde Gewichtsgrenze. In meinem Leben hatte sich weiterhin noch nicht viel verändert. Alles war noch irgendwie wie vor einem Jahr. Ich befand mich wieder in der Kinder- und Jugendpsychiatrie, aber dieses Mal ging das Ganze schon nach wenigen Tagen zu Ende. Meine Mutter wusste, dass ich in der Anstalt, die ich nicht ausstehen konnte, nie Besserung erlangen würde. Sie machte sich schnell auf die Suche nach anderer Hilfe und wir fanden sie schließlich in einer auf Essstörungen spezialisierten Klinik. Schnell wurde ich dorthin überwiesen und fand auch gleich Anschluss. Die Leute waren alle nett, doch so viele kranke Menschen an einem Ort hatte ich noch nie gesehen. Skelette liefen da rum, das kann man sich als stinknormaler, gesunder Mensch gar nicht vorstellen. Ich fühlte mich richtig fett im Gegensatz zu denen. Aber ein paar Mädels waren echt cool. Die waren nicht so schräg drauf wie der Rest. Mit denen konnte man auch normal reden, ohne sich fragen zu müssen, ob da jetzt die Magersucht spricht oder der echte Mensch.

Wir unterhielten uns dort auch ab und zu über die Medien, durchstöberten Zeitschriften, um Bilder für Schülerkalender oder Tagebücher auszuschneiden, und merkten dabei, dass in fast jeder Mädchenzeitschrift etwas über Gewichtsprobleme, Magersucht oder Schönheitschirurgie steht.

»Sensation: In vier Wochen zehn Kilo mit der neuen Kohlsuppendiät verloren« oder Ähnliches prangt auf den Seiten der Titelblätter. Wir als Essgestörte fragen uns dabei immer, warum das nicht aufhört. Das Ergebnis dieser Kilo-Hetzjagden sieht man doch an jeder Straßenecke. Warum also der Diätwahn?

\*

Im Sommer wurde ich entlassen, aber ich konnte nicht sofort nach Hause. Meine Mutter lag wegen einer Magenoperation für längere Zeit im Krankenhaus und so wohnte ich übergangsweise erst einmal bei meiner Tante. Ein paar Wochen später konnte ich dann wieder nach Hause.

Bis heute ist es ein Auf und Ab – vom Gewicht, vom Befinden und von den Gefühlen her.

Ich weiß nicht, ob meine Zukunft rosig sein wird, ich bin in solchen Dingen eher ein pessimistischer Mensch. Aber ich habe das Ziel, glücklich zu werden und mindestens so viel zu schaffen, wie meine Mutter geschafft hat. Denn dann kann ich, ehrlich, das erste Mal in meinem Leben so richtig stolz auf mich sein.

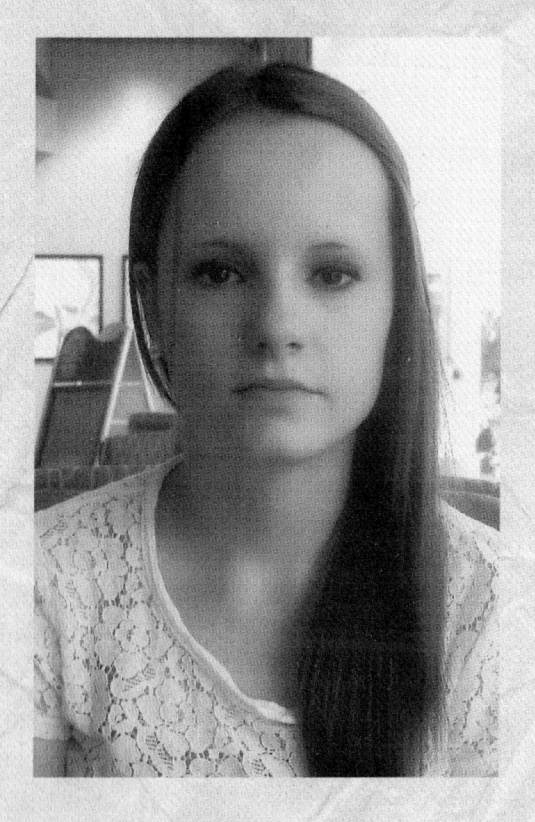

# 9

# Blindlings sollte man nicht wetten

## *Nele (14)*

Normalerweise findet man immer etwas, was einen überzeugt, wenn man genug Zeit hat, sich Gedanken zu machen. Ob es ein Mensch, eine Eigenschaft, eine politische Richtung oder die eigene Identität ist, ist dabei gleichgültig. Bin ich nicht normal? Oder warum finde ich auch nach langem Überlegen nichts? Aber »normal« ist ja ein dehnbarer Begriff. Was ist heutzutage schon normal? Dass die Welt plötzlich auf Schönheitschirurgie abfährt, dass die Benzinpreise immer weiter ansteigen und dass Diäten in sind?

Ich weiß immerhin, dass ich Hollister geil finde. Das liegt nicht nur an dem heißen Model auf der Tüte, sondern auch an dem gesamten Konzept. Damit, dass einen schon am Eingang ein schönes Gesicht begrüßt oder die Verkäufer einfach immer zum Anbeißen aussehen, kriegt diese kalifornische Kette echte Fans. Aber die Klamotten kann sich halt nur der leisten, dessen Budget dafür ausreicht.

Im Grunde rede ich nicht gern über Geld, da das eigentlich keine Rolle im Leben eines Teenies spielen sollte. Doch um euch zu demonstrieren, dass wirklich jeder, und damit meine ich jeder, an einer Essstörung erkranken kann, versuche ich, meine finanzielle Situation mal auf den Punkt zu bringen. Meine Familie gehört keineswegs zu den Leuten, die schon die Reichensteuer bezahlen müssen, aber wir sind schon recht gut betucht, ja, so könnte man das sagen. Meine Eltern arbeiten sehr viel und verdienen entsprechend. Ich möchte damit nicht angeben oder gar selbstgefällig wirken, denn das ist gar nicht meine Art. Trotzdem bin ich froh, ein bisschen wohlhabend zu sein. Ich bin das Küken in unserer Familie und bekomme so gut wie immer, was ich will. Manchmal muss ich natürlich auch dafür diskutieren, aber Mama und Papa lassen sich ganz gut um den Finger wickeln. Oder sie sind einfach nur spendabel.

Diese Ausgangslage macht natürlich Lust auf mehr und das wirkt sich dementsprechend auch auf meine eigenen Ansprüche und Ansichten vom Leben aus. Ich wünsche mir, später genauso gut zu leben und immer für alle Krisen gewappnet zu sein. Timati meint zwar »It's not all about the money«, aber das stimmt nicht ganz. Ohne Moos nichts los, leider. Wer wünscht sich nicht, voll durchzustarten, an den Werktagen die Kohle zu kassieren und am Wochenende voll einen draufzumachen. Momentan träume ich von einer Medizinkarriere an der Seite von McDreamy oder von einem kreativen Job in der Innenarchitektur. Aber das kann sich schnell wieder ändern. Vielleicht will ich schon morgen Hollywoods neueste Blockbuster drehen oder als Hausfrau glücklich werden? Wer weiß, was die Zukunft so bringt. Ich bin optimistisch, auch was meine Gesundheit angeht.

\*

Vor einem Jahr wäre ich fast gestorben, ohne Witz jetzt, richtig tot wäre ich gewesen, hätten die Ärzte und meine Eltern mich nicht gerettet. Je länger ich darüber nachdenke, desto trauriger und sentimentaler werde ich. Die Vorstellung, mich jetzt unter der Erde in einem Holzkasten zu befinden, ist nicht toll. Was bin ich erleichtert, heute lachend in einem Café sitzen zu können und eine Eisschokolade zu schlürfen. Vor einem Jahr hätte ich das Glas an die Wand geschmissen und wäre schreiend der Bedienung in die Arme gerannt. Ich hätte komplett durchgedreht. Aber das Blatt hat sich, wie schon gesagt, fast um 180 Grad gewendet.

In den letzten zwölf Monaten ist in meinem Leben eine Menge passiert. Angefangen bei mir, aufgehört bei meinen Freunden, in der Liebe und überhaupt. Ich bin einfach ganz anders geworden. Jetzt weiß ich, wer wirklich für mich da ist, wenn ich jemanden brauche, zu wem ich gehöre und wer einen großen Platz bei mir einnimmt. Ich habe herausgefunden, was es heißt zu leben und wie froh wir eigentlich sein können, dass wir atmen und uns bewegen. Nicht in jeder Lebenslage kann man von den sonst so selbstverständlichen Dingen profitieren. Was machen zum Beispiel Behinderte, wenn sich der eigene Körper nicht mehr regt? Oder die armen Kinder in Afrika, die Tag für Tag ums Überleben kämpfen?

Wir, die in die Schule gehen, Freunde und jeden Tag ein Dach über dem Kopf haben, sollten uns glücklich schätzen, diesen Luxus genießen zu können.

Als ich elf war, reichte es mir nicht, dass ich mich nachmittags entspannt auf die faule Haut legen konnte und das Leben Leben sein lassen konnte. Irgendetwas fehlte mir.

Es gibt so viele verschiedene Verhaltensweisen, die Menschen aufweisen, denen etwas nicht genügt. Da gibt es die Randalierer und Massenmörder, bei denen wir den Atem anhalten, die, die unsere Welt in Schutt und Asche legen. Hinzu kommen die, die ihre Unvollkommenheit auszublenden versuchen und doch irgendwie weitermachen. Und dann gibt es noch Menschen, die sich mit Borderline, Depressionen, Burn-outs oder eben mit Essstörungen rumschlagen. Ich gehöre zu den Letzteren. Oder soll ich sagen: gehörte?

*

Im April 2009, zwei Monate nach meinem elften Geburtstag, waren meine Schulfreunde der Meinung, mal einen Abstecher in die glitzernde Welt der Models wagen zu sollen und haufenweise Diäten auszuprobieren. Auf der einen Seite mag ich Models wie Heidi Klum und die Branche, in der sie arbeitet. Sie zum Beispiel hat ja auch echt was geschafft und alle, die über sie schimpfen, sollen sich und ihr Leben mal angucken. Das ist bestimmt nicht mal halb so spannend, wie man denkt. Auf der anderen Seite sind Models auch abstoßend. Manche sind einfach viel zu dünn und unästhetisch, besonders die No-name-Models, die keiner kennt. Blättert man mal mit ein paar Leuten durch die angesagten Modezeitschriften, sagen die meisten Betrachter, dass sie viele Models hässlich finden. Mager sein ist hässlich, wahrscheinlich meinen sie das damit.

Ich hätte einen Gewichtsverlust gar nicht nötig gehabt, aber es faszinierte mich, dass ich mich durchs Hungern mit meinen Kontrahenten messen konnte. Ich nahm das nicht auf die leichte Schulter, so wie die anderen. Für mich war es ein bitterer Wettkampf. Ohne wirklich darüber nachzudenken, aß ich kaum noch was, und als ich mich kurze Zeit später zusätzlich auf eine Wette einließ, bei der es darum ging, dass nur noch Wasser und Brot zu sich genommen werden durfte, hörte ich fast ganz mit dem Essen auf. Ich wettete mit einem Jungen, der mir damals mehr bedeutete, als ich zugeben wollte, und so empfand ich das wie einen Befehl. Daran sieht man mal, was passiert, wenn man seine große Liebe beeindrucken will. Nicht immer lohnt sich der Aufwand dafür. Vor allem nicht mit elf. Wahrscheinlich hätte keiner damit gerechnet, dass mir Wetten, Wettkämpfe und irgendeine Art von wertender Gegenüberstellung so nahegingen. Ich wusste es ja selbst nicht.

Apropos Liebe. Anorexie-Kranke sind ja meist etwas befangen in Liebesdingen, ich war das komischerweise nie. Ich war zwar immer schüchtern, aber ich habe mich nie vor einer Beziehung gefürchtet, was ja gut ist, denn ich bin ja noch jung. In unserem Alter ist es wichtig, dass man sich aufs Leben freut und dass man keine Angst vor eventuellen männlichen Bewerbern hat. Uns Mädchen bleibt ja immer noch die Chance zu sagen: »Ich heirate meine beste Freundin.« Was die Jungs machen, um sich vor scharfen Bräuten zu retten, weiß ich nicht.

Ich stehe gar nicht auf die Jungs in meinem Alter. Natürlich gibt es einige Nette unter ihnen, aber sie sind einfach zu kindisch und unreif. Die Natur wollte es wohl nicht, dass Mädchen und Jungen gleichzeitig erwachsen werden. Schade. Wir Mädchen sind den Jungen deswegen immer einen Schritt voraus. Das trifft sicher nicht bei jedem Beispiel zu, aber vieles deckt diese Erkenntnis schon ab. Deshalb ist meine momentane On-off-Beziehung auch ein paar Jährchen älter. Ich bin mir nicht so sicher, was er sagen würde, wenn ich ihm meine ganze Krankheitsgeschichte von vorn bis hinten detailgetreu erzählen würde. Denkbar wäre, dass er mit offenem Mund aus seinen Latschen kippt. Nachdem ich nämlich aufgehört hatte zu essen, ist eine Menge geschehen.

Mit Wasser und Brot ließ sich der Tag schwer gestalten. Ich wurde immer schlapper und hatte nur noch sehr wenig Energie, um mich mit Freunden zu treffen, Sport zu treiben oder einfach nur gerade auf einem Stuhl zu sitzen. Drei Kilo nahm ich in vier Wochen ab und auf der Konfirmationsfeier meines Cousins regnete es die ersten Bemerkungen. Es fühlte sich gut an, Anerkennung zu erhalten, doch die Genugtuung war eher mager.

Obwohl ich mich in mir wohlfühlte, wollte ich weitermachen, wollte immer weniger, weniger und weniger werden. Ich wollte jedem in meiner Umgebung zeigen, dass ich genügend Disziplin besaß, mich selber zu überlisten. Die Mitschüler in meiner Klasse meinten dann irgendwann, dass ich übertreibe und total verrückt sei, aber das prallte an mir ab wie Wassertropfen an einer Scheibe. Ich wollte es nicht wahrhaben, dass sie möglicherweise recht hatten.

Zu meiner Hungerei gesellte sich schnell ein Kontrollzwang. Plötzlich hasste ich das Chaos und versuchte, immer alles ordentlich zu machen und Räume geordnet zu hinterlassen.

Besonders wirkte sich der Zwang aufs Essen aus oder, eher gesagt, aufs Essen der anderen. Ich glaube, das kennen viele, die einmal mit Magersucht in Berührung gekommen sind. Man möchte immer, dass alle um einen herum reichhaltig essen und am besten noch zunehmen, damit man selber knochig aus der fülligen Masse herausstechen kann. Ich achtete darauf, was meine Eltern aßen, und besonders darauf, was meine Brüder zu sich nahmen. Mehr zu essen als sie ging gar nicht.

Irgendwann kam ich auf die Idee, das Internet mit einzubeziehen, und suchte nach guten Abnehm-Tipps. So ging ich auf Nummer sicher, auch ja keine Fettfalle zu übersehen. Weil es für meinen Körper zu anstrengend war, aktiv zu sein, schlief ich nachmittags nur noch. Schon nach einem leichten Treppensteigen pumpte mein Herz gewaltig, sodass mir manchmal davon schlecht wurde.

\*

Nach einigen Wochen sprach mich das erste Mal meine Klassenlehrerin an. Sie sagte, ich sei unkonzentriert geworden, und fragte mich, ob es mir nicht gut ginge. »Mir geht's bestens«, antwortete ich überzeugt und ironisch zugleich. Ich konnte ihr doch nicht offenbaren, dass ich kaum noch aß und trank und mir nach 45 Minuten vom Sitzen auf den harten Schulstühlen die Gesäßknochen wehtaten.

Sie hätte mich für dämlich gehalten, was ja auch verständlich ist. In dem Alter ist es ja nicht üblich, dass jemand gegen sich selbst kämpft. Trotz meiner Schwäche verspürte ich einen großen Bewegungsdrang. Manchmal wollte ich laufen. Einfach nur laufen. Irgendwohin. Vor mir selber flüchten und dabei abnehmen. Ja, das wollte ich, obwohl ich wusste, dass ich in meinem Zustand nie fähig gewesen wäre, auch nur einen 800-Meter-Lauf unbeschadet zu überstehen.

*

Bis zum Oktober desselben Jahres nahm ich weitere sechs Kilo ab. Meine Mutter sah sich bald nach Kliniken um, da sie ahnte, wie unser persönliches Familiendrama enden würde, wenn ich keine Hilfe bekam. Die Tochter ihrer Freundin kämpfte seit geraumer Zeit ebenfalls gegen eine Essstörung und so wusste sie recht schnell, was mit mir los war. Ganz im Gegensatz zu meinem Vater. Er nahm meinen Schwund noch nicht so ernst und dachte, ich durchlebte nur eine »kreative« Phase, die auch wieder vorbeigeht.

Daran, wie sich Eltern bei bestimmten Dingen verhalten, kann man auch erkennen, was sie so für Typen sind. Ist die Mutter so eine Sorgenvolle wie meine, kann sie sich auch schnell in einen Drachen verwandeln. Und ist der Papa einer, der zu allem alles easy sagt, bekommt man meist von ihm auch für alles die Erlaubnis.

Als die Kliniksuche meiner Mutter das erste Mal erfolgreich war, musste ich zu einem Gespräch ins Krankenhaus. Dort zeigten sie mir zwei Stationen, die für mich infrage kämen: eine Kinder- und Jugendpsychiatrie und eine Psychosomatik. Die Psychiatrie widerte mich an. Ich fand es echt hart, dass die Leute, die dort waren, von so vielen verschiedenen Krankheiten heimgesucht wurden. In der Psychosomatik war das etwas harmloser, deswegen wählte ich sie. Als wenn ich mich da ernsthaft für etwas entscheiden könnte, also bitte.

Jedenfalls habe ich mir nie wirklich vor Augen geführt, dass ich tatsächlich mal eine von den Patienten auf dieser Station werden könnte. Doch fünf Tage später teilte mir meine Mutter mit, dass gerade ein Bett für mich frei geworden wäre und wir sofort die Anreise antreten müssten. »Ja klar«, stieß ich sarkastisch hervor, aber ich wusste natürlich, dass sie es ernst meinte. Die ganze Sache

187

ging schneller als gedacht. Besonders die Kontaktsperre und das Handy-Verbot machten mich sauer. Zu meinen Eltern hatte ich ein gutes Verhältnis, da brauchte ich doch auch keine Pause von ihnen. Und ohne Handy kann ich sowieso nicht gut leben. Bestens ausgerüstet war ich auch schon mit elf.

Therapie wurde angeboten, aber es war nicht Pflicht, sich jemandem zu öffnen. Ich hatte kaum das Bedürfnis zu reden, weil mir die ganze Therapiescheiße damals voll am Arsch vorbeiging. Ich wollte das alles nicht. Ich wollte nicht essen, nicht zunehmen und nicht gesund werden.

Für mich als kleines Mädchen war es dort sehr langweilig. Ich gehörte zu den Jüngsten und so bestand meine größte Aufgabe darin, mich selber zu beschäftigen. Mal kamen meine Eltern zu Besuch und unterhielten mich, aber die drei bis vier Stunden waren schnell um. Die Zeit mit meiner Familie, die mir durch den gesamten Aufenthalt durch die Lappen ging, konnten die Besuche nicht ersetzen. Ein Kind sehnt sich ja besonders nach Wärme und Behaglichkeit. Das kann kein Krankenhaus bieten.

Dass meine Freunde mich mal besuchten, fand ich dagegen ganz cool. Aber manchmal war es auch nicht so gut. Oft versuchten sie, die Stimmung aufzuheitern, und machten irgendwelche Witze über mich und meine Krankheit. Wahrscheinlich taten sie das, um ihre eigene Unsicherheit zu überspielen.

Wenn man wirklich schon mit so jungen Jahren in diesen Mist hineinrutscht, weiß doch auch noch niemand, wie man darüber richtig spricht. Wir waren gerade erst aus der Grundschule entlassen worden, woher sollten meine Freunde also überhaupt wissen, was mit mir los war? Darüber wurde niemand aufgeklärt, ganz im Gegensatz zu den Dingen, die die Bienchen-und-Blümchen-Geschichte umfasst. »FUCK YOU« und »A+B=SEX« stand unter jedem fünften Grundschultischchen.

Meiner Meinung nach müsste es viel mehr Aufklärung über Essstörungen an Schulen und in sonstigen Bildungseinrichtungen geben. Die Leute wissen viel zu wenig über das Thema, und wenn sie was wissen, reden sie nicht darüber. Worte wie »Magersucht« und »Bulimie« werden totgeschwiegen, als wären sie ein Tabu. Das darf nicht sein. Es muss darüber gesprochen werden, sonst verändert sich das Bild in unserer Gesellschaft nie.

*

Im März 2010 wurde ich dann aus der Psychosomatik entlassen. Fünf lange Monate waren vergangen, in denen ich nur schlappe vier Kilo schwerer geworden war. Aber das ungeschulte Personal beachtete mich kaum und so konnte ich mit ein bisschen Vorsicht meine Kniebeugen im Bad fortführen und draußen spazieren gehen, auch wenn es eigentlich nicht gestattet war. Das interessierte hier keinen.

Da ich die Magersucht ja immer noch befürwortete, änderte sich zu Hause kaum etwas. Ich habe zwar etwas gegessen, damit das nicht so offensichtlich war, aber insgesamt war es für mich nach dem Aufenthalt schwieriger als vorher. Es war das erste Mal, dass ich mich tatsächlich richtig intensiv mit Kalorien und Fetten auseinandersetzte. Ich trieb Sport, um sie zu verbrennen, und stieg stündlich auf die Waage. Auch wenn ich beim Zähneputzen aus Versehen Zahnpasta verschluckte, hätte ich mich ohrfeigen können, weil ich mich sofort dicker fühlte. Meine eigene Körperwahrnehmung ließ mehr zu wünschen übrig als vor ein paar Monaten. Ich begutachtete mich kritischer und verglich mich mit jedem. Wenn ich einmal einen Shoppingtrip mit Freunden unternahm, was glücklicherweise ab und zu wieder vorkam, scannte ich die Leute, die mir auf den Straßen entgegenkamen, von oben bis unten. Ich wollte mir ihre Figuren einprägen, um sie später mit meiner zu vergleichen. Es ging nie um Schönheit, es ging immer nur ums Dünn-Sein.

Perfektes Klinikresümee: Mein persönlicher Teufelskreis hatte sich um Meilen erweitert. Mir ging es schon nach ein paar Tagen zu Hause wieder richtig schlecht. Ich war motivationslos und fühlte mich einfach nicht wohl. Zur Schule ging ich weiterhin, aber meine Konzentration hatte sich nicht verbessert. Trotzdem hielt ich mit meinen Klassenkameraden zensurentechnisch mit. Teilweise war ich sogar besser als sie, obwohl ich fünf Monate nicht in der Schule gewesen war.

Doch im Juli 2010 wurde ich wieder in die Psychosomatik eingewiesen, diesmal mit nochmals drei Kilo weniger als bei meiner ersten Aufnahme. Meine Eltern konnten einfach nichts machen. Auch meine ambulante Therapeutin hatte keinen Einfluss auf mich. Ich wollte ja nichts verändern. Und so unterschritt ich die Gewichtsgrenze, die festgelegt worden war, schnell wieder. Mal wurde deswegen gemeckert und gestritten, aber zur Vernunft hat mich das nicht gebracht. Ich fühlte keine Beständigkeit in mir, die mich auf die gesunde Seite des Lebens hätte locken können.

Dieses Mal kam ich sogar an den Tropf, weil es meinem Körper so schlecht ging. Ich musste im Bett liegen und durfte mich kaum bewegen. Das war echt schlimm. Das Essen wurde mir immer auf einem Tablett auf den Schoß gestellt, und wenn niemand schaute, spuckte ich es in eine Serviette oder stand mit vollem Mund auf, um den Inhalt in den nächstbesten Mülleimer zu entleeren.

Natürlich bekam ich irgendwann auch wieder Freiheiten, und die machte ich mir gleich zunutze. Ich stemmte mich noch mit voller Wucht gegen alles, was mir helfen sollte, und machte total dicht. Zunehmen kam gar nicht in die Tüte. Wenn wir wöchentlich zum Wiegen gingen, kippte ich mir vorher erst einmal die volle Dröhnung Wasser ein.

Das Wasser wird, wenn man es zum Vortrinken missbraucht, eine richtige Droge. Sobald der Wiegetag ansteht, bereitet man sich innerlich und auch äußerlich auf das Vortrinken vor und freut sich aufs Ergebnis danach. Erst muss man immer Angst haben, weil man sich nie sicher sein kann, dass man auf den Milliliter genau richtig kalkuliert hat. Aber sobald die Waage dann das Erhoffte anzeigt, fallen tausend Steine vom Herzen. Wenn man diesem System Woche für Woche nachgeht, wird man danach süchtig. Man kann es nicht nur einmal machen und dann wieder damit aufhören. Dann fliegt der Täuschungsversuch ja auf und das wäre echt fatal.

Ich finde es richtig komisch, dass das Vortrinken nie jemand bemerkt. Wenn man wirklich dauerhaft dabei und irgendwann bei zwei Litern angekommen ist, wölbt sich ja schon der Bauch. Und man muss meist in Unterwäsche auf die Waage, sodass man diese Erhebung normalerweise gar nicht übersehen kann. Doch daran erkennt man, wie ahnungslos und teilweise auch überfordert die Krankenschwestern auf diesen Stationen sind.

*

Ich zog also mein Ding durch und überredete meinen Vater, mich im Dezember gegen den ärztlichen Rat nach Hause zu holen, genauer gesagt, mit in den Urlaub nach Sylt zu nehmen. Das tat ich nicht nur aus magersüchtigen Absichten, sondern wegen eines Versprechens, das mir mein Vater gegeben hatte. Er hatte gesagt, dass wir im Winter zusammen in den Urlaub fahren, und ich hasse es, wenn Versprechen gebrochen werden. Da mein Papa sich eh nie so recht mit dem Thema identifizieren konnte, war es einfach, ihn auf meine Seite zu ziehen. Ich schwor hoch und heilig, wieder vernünftig zu essen, auch wenn im Hinterkopf die magersüchtige Stimme schrie und schrie und mich mit ihren Vorwürfen runterzog.

Meine Mutter war zu der Zeit wegen eines Burn-out-Syndroms zur Kur und hatte so kein Mitspracherecht. Für mich ist es hart zu sehen, dass selbst die eigene Mutter wegen psychischer Beschwerden in Behandlung gehen muss. Damals wusste ich nicht recht, was ein Burn-out ist, aber Wikipedia hat mir das verständlich erklärt.

Bei meiner Mutter entstand das Syndrom aufgrund ihrer Arbeit als Altenpflegerin. Manchmal überlege ich, ob ich auch mitschuldig sein könnte, denn auch ich habe bestimmt zu ihrem Zustand beigetragen. Gesprochen haben wir darüber aber nie, weshalb ich auch keine Ahnung habe. Jemand, der heute an einer Anorexie erkrankt ist, ist bestimmt der Burn-out-Patient von morgen. Viele, die sich heute vor ihrem Ehrgeiz kaum retten können, werden anfällig für dieses Problem der Lebensbewältigung sein. Da bin ich mir ganz sicher. Und wer sich nicht schützt und sich nicht helfen lässt, ist am Ende selbst schuld, wenn er einbricht.

*

Auf Sylt klappte es mit dem Essen auch nicht so super. Glücklicherweise war eine Freundin mit, die der Grund war, dass ich nicht ganz versagte. Es wäre mir unendlich peinlich gewesen, vor ihr meinen Hunger zu zeigen und eventuell einen Streit mit meinem Vater zu riskieren.

Im Urlaub hatten wir die Abmachung getroffen, dass er mich jederzeit wiegen durfte. Ich erklärte ihm nicht genau, wie das Wiegen eigentlich vonstattengehen musste, deswegen wog er frei Schnauze. Ich durfte mit Klamotten auf die Waage steigen und hatte dadurch genug Möglichkeiten, Ballast hinzuzufügen. Mein Handy machte sich beispielsweise immer sehr gut in meiner Hosentasche und das Vortrinken lief auch wie am Schnürchen.

Ich war total benebelt von meinen eigenen Taten, sodass ich nicht merkte, wie krank ich mich eigentlich verhielt. Das Verharren in der Magersucht war für mich so selbstverständlich geworden, dass ich alles Normale komisch fand.

Nach zehn Tagen reisten wir wieder ab und kamen zurück nach Hause. Mittlerweile war meine Mutter auch wieder von ihrer Kur zurück und ich bemühte mich, ihr nicht weiter zur Last zu fallen. Ich gab mir Mühe und zuerst klappte es auch so lala. Es war nicht gut, aber auch nicht grottenschlecht. Jedoch änderte sich das wieder. Das war ich ja schon gewohnt. Ich kann gar nicht beschreiben, was mich immer wieder dazu bewog, weiter abnehmen zu wollen. Vielleicht waren es die berauschenden Gefühle, die Gewohnheit, die Anerkennung der anderen und die Sucht. Möglich war auch, dass mich das Gesamtpaket beflügelte.

Trotzdem versuchte ich mittlerweile, mehr aus mir rauszukommen und trotz meiner Krankheit Spaß zu haben. Das geht, auch wenn man es kaum glaubt. Vielleicht kommt das Lachen dann nicht aus tiefstem Herzen und ist nicht wirklich echt, aber man kann es. Ab jetzt ging ich wieder öfter mit Freundinnen weg und unternahm auch unanständige Dinge. Wir waren zwar erst 13, aber dafür ließen wir es manchmal echt krachen.

Heute bin ich 14, und wenn ich älter bin, werde ich mein Leben so richtig feiern. Dann zeige ich es allen, die denken, dass ehemalige Betroffene einer Magersucht keinen Spaß verstehen.

Damals verstand ich ihn wirklich nicht, denn ich unterlag ja meiner grandiosen Anorexie, die mir verbot, lustig zu sein. Sie trieb mich zur Weißglut.

*

In einer Nacht im August 2011 träumte ich schlecht. Morgens wachte ich schweißgebadet auf, zitterte und schauerte vor Schüttelfrost. Mir ging es so richtig dreckig.

Wir fuhren am selben Tag zum Arzt, der dann ein EKG und den ganzen Kram mit mir veranstaltete. Danach führten wir noch ein Gespräch gemeinsam mit meinen Eltern, aus dem ich schnurstracks flüchtete, als es um das Thema Klinik ging. Ich riss tränenüberströmt die Tür auf, stürmte aus der Praxis und brach im Flur zusammen. Erst sollte mich ein Krankenwagen ins Krankenhaus bringen, doch das bekam ich in meinem schlechten Zustand zum Glück noch gestoppt. Meine Mutter musste Taxi spielen.

Mit 31 Kilo lag ich dann auf einer normalen Kinderstation, auf der mir gar nichts erlaubt war. Ich war mit meinen Nerven am

Ende. In mir selbst gefangen, erlaubte ich mir wieder Unerlaubtes, machte Sport im Bett und warf Essen vom Bett aus in den Müll-eimer. An Treffsicherheit durfte es einem auf keinen Fall fehlen, sonst wäre man gleich dran gewesen. Ich weiß gar nicht, warum die Putzfrauen nie etwas von meinen Schmierereien mitbekommen haben. Vermutlich haben sie es ja, aber eben immer ihren Mund gehalten. Doch das Schweigen der Reinigungskräfte brachte mir eines Tages auch nichts mehr. Eine Krankenschwester kam wütend in mein Zimmer gestürmt und offenbarte mir, dass die ganzen Tage über eine Kamera eingeschaltet war, die alles aufgezeichnet hat, was ich gemacht habe. Na dann, herzlichen Glückwunsch, Nele!

Danach war nichts mehr zu retten. Ich ließ mich auf die Sonde ein und träumte mit den Schläuchen in meiner Nase die schlimms-ten Albträume.

Eineinhalb Monate blieb ich auf dieser Station, dann musste ich wieder in die Psychosomatik. Man muss sich den Klinikauf-enthalt wie Monopoly-Spielen vorstellen. Man ist bereits pleite, hat Hypotheken bezogen und wartet nur darauf, dass etwas geschieht, was einen wieder zu Geld kommen lässt. Man würfelt immer nur schlechte Zahlen und kommt jede Runde wieder auf die gleiche doofe Straße. Ich nenne sie hier mal Krankenhaus. Irgendwann fragt man sich, warum einem das immer wieder passiert, aber die Antwort kann einem keiner geben. Man selber ist der Joker, der die Antwort weiß, wenn man nach ihr forscht. Ich fühlte mich immer wie eine Spielfigur beim Monopoly, die in jeder Runde die Krankenhausstraße mitnimmt. Ich war mehr als blank.

*

Letzten Endes haben mir die vier Monate in dem Krankenhaus gar nichts gebracht. Ich habe dort noch mal drei Kilo abgenommen und wurde dann eines Tages von meinen Eltern nach Hause geholt. Sie sahen ihr Kind sterben und mussten handeln. Also meldeten sie mich bei einer professionellen Klinik an und bekamen auch schon bald einen Termin, an dem ich aufgenommen werden konnte.

Mit stolzen 27 Kilo bei einer Größe von 1,58 Metern saß ich dann dort mit vielen anderen Patientinnen in den Gruppen und versuchte, mal eine vernünftige Therapie zu machen. Meine Therapeutin war gut, deshalb ließ ich mich auch auf sie ein. Ich nahm schnell an Gewicht zu, was mich total irritierte. Manchmal waren die Sprünge unerklärlich. Trotzdem kam ich dort zurecht und versuchte, mich damit abzufinden, dass es sich mit der Magersucht nicht leben ließ. Aber trotzdem wollte ich mich nicht damit abfinden, über zehn Kilo an Gewicht zuzunehmen.

Ich ließ nicht locker und belaberte meine Eltern wieder so sehr, dass sie mich noch mal mit nach Hause genommen hätten, wenn wir nicht ein Gespräch mit der Klinikleitung gehabt hätten, die meine Pläne sofort in Luft auflöste. Wir einigten uns darauf, dass meine Mutter für drei Wochen mit in der Klinik wohnen durfte und bei den erwachsenen Patienten Einblicke in die Therapie bekommen würde. Da das auch meine letzten drei Wochen in der Klinik sein würden, passte das sehr gut. Jedoch war ich immer noch nicht bei mir angekommen und beschummelte auch hier noch ab und zu das Personal.

Hier wäre es mir aber sehr unangenehm gewesen, hätte man das herausgefunden. Es gab nämlich nach dem Mittagessen immer die sogenannte Mittagsrunde, in der alle Patienten der Klinik in einem Kreis saßen und mit den Ernährungsfachkräften Dinge übers Essen und Gewicht geklärt wurden. Mindestens ein Betrug wurde täglich aufgedeckt. Ob es Ausflüge der Rollstuhlfahrer waren, die sich im Supermarkt im Dorf mit Süßigkeiten eindeckten, um gemeinsam mit den Zimmerkameraden genüsslich den nächsten Essanfall auszuleben und danach mit den Köpfen über der Kloschüssel zu hängen und sich die Seele aus dem Leib zu kotzen, oder ob es sich um Gewichtsbetrug handelte, war dabei egal. Die haben echt viel herausgefunden, beispielsweise auch, dass die Mädchen sich beim Wiegen ihre Nagellackfläschchen in die Socken stecken, um 25 Gramm mehr auf die Waage zu bringen. Mein meisterhaftes Vortrinken ist Gott sei Dank niemandem aufgefallen. Sonst wäre ich untergegangen, beschämt, mit wehender Fahne und allem Drum und Dran.

*

Im Februar 2011 wurde ich mit meiner geschummelten Anorexiegrenze entlassen und das erste Mal ging ich mit einem nicht so schlechten Gefühl. Erst nahm ich zu Hause wieder ab, aber dann fing ich mich und nahm sogar zu.

Ich spaziere noch wöchentlich zu meiner Therapeutin und bespreche mit ihr Dinge, die ich vor zwei Jahren nie angerissen hätte. Doch mein Körpergefühl ist immer noch echt blöd. Ich hasse meinen Körper und auch mein Selbstwert ist unterdurchschnittlich. Ich bin mir nicht sicher, ob ich mit meinem Leben jemals zufrieden sein kann, aber ich hoffe, es kommt dem bald ganz nahe.

*

Vom Verlauf der Dinge habe ich eines gelernt: Anorexien sind alles andere als lukrativ. Ich weiß, es ist schwer, das zu begreifen. Kein Betroffener wird je sagen können, dass es leicht ist, auch wenn die Magersucht den Anschein hervorruft, federleicht zu sein. Von außen vielleicht. Doch in uns wütet der Sturm, und wenn man genau hinsieht und aufmerksam ist, kann man einen Windzug von diesem Hurrikan erhaschen …

Nun denn, wer könnte eine Geschichte besser beenden als Gossip Girl? Deswegen lege ich mir ihre Worte in den Mund und rate euch, sie zu beherzigen:

»Und mit einem Mal verändert sich alles. Wir lassen die Vergangenheit hinter uns und rasen auf das Unbekannte zu – unsere

Zukunft. Wir reisen an ferne Orte und versuchen, uns zu finden. Oder uns zu verlieren, indem wir zu Hause bleiben und uns auf unbekanntes Terrain begeben. Die Probleme fangen an, wenn wir keine Veränderung zulassen und uns an alte Gewohnheiten klammern. Aber klammern wir uns zu sehr an die Vergangenheit, kann es sein, dass die Zukunft nie kommen wird ... xoxo«

PS: Ein Appell an alle Angehörigen: Bitte, macht es nie so wie meine Eltern. Ihr müsst hart bleiben, auch wenn eure Tochter, eure Enkelin oder der eigene Bruder euch anflehen, sie nicht in die Klinik zu schicken, wie jemand, der der Todesstrafe entkommen möchte.

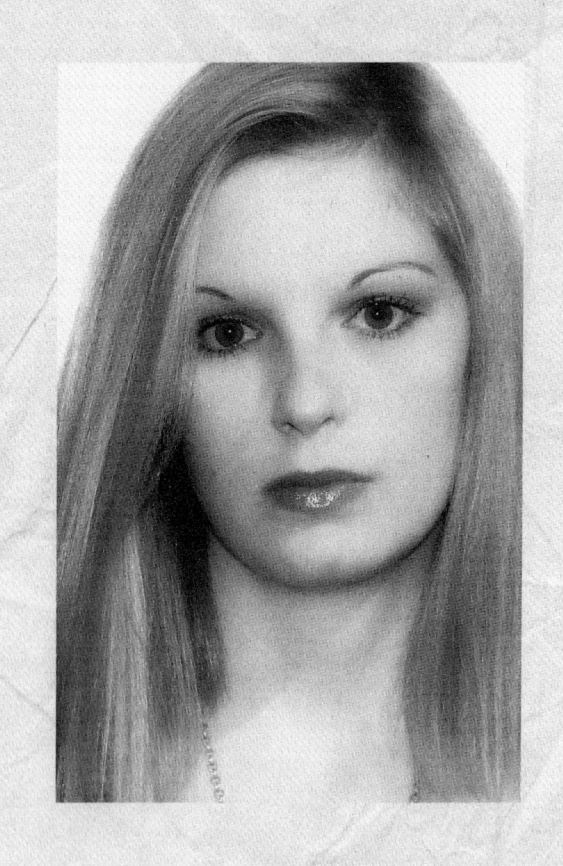

# 10

# Wie leicht muss ich sein, damit ich perfekt bin?

*Amélie (18)*

Es gibt nicht viele Menschen, die ich als Freunde bezeichne. Einen wahrhaftigen Freund zu haben, ist das Schönste auf der Welt. Jedoch gehört die Freundschaft zu den Dingen, die weniger klar umrissen sind, als man vielleicht annehmen mag. Ich spreche aus Erfahrung, wenn ich sage, dass es lange dauert, zu verstehen und zu realisieren, dass ein scheinbar guter Freund seine Hand wegzieht, wenn man sich in schwierigen Lebenssituationen an ihr festhalten möchte. Deshalb habe ich auch eher weniger Freunde. Gute Bekannte dafür umso mehr. Sie sind die Familie, die ich mir selber ausgesucht habe, für deren Zusammensetzung ich alleine verantwortlich bin. Trotz meiner Bindungsstörung, die ich mir selber nachsage, sind sie eine der wichtigsten Schätze in meiner Welt. Ich wüsste nicht, was wäre, wenn es sie nicht gäbe. Sie sind so wertvoll!

In den letzten Jahren ist meine Familie zerbrochen. Bis vor Kurzem lebten mein Vater, meine Mutter, mein Bruder und ich noch unter einem Dach. Doch das war zum Kotzen. Ich wollte da raus. Mir und meiner Mutter ist schon seit Langem die Decke auf den Kopf gefallen, weshalb wir ausgezogen sind und jetzt zusammen in einer Wohnung leben. Sie ist fast nie zu Hause, immer öfter bei ihrem neuen Freund, aber das macht nichts. Ich freu mich für sie. Außerdem bin ich 18 und muss lernen, selber auf mich aufzupassen und Verantwortung zu übernehmen. Ich stehe gefestigt auf eigenen Beinen im Leben – zumindest scheint es für alle Welt so zu sein.

Schon in der Kindheit habe ich gemerkt, dass die Verhältnisse in meiner Familie nicht gerade der Norm entsprechen. Ganz ohne Vorwurf komme ich jetzt leider nicht aus, denn dann würde ich lügen und Lügen gehören zusammen mit Lästereien in die Tonne. Damit kann ich gar nichts anfangen. Die meisten Vorwürfe mache ich meinem Vater. Ich mag ihn, aber es hat mich schon als kleines Mädchen verletzt, wenn mir meine Freundinnen erzählten, ihr Vater sei mit ihnen zum Beispiel in den Zoo gefahren. Meiner hat das nie gemacht, was man vielleicht mit seiner Kindheit begründen könnte. Ich vermute, dass auch er nie erfahren hat, was es heißt, ein Kind zu sein, das geliebt wird. Auch er bekam nie Anerkennung von seinen Eltern und musste früh lernen, auf sich selbst aufzupassen.

Doch das gibt ihm nicht das Recht, kein Vater für mich zu sein. Seine Rolle bestand in den ersten 18 Jahren meines Lebens lediglich darin, mir finanziell und materiell alles zu bieten, aber auf emotionaler Ebene kam sehr wenig bis gar nichts. Er weiß das ganz genau, will es aber nicht hören, weder von mir, noch von meiner Mutter, noch von irgendeiner anderen Person, die ihm sagt, er habe in manchen Dingen schlecht gehandelt oder gar versagt. Ich meine: Okay, wer will das schon hören? Aber nicht einmal erste Schritte zur Einsicht zeigt er. Das haut mich schon um. Irgendwann habe ich es aufgegeben, ihn über die Missstände in seiner Erziehung aufzuklären. Er meinte, ich sei doch verrückt und alles wäre so toll, aber schaut er sich jetzt mal unsere Lage an, geht ihm vielleicht ein Licht auf.

Deswegen ist unser Verhältnis auch eher durchwachsen. Jetzt, wo ich ausgezogen bin, ruft er mich schon manchmal an und sagt, dass er mich vermisst, aber ein paar Minuten liebevolle Worte schließen nicht die Erziehungslücken der letzten 18 Jahre.

Ich brauche jetzt Abstand zu ihm, damit ich meine Krankheit ausklingen lassen kann und sie voller Elan weiter bekämpfe. Dabei kann ich einfach keine Menschen gebrauchen, die so tun, als geben sie mir alles, im Endeffekt kommt aber nichts dabei heraus. So leid es mir für uns tut.

Meine Mutter, die ich von Herzen liebe, weiß, dass es nicht so gelaufen ist, wie sie sich das in ihrer Familienplanung vorgestellt hatte. Ihr tut es auch leid, gerade weil irgendwie alles in meiner Familie kaputtgegangen ist. Da ich ein temperamentvolles Mädchen bin, brauste ich deswegen oft auf und rastete auch aus. Meine Gefühle konnte ich oft nicht kontrollieren, weswegen ich sie jetzt ganz verberge. Deshalb auch meine Bindungsstörung. Ich würde nie richtige Gefühle zulassen, gerade weil ich denke, dass ich kein Beziehungsmensch bin und so auch keine führen könnte. Es fällt mir schwer, jemandem zu glauben, der sagt, dass ich ihm wichtig bin, weil ich kein Selbstwertgefühl empfinde. Ich habe panische Angst und das ständige Gefühl, nicht gut genug zu sein und es einfach nicht verdient zu haben, dass sich jemand für mich interessiert. Dass mich jemand wirklich so nimmt, wie ich bin, und mich auch noch mag oder vielleicht lieben könnte, erscheint mir völlig utopisch, deshalb mache ich vermutlich alle potenziell möglichen Beziehungen, die sich vielleicht irgendwie entwickeln könnten, unbewusst kaputt.

Aber jemand, der eine Beziehung führt, muss sich in gewisser Weise auch selber mögen, um zu verstehen, dass man von jenem anderen aus tiefstem Herzen geliebt wird. Irgendwann nervt es den Partner auch, wenn man sich immer selber fertig macht. Was mich betrifft, bin ich der Meinung, dass man mich gar nicht mögen und attraktiv finden kann, weil ich mich selber nicht mag. Wegen dieser Einstellung erwarte ich auch nichts.

Solange mir also diese Hürde im Weg steht, werde ich so oder so keine Beziehung eingehen. Aber auch weil ich Angst habe, gefühlsmäßig enttäuscht zu werden. Wenn mich jemand betrügen würde, weiß ich nicht, wie ich damit umgehen würde. Mein Glaube an die Welt wäre wahrscheinlich dahin.

Diese Einstellung zur Liebe versteht bestimmt niemand. Aber das verlange ich auch gar nicht. Es ist einfach total verwirrend, aber ich glaube zu wissen, warum das bei mir so ist. Das hat einfach viel mit den Dingen in meiner Kindheit zu tun, die sich traumatisch in meinem Gehirn festgesetzt haben und einfach nicht aufgearbeitet wurden. Denn mein Vater gab mir oft, als Kind und auch als Jugendliche, das Gefühl, nicht gut genug zu sein, nicht auszureichen – höchstens dann, wenn ich irgendwelche Aufgaben erledigt oder irgendetwas geleistet hatte. Aber einfach so als Mensch, einfach nur, weil ich da war, weil es mich gab, nein, da war ich nicht ausreichend.

Aber in einem Punkt bin ich dann doch so wie jeder andere in meinem Alter. Natürlich habe ich Angst, irgendwann alleine dazustehen, weil jeder meiner Freunde sein persönliches Glück gefunden hat, nur ich nicht. Ich bekomme ja schon Komplexe, wenn nur immer ich diejenige bin, die es nicht auf die Reihe bekommt, irgendein Gefühl zuzulassen. Ich fühle mich ein bisschen unfähig, was das anbelangt. Aber ich weiß, ich bin noch jung, ich kann noch alles reißen und Veränderungen wird es eh geben. Warum also nicht in Liebesdingen?

\*

Meine Eltern ließen sich vor zwei Monaten endgültig scheiden, aber getrennt lebten sie schon seit Jahren. Nur das gemeinsame Dach über unseren Köpfen vereinte uns noch – meine Eltern, meinen Bruder und mich. Mein Vater hatte sich vor über einem Jahr eine neue Braut gesucht, obwohl wir offiziell noch eine Familie waren. Das Verhältnis wurde immer gespannter, da wir uns alle betrogen vorkamen, besonders natürlich meine Mutter. Doch sie zog dann irgendwann mit einem neuen Freund nach und ich wusste, jetzt war es endgültig vorbei. Nichts würde meine Familie noch retten können. Doch damit hatte ich mich bereits abgefunden. Ich freute mich für meine Mutter, dass sie endlich eine Aussicht auf ein glückliches Leben bekam.

*

Früher war ich eine kleine graue Maus. Ich war sehr schüchtern und hatte viele Hemmungen. Alles, was mir vorgelebt wurde, empfand ich als ideal und dachte, nur so leben zu können, bis ich in die Pubertät kam. Von da an begann ich, meinen eigenen Kopf zu haben und über den Tellerrand meiner Möglichkeiten zu schauen. Ich wurde rebellisch, zickig und empfindsam. Manchmal ging ich ohne Grund an die Decke oder bekam Gefühlsausbrüche, die ich nicht mehr kontrollieren konnte. Dann heulte und lachte ich auf einmal und fragte mich innerlich, was um Himmels willen hier abgeht.

Von da an war meine Unschuld in Vergessenheit geraten. Die Amélie, die man kannte, verschwand von der Bildfläche, und ich tauchte stattdessen auf.

Meine Krankheit, die dann vehement begann, hat mir ein ganzes Stück Unbeschwertheit im Leben genommen. Ich finde es sehr schade, viel zu viel Zeit in sie investiert zu haben, und glaube, dass es auch andere Wege gibt, seinen Ärger zu verarbeiten. Man muss Aggressionen nicht aufs Essen übertragen. Nur leider ist das manchmal leichter gesagt als getan. Man kann sie auch anders aus dem Weg schaffen, mit Kickboxen zum Beispiel. Das mache ich seit ein paar Jahren und es tut sehr gut. Wenn man mich sieht, würde man nicht denken, dass ich diesen angeblichen Männersport betreibe. Aber ich mag es, dass man nicht immer auf den ersten Eindruck erkennt, was für ein Mensch vor einem steht. Ich bin körperlich in einem guten Zustand, weshalb ich mir Sport ruhig gönnen kann. Ich weiß aber auch, dass ich mich nicht übernehmen darf, sonst sitze ich wieder in der Hölle, die mir die Magersucht eingebrockt hat. Ein gesunder Mensch kann sich nicht vorstellen, wie qualvoll es ist, in dieser Hölle zu schmoren und darauf zu warten, in ihr unterzugehen oder gerettet zu werden.

Könnte man diese Krankheit auslöschen, wäre ich die Allererste, die die Initiative ergreifen würde. Ich wünsche sie nicht einmal meinem schlimmsten Feind und das bedeutet eine Menge. Man weiß nicht, worauf man sich einlässt, wenn man mit diesem Feuer spielt. Man kann dabei draufgehen.

Deswegen bin ich auch so empört darüber, dass die Medien diese Krankheit in gewisser Weise noch publizieren. Wenn die mediale Welt auch nicht der Auslöser ist, unterstützt sie die Krankheit doch ungemein. Diese ganze Werbung im Fernsehen für Diäten treibt die Menschen doch an, magersüchtig zu werden, und redet dies auch noch schön. Den Erkranken hilft es, sich selbst zu bestätigen.

Wenn ich heute mit meinen Mädels 'nen Shoppingtag einlege und mich freue, dass ich mal wieder Geld ausgeben darf, bin ich gleich angepisst, wenn eine Hose in XS auf dem Verkaufstisch liegt, wo die Kunden als Erstes zugreifen. Welcher normale Mensch passt bitte in Kinderhosen, die in einem Shop für Erwachsene liegen? Das regt mich auf und macht mich einfach sprachlos! Wie sollen wir jungen Erwachsenen denn da ein gesundes Körpergefühl und ein reales Körperbild bekommen? Jeder Zweite denkt doch, er sei zu fett, die Männer eingeschlossen. Das kann es einfach nicht sein.

*

Ich hörte auf zu essen, als ich 14 wurde. Im Herbst 2008 begann ich, auch aus Frust wegen meiner Familie weniger an Nahrung zu mir zu nehmen. Ich entwickelte eine Ist-mir-doch-egal-Einstellung und so glaube ich, dass ich gar nicht bewusst darauf geachtet habe, weniger als vorher zu essen. In meiner blauäugigen Denkweise dachte ich, dass zwei Kilo weniger ja nur gut wären, aber ich fokussierte mich nicht nur darauf. Es wäre mir nicht wichtig gewesen, ob es jetzt passiert oder nicht. Doch die Aussichten darauf ließen mich an den Gedanken festhalten, sodass es leider passierte.

Im Winter war meine Mutter das erste Mal mit mir beim Arzt, weil sie meinte, ich müsse nicht abnehmen und das alles sei ja total verrückt. Das stimmte eigentlich auch. Ich war immer ein schlankes Mädchen und wurde von anderen als hübsch bezeichnet. Aber ich sah und sehe es heute noch anders.

Ich erinnere mich noch daran, dass mein Arzt meinte, ich solle vorsichtig sein. Dann versuchte er, mir zu versichern, dass ich ein schönes Mädchen sei und mir andere Vorstellungen aus dem Kopf schlagen sollte. Ich glaube, er sah in der Sache noch kein großes Problem, eben weil ich selbst darin auch noch kein Problem sah. Und so tat er nichts, als mir eine Art Predigt darüber zu halten, was für eine tolle junge Frau ich doch sei und dass Essen nun mal zum gesunden Leben gehörte.

Für ein paar Monate verinnerlichte ich seine Worte und es lief auch wieder ganz gut. Ich aß mehr als vor ein paar Wochen und versuchte, diese aufdringlichen Gedanken, die sich eingeschlichen hatten, zu verdrängen. Ich glaube wirklich, dass meine Magersucht im wahrsten Sinne des Wortes angeschlichen kam. Die Gedanken, die sie mitbrachte, breiteten sich ganz langsam in mir aus, wie etwas Gemeines, das mich am Ende verseucht, sodass ich nicht sagen kann, wann genau meine Krankheit begann. Der Zeitpunkt kann nicht festgelegt werden. Was ich aber im Nachhinein feststellen kann, ist, dass es Woche für Woche schlimmer wurde, denn schon im Frühjahr gab es wieder Rückschritte. Es begann damit, dass ich meinte, mich wieder gesünder ernähren zu müssen. Und das lief dann auf meinen Erlass des Süßigkeitenverbots hinaus. Ich versagte mir mit der Zeit immer mehr und redete mir ein, dass ich das Mittagessen zum Beispiel einfach nicht essen wollte. Ich war der Meinung, dass es gut so war, und konnte mich dementsprechend auch schnell an den Hunger gewöhnen.

Ohne es zu merken, wurde aus dem Nichtwollen ein Nichtkönnen. Ich schaffte es bald nicht mehr, etwas zu essen. Manchmal bekam ich sogar richtige Panikattacken, wenn ich mittags gequält vor meinem Süppchen saß und einfach keinen Löffel runterbekam. Natürlich habe ich deshalb auch superschnell viele Kilos verloren, einfach weil ich nicht mehr essen konnte. Ich hätte es schon gewollt, aber ich hätte es nicht gekonnt, mit gesundem Menschenverstand zu essen.

Nicht nur mein Umfeld war verwirrt, nein, auch ich war echt vor den Kopf gestoßen, wenn mein Herz auf einmal anfing, im Sauseschritt zu schlagen und mich mit Hitze- und Kälteschauern abwechselnd zu überfluten. Auch drehten sich meine Gedanken nur noch darum, ob ich esse, obwohl ich eigentlich gar nicht essen darf, und wenn ich es trotzdem tue, in welchen Mengen. Die Gedanken haben den Tag unermesslich ins Negative gezogen, weil sie einfach jeden meiner Schachzüge bestimmt haben. Ich denke, es ist nicht zu verstehen, wie es sich anfühlt, den ganzen Tag nur an Essen denken zu müssen – oder eben an Nicht-Essen. Jedes kleinste Bonbon bedarf einer gründlichen Überlegung, ob man es sich überhaupt erlauben durfte. Das macht dich irgendwann wahnsinnig, garantiert.

Meine Mutter war jetzt diejenige, die am geschocktesten reagierte. Sie war total perplex und konnte überhaupt nicht verstehen, warum ich, ihre Tochter, auf einmal nicht mehr essen wollte beziehungsweise konnte und immer zerbrechlicher wurde. Deshalb rannte sie mit mir zwischen März und April 2009 auch wieder zum Arzt in der Hoffnung, dieses Mal mehr als ein paar gute Worte mit nach Hause nehmen zu können. Und sie bekam auch, was sie sich erhofft hatte. Ich sollte mir auf Anraten des Arztes jetzt unbedingt psychologische Unterstützung suchen, damit ich nicht weiter abnahm.

Wir bekamen den Tipp, erst einmal eine ambulante Sprechstunde in einem Krankenhaus aufzusuchen, gerade auch, weil ich es psychisch gar nicht fassen konnte, krank zu sein und deswegen eine stationäre Therapie machen zu müssen. Ich glaube, ich hätte durchgedreht. Trotzdem versuchte meine Mutter, mich auf die Warteliste für einen solchen stationären Aufenthalt zu setzen. Ich hätte das, wie gesagt, nie gewollt, aber gegen die Verschwörung ärztlicher und mütterlicher Macht kam ich einfach nicht an.

Für meine Mutter war das ganze Spektakel echt belastend. Vor allem weil sie auch keinen Rückhalt von meinem Vater bekam. Er war der festen Überzeugung, dass ich nur in eine unglückliche Phase geraten war, die vorbeigeht, wenn ich mal zwei Wochen von der Schule fernbleibe und mich auskuriere. Für ihn war das keine große Sache, aber für meine Mutter umso mehr. Auch weil sie so ziemlich die Einzige war, die meine Kämpfe mit mir selbst mitbekam. Dieses tägliche Ringen ums Essen fing ja schon morgens an und hörte erst abends wieder auf, wenn es überhaupt aufhörte. Ich glaube, es hörte nie ganz auf.

Jedenfalls stritten wir uns in der Zeit sehr, sehr viel. Morgens wollte sie mich wiegen, um meinen Gewichtsverlauf im Auge zu behalten. Sie protokollierte ihn sogar. Oft gab es dann Situationen, in denen sie sich wie irre freute, wenn ich 200 Gramm zugenommen hatte. Für mich ging dann dementsprechend die Welt unter und die Laune in den Keller. Man konnte den Tag dann wirklich in die Tonne treten. Ich war immer so sauer auf mich, dass ich mir selber in den Arsch getreten hätte, wäre das irgendwie möglich gewesen.

Ich denke, dass die Sache mit dem Gewicht schwer zu verstehen ist. Ich meine, 200 Gramm sind doch überhaupt nichts, aber für jemanden, der magersüchtig ist, bedeutet das, der Feind ist im Anmarsch. Wie um Himmels willen werde ich die wieder los, fragt man sich. So eine Niederlage führt dann immer dazu, dass man seine Nahrungszufuhr noch mehr einstellt, um beim nächsten Wiegen den doppelten Jackpot zu gewinnen, indem man ein Kilo weniger wiegt als am Tag zuvor. Natürlich ist das sehr unrealistisch, aber für jemanden, der magersüchtig ist, gibt es kaum etwas, was nicht ausprobiert wird und was nicht möglich ist, wenn es sich dabei ums Essen dreht. Ja, es gibt keine Grenze, denn wenn man nicht abnimmt, bricht für einen die Welt zusammen. Das Abnehmen wird so wichtig wie Atmen, man braucht es zum Überleben, wenngleich man dadurch eher draufgeht.

Der Streit zwischen mir und meiner Mutter setzte sich dann meist am Frühstückstisch fort. Ich knabberte bestimmt eine Stunde lang an meinem halben Vollkornbrot und meine Mutter beobachtete diesen Kampf jedes Mal wieder. Eigentlich sollte sie sich das nicht angucken, weil es wahrscheinlich ein Albtraum für jede Mutter ist, aber sie musste es tun, weil sie wusste, sobald sie wegguckt, ist das Brot ratzifatzi verschwunden. Aber sicherlich nicht in meinem Mund!

Auch mittags gab es keinen Frieden zwischen Mama und mir. Oft ging es um Mengen, die die Bezeichnung »Portion« gar nicht verdienten. Eine Hand voll trockener Nudeln ist eher eine Kleinigkeit, aber oft saß ich heulend davor und schaffte es einfach nicht zu akzeptieren, dass ich damit jetzt meinen Magen füllen sollte. Schon beim Anblick wollte mir oft das halbe Vollkornbrot vom Morgen noch einmal Guten Tag sagen. Ich begann dann, voller Angst und Schrecken meine Mutter anzuschreien, die mit Gebrüll antwortete und Tränen in den Augen hatte. Unser Streit endete meist im Drama.

In solchen Momenten musste meine Mutter mich zwingen, wenigstens einen Bissen zu verdrücken. Ich wäre ja krepiert, hätte ich gar nichts mehr gegessen.

Sie war mit ihren Kräften bald am Ende und wollte irgendwas tun. Irgendwann kam sie dann auf den Trichter, sich durch Bücher von ehemals Betroffenen oder Müttern schlauer zu machen, und hortete diese zu Hause. Und auf die Hilfe meines Vaters konnte sie nun wirklich nicht zählen. Er beteuerte mir immer nur, wie erbärmlich es doch sei, dass ich es nicht schaffte, mein Essen anzunehmen, wenn Kinder in Entwicklungsländern verhungern. Ja, was soll ich dazu sagen? Mir kam man mit totalem Unverständnis entgegen und warf mir Dinge vor, von denen ich selber wusste, dass sie nicht in Ordnung waren. Okay, die Krankheit ist auch schwer zu verstehen, aber diese Bemerkungen waren leider immer dazu angetan, das Ganze noch schlimmer zu machen. Denn alles, was man sich wünscht, ist doch, irgendwie gehört zu werden. Die Magersucht ist ein Hilfeschrei, ein Zeichen, dass irgendwas nicht stimmt. Doch bei den Kommentaren meines Vaters hatte ich das Gefühl, dass ich wirklich zu dämlich zum Leben bin und einfach nichts auf die Reihe bekomme und alles nur noch mehr kaputt mache. Ich hatte den Eindruck, das Essen und das Leben sowieso nicht mehr verdient zu haben.

\*

Zu meiner Magerkost gab's dann immer noch eine Portion Sport dazu. Die Übungen, die eigentlich total schwachsinnig waren, absolvierte ich meistens verborgen in meinem Zimmer. Oder ich ging laufen, was ich, wenn ich jetzt darauf zurückblicke, ziemlich oft tat. Jeden zweiten Tag lief ich eine Stunde draußen herum, immer nur mit dem Gedanken im Kopf, wie ich mein Essen so schnell wie möglich wieder loswerden konnte. Ich hätte nie gedacht, dass ich mit Sport mal negative Erfahrungen machen könnte, aber das, was ich da tat, war abgrundtief negativ. Klare Sache.

\*

Zudem fing ich an, wie eine Verrückte Kaugummi zu kauen. Ich hatte das Gefühl, mein Magen würde sich dadurch beruhigen. Auch heute kaue ich noch wie eine Bekloppte, aber damals trieb ich es echt ein bisschen weit. Heute hält sich das für meine Verhältnisse in Grenzen. Auf mein Kaugummiproblem hat mich nie einer angesprochen, aber dafür war mein schwindender Körper bald Gesprächsthema zwischen mir und meinen Freundinnen. Ihnen war aufgefallen, dass die Amélie, die sie kannten, nicht mehr existierte und dass sich irgendetwas verändert hatte, nicht nur, was meinen Körper betraf. Ich wurde still, das aufgeschlossene und fröhliche Mädchen verschwand mit dem Gewicht mehr und mehr von der Bildfläche.

Sie bemerkten auch, dass ich schnell fror und blaue Lippen bekam. Schlussfolgern konnten sie selber, aber über das, was wirklich bei mir abging, haben wir nie richtig gesprochen. Wer denkt in dem Alter schon an eine Essstörung? Manchmal taten meine Mitmenschen auch genau das, was man eigentlich nicht tun sollte. In meiner Klasse zum Beispiel konnten sich alle darauf verlassen, dass ich immer diejenige war, die aushelfen konnte, wenn das eigene Pausenbrot mal nicht so schmeckte. Ich habe mein Brot gern verschenkt und es hat mich auch niemand dazu aufgefordert, mein Brot selber zu essen. Das beweist, dass in dem Alter nie jemand über eine Essstörung nachgedacht hat, was vielleicht auch an fehlender Aufklärung in dieser Altersgruppe liegt.

Man verbindet Essstörungen oft mit Prominenten, von denen im Fernsehen Paparazzi-Aufnahmen zu sehen sind. Das typische Klischee lautet: »Die Stars wollen alle so dünn sein wie Models.« Das ist ein Vorurteil, das heute noch oft verbreitet ist, aber oftmals herzlich wenig mit der Krankheit zu tun hat. Und so ist es für die Menschen um mich herum undenkbar gewesen, dass es mich, ein völlig normales Mädchen, das man täglich in der Schule sieht, mit der Magersucht treffen könnte.

Ich glaube, als Normalo kann man sich auch nicht vorstellen, wie jemand denkt, der in eine Essstörung rutscht. Zur Verteidigung: Wir sind auch nur Menschen. Aber es stimmt schon, dass Anorexie-Betroffene anders denken als andere. Sie haben eine sehr zarte Seele, die verletzt werden kann, wenn sie sich zu sehr öffnen. Deswegen mögen Anorexie-Kranke es auch nicht, alle Gefühle zu zeigen. Sie isolieren sich eher von ihrer Außenwelt, um ja nicht in die Gefahr zu geraten, einen Pfeil mitten ins Herz gebohrt zu bekommen. Mit seelischen Verletzungen können Menschen, die an einer Magersucht erkrankt sind, ganz schwer umgehen. Es braucht Tage, Wochen, manchmal auch Jahre, bis eine Verletzung überwunden ist. Natürlich ist das von Mensch zu Mensch unterschiedlich, aber Anorexien ähneln sich in dem Punkt oftmals sehr. Meine Isolation bestand darin, Treffen mit Freundinnen gar nicht erst einzugehen oder rechtzeitig wieder abzusagen. Ich konnte mich nicht darauf verlassen, meinen Plan durchzuziehen. Die Menschen hätten mich ja zum Essen überreden können und dann hätte ich wohl oder übel zugreifen müssen. Ich hielt dieses Gefühl einfach nicht aus, mir nicht sicher sein zu können, dass ich dem Hunger volle Aufmerksamkeit schenken würde. Mich machte es fertig, darüber nachzudenken. Weil mein Körper schon auf Sparflamme lief, war es mir lieber, mich keiner Gefahr auszusetzen und meine Nachmittage allein zu Hause zu verbringen. Mit Sport oder Ähnlichem natürlich. Anorexie hat auch ganz viel mit Gewissen zu tun. Man pflegt ja zu sagen, das Gewissen sei die Uhr, die immer richtig geht, aber ich glaube, dieser Satz stimmt nicht, wenn es um Anorexien geht. Wenn das Gewissen sagt, dass Essen wehtut, frag ich mich, wo um Gottes willen die Zeiger an dieser Uhr sind. Die Anorexie ist einfach da, sie hält einen oder nicht, fängt einen auf, lässt einen fallen, spuckt einem ins Gesicht oder tröstet einen. Sie ist einfach das Paradebeispiel für einen falschen Freund, denn sie setzt dich schonungslos deinem Gewissen aus, sodass du in die Falle tappst.

Wenn das Gewissen nicht wäre, gäb es keine Anorexie. Denn alles, was man macht, wenn man essgestört ist, wird vom Gewissen als schlecht abgestempelt. Schnell bekommt man ein negatives Gefühl und verliert den größten Spaß am Leben. Alles ist scheiße und alles ist sinnlos. Der einzige Sinn, der bleibt, ist der Sinn zu hungern. Und ob man das dann überlebt, ja, das ist eine Frage, die man sich vorher leider nicht beantworten kann. Man zieht auch gar nicht in Erwägung, eventuell daran sterben zu können. Für die meisten ist der Tod viel weiter weg, als er es in dem Moment wirklich ist. Wenn sich jeder Hungernde bewusst wäre, dass er morgen vielleicht nicht mehr aufwacht, ginge die Zahl der Erkrankungen bestimmt um einiges zurück. Es gibt natürlich auch die andere Seite. Manche hungern extra, um dabei draufzugehen. Das ist ihr Ziel und vermutlich wollen sie ihrem Umfeld auf diesem Weg klarmachen, dass hier etwas gewaltig schiefgelaufen ist.

Ich habe selber manchmal darüber nachgedacht. Man hat mir gesagt, dass ich bald sterben könnte, aber ich dachte, dass ich lange nicht so untergewichtig wäre, wie es Magersüchtige sind, und es war mir dann auch irgendwie egal. Ich dachte, ich hätte es verdient.

*

Zum Hungern gesellte sich schnell die Beschäftigung mit den Kalorien und dem Fett hinzu. Ich muss sagen, dass ich es meiner Mutter wirklich nicht leicht gemacht habe. Beim wöchentlichen Einkauf ging ich oft mit, um mir selber Nahrungsmittel auszusuchen, die ich vielleicht noch essen könnte. Selbstverständlich blieb ich immer am Kühlregal für Light-Produkte stehen. Was anderes hätte ich auch nicht mehr gegessen. Aber meine Mutter erklärte mir, dass sie mir so was bestimmt nicht kauft. Ich wusste, dass ich ihr bei völliger Rebellion den Boden unter den Füßen wegriss und dass ihr im Endeffekt nichts anderes übrig blieb, als mir Light-Produkte zu kaufen. Verständlicherweise hatte sie auch keine Ahnung mehr, was sie mit mir machen sollte. Es tut mir leid, Mama, dass ich dir so viele Qualen zugemutet habe, ob es das Essen selbst oder das bloße Einkaufen war – ich weiß bis heute nicht, wo du jeden Tag die Kraft dafür hergenommen hast.

Mithilfe des Internets rechnete ich mir dann immer aus, was ich essen durfte und mit welchen Übungen ich die Kalorien wieder verbrennen konnte. Allgemein kann ich sagen, dass ich viel geplant und gerechnet habe. Wenn ich abends nicht schlafen konnte, wurde alles für den nächsten Tag berechnet und geplant, wie man am wenigsten damit auffällt. Ich wollte keine Aufmerksamkeit, denn ich habe es gehasst, wenn mich jemand auf mein Essverhalten angesprochen hat. Ich wollte leicht wie eine Feder sein und still und heimlich irgendwie verschwinden.

Wenn ich mich heute an die Zeit erinnere, muss ich ein ganz schöner Mathecrack gewesen sein. Es ist viel, was da im Kopf abläuft, wenn man einmal dieser Sucht verfallen ist. Nachzuvollziehen ist das nicht. Man muss das selbst erlebt haben, um mitreden zu können.

\*

Ich nahm natürlich immer weiter ab und mittlerweile war es Mai geworden. Ein paar ambulante Gespräche auf Empfehlung meines Arztes hatte ich bereits hinter mich gebracht. Die Therapeutin, die mich betreute, sollte mit mir die Zeit bis zur stationären Therapie überbrücken und kontrollierte auch meinen Gewichtsverlauf. Wir hatten eine Grenze festgelegt, unter die ich nicht kommen durfte, aber das hielt mich in meinem Wahn nicht auf. Ich nahm natürlich weiter ab und gelangte sehr schnell unter diese Grenze. Meiner Mutter versicherte ich, den Aufstieg auf jeden Fall zu packen, und machte ihr irgendwie auch immer wieder Hoffnungen. Sie glaubte mir auch deshalb, weil sie keine andere Wahl hatte. Ihre Hilflosigkeit war so groß, dass sie einfach tatenlos zusah und den Dingen ihren Lauf ließ. Bis eines schönen Tages. Denn irgendwann wurden meine Versprechungen immer leerer und irgendwie wusste ich, dass sich meine Zeit zu Hause dem Ende zuneigte.

Wir fuhren morgens zum Arzt, weil ich meine Grenze unterschritten hatte und eine Einweisung ins Krankenhaus brauchte. Die bekamen wir auch sofort, ich glaubte aber nicht daran, sofort eingewiesen zu werden. Ich dachte, ich könnte mir noch ein paar gute Tage zu Hause machen, aber nein, Pech gehabt.

Nachdem wir die Einweisung besorgt hatten, fuhren wir wieder nach Hause. Meine Mutter ging noch einmal einkaufen und ich war allein zu Hause, da klingelte das Telefon. Ohne jegliche Vorahnung meldete ich mich mit meinem Namen und wusste sofort, mit wem ich da spreche. Die Sprechstundenhilfe des Krankenhauses.

Ich rannte hin und her und versuchte verzweifelt, meine Mutter zu erreichen. Ich war völlig aufgelöst. Sie kam schließlich und schon begann mein für mich bis heute einschneidendstes Erlebnis. Ich kam ins Krankenhaus, weil ich mir um die 14 Kilo runtergehungert hatte und mein Leben eine Tragödie war.

Damals verstand ich die Welt nicht mehr. Warum sollte ich deswegen ins Krankenhaus gehen und warum durfte ich auf einmal nicht mehr selber laufen? Ich kam, bevor ich einen länger geplanten Ausflug in die Kinder- und Jugendpsychiatrie machte, zuerst mal auf eine normale Station, wo ich aufgepäppelt werden sollte. Für mich war es ganz schrecklich, dort zu liegen und immer im Hinterkopf zu haben, dass die Welt, die man sich mit der Krankheit geschaffen hatte, auf einmal zerstört wurde. Alle Mauern, die ich mir zu meinem Schutz erschaffen hatte, gingen in die Brüche. Ich wurde meinem Feind, dem Essen, wehrlos ausgesetzt. Und das war das Schlimmste. Nach einer Woche auf der Station ging es dann für mich ab in die KJP. Und das gab mir den Rest.

*

Wenn ich auf die Zeit zurückblicke, kommen viele negative Erinnerungen hoch. Dieses unangenehme Gefühl, mit dem ich mich dort aufhielt, verging langsamer als gedacht. Ich befand mich bei der Aufnahme noch in Stufe eins, was bedeutete, dass mir überhaupt nichts erlaubt war. Ich saß 24 Stunden am Stück auf meinem Bett, kannte dort keine Menschenseele und hatte deswegen ja auch gar keine Möglichkeit, jemanden kennenzulernen. Manchmal hörte ich Schritte auf dem Flur, aber aufstehen durfte ich nicht. Das Essen bekam ich noch ins Zimmer gebracht. Natürlich lockerte sich das bei Gewichtszunahme, aber die erste Zeit, puh, ja, die war echt ohne Worte. Irgendwie rechnete auch jeder mit allen möglichen Tricks Essgestörter bei mir. Sobald ich saß, bekam ich zu hören: »Spannst du etwa deine Muskeln an?« Und sobald ich stand, wurde ich mit einer Moralpredigt wieder ins Bett oder auf einen Stuhl verfrachtet.

Oft wollte ich einfach nur noch weg und rastete auch manchmal richtig aus, weil ich es nicht mehr aushielt. Es gab Momente, in denen ich mich fühlte, als wäre ich ein Alien, der sein letztes Stückchen Menschheit abgeben musste. Und wie in einer Schweinemast fühlte ich mich auch. Ich hatte immer das Gefühl, richtig fett und hässlich zu sein, weil ich selber keine Kontrolle mehr über das hatte, was mit meinem Körper passierte. Und wenn man so ohne Kontrolle über sein Aussehen ist, geht da manchmal was mit einem durch.

Meine Mitpatienten waren die Einzigen, bei denen ich mich wirklich wohlfühlte. Wir waren dort immer mit allen zusammen in Gruppen und man lernte wirklich eine Menge Leute kennen, auch solche, von denen ich sage, das sind einfach Freunde fürs Leben. Mit ein paar von ihnen habe ich heute sogar noch Kontakt.

Im Gegensatz zu den guten Kontakten lief die Therapie dort überhaupt nicht. Der Hauptauslöser, den ich in meiner Krankheit sehe, ist meine familiäre Situation zu diesem Zeitpunkt. Gerade deswegen hatte ich gehofft, dort einiges klären zu können. Aber irgendwie hatte ich eine falsche Vorstellung davon. Erstens kam ich mit meiner ersten Therapeutin absolut nicht klar, weshalb ich schließlich wechselte, und zweitens ließ mich meine Familie so im Stich, dass ich vor allem meinem Vater das bis heute nicht verziehen habe. Und Mama, es tut mir leid, das sagen zu müssen, aber ich suchte oftmals vergeblich nach deiner rettenden Hand, die mich aus der Lawine der Magersucht, unter der ich begraben lag, herausziehen sollte.

Heute weiß ich, dass meine Mutter stark von meinem Vater unterdrückt wurde und er ihr mehr oder weniger vorschrieb, was sie sagen durfte, um keinen Streit ausbrechen zu lassen. Doch damals fühlte ich mich fallen gelassen. Nicht mal die eigene Mutter schien hinter mir zu stehen.

Vieles hat in der Therapie also nicht funktioniert. Wenn wir Familiengespräche führten, war mein Vater oft derjenige, der nicht einsehen wollte, dass etwas falsch lief und er auch seinen Anteil dazu beitrug. Das liegt vor allem daran, dass er ein Mensch ist, der immer alles richtig zu machen glaubt und selber auch durch seine Erziehung so geprägt worden ist, dass man Leistungen erbringen muss, um irgendwie gut zu sein. Er wollte sich nicht mit mir und meinem Krankheitsbild befassen, weshalb ich dann oft versucht habe, ihm die Stirn zu bieten, indem ich sagte, dass nicht alles so toll ist, wie er das erzählt. Und meine Mutter, von der ich wenigstens etwas Rückhalt zu bekommen hoffte, stellte sich am Telefon auf meine Seite, aber sobald ein Therapeut dabeisaß, hielt sie ihren Mund. Alle waren gegen mich und ich hatte einfach die Zügel nicht mehr in der Hand.

Ich wusste, ich könnte mein Leben hier verbringen. Es wird sich nichts ändern. Die Therapie lief nicht und ich selber hasste mich. Es gab keine Ansätze und keine Aussicht auf Besserung für mein zukünftiges Leben, ich trat auf der Stelle. So beschloss ich, mich einfach ein bisschen gehen zu lassen und zuzunehmen, um wieder nach Hause zu können. Das Problem würde ich hier nie lösen. Mit diesen Gedanken aß ich wie ein Scheunendrescher und nahm auch recht zügig an Gewicht zu. Ich habe mich richtig rausgefressen aus der Scheiße. Auf einmal war alles toll, mir ging es richtig gut, ich hatte keine Probleme mehr und so wurde ich entlassen.

Was mich auch ziemlich stresste, war die Schule. Ich bin von Grund auf ein sehr ehrgeiziges Mädchen und will oft übers Ziel hinausschießen, weil ich weiß, dann kann ich wirklich zufrieden mit mir sein. Aber wegen meiner Auszeit war mir auch bewusst, dass ich mich jetzt doppelt anstrengen müsste, um meinen alten Platz einnehmen zu können. Und wiederholen wäre für mich nie infrage gekommen. Mir ist bewusst, dass ich keinen gesunden Ehrgeiz habe, aber daran ändern kann ich nichts. Das wurde mir komischerweise auch mit in die Wiege gelegt. Damals fragte ich mich oft, wie leicht ich eigentlich sein müsste, um perfekt zu sein. Gab es ein Maß oder ließ sich das gar nicht nicht messen?

*

Im November 2009 wurde ich entlassen und erstaunlicherweise lief es gar nicht mal so schlecht. Meine Eltern freuten sich, mich wieder bei sich zu haben, und auch mein Vater gab sich zeitweise wirklich mehr Mühe. Er interessierte sich auf einmal stärker für mich und sagte mir, ich solle erst einmal wieder in Ruhe zu Hause ankommen, bevor ich neu durchstarte.

So richtig abgeschlossen hatte ich mit dem Thema nicht, denn der Druck, nach Hause zu müssen, wurde nach dem halben Jahr Therapie einfach ziemlich groß. Mein Vater fragte mich an den Wochenenden, an denen ich nach Hause kommen durfte, wann ich denn wieder zurück wäre und ob es jetzt nicht mal gut sei. Daraufhin stellte ich mich selber und meinen ganzen Aufenthalt infrage und war fest überzeugt, dass nun der Zeitpunkt gekommen wäre, an dem ich nach Hause müsste. Ich befahl mir sozusagen, ab jetzt wieder gesund zu sein, obwohl ich innerlich nie und nimmer dafür bereit gewesen war. Auf einmal war wieder alles gut, zumindest versuchte ich, so zu tun. Und leider machte es mir die Umwelt so verdammt einfach, das Märchen von der »geheilten Amèlie« vorzuspielen. Schließlich nahm ich ja mehr und mehr zu, war wieder fast normalgewichtig, also musste ich wohl auch gesund sein.

Als ich letztendlich nach Hause kam, aß ich wieder, aber im Hinterkopf spielten die Gedanken immer noch verrückt. Ich hatte kein vernünftiges Maß kennengelernt, sodass ich – wirklich bis heute – verlernt habe, wie viel ich essen kann und wie viel ich essen muss, um gesund zu sein.

Als ich noch in der Klinik war, nahm ich ziemlich schnell an Gewicht zu, weil ich Unmengen an Süßigkeiten in mich hineinstopfte. Essen war dort keine Sache von Genuss, sondern des Zwanges. Ich musste es tun, um am Leben zu bleiben und um schnellstmöglich nach Hause zu kommen. Aber ich lernte dort nicht, was ein normales, angepasstes Essverhalten bedeutet. Auch heute kann ich noch nicht sagen, welche Menge für jemanden in meinem Alter normal ist. Ich weiß es einfach nicht. Natürlich kann man das an Kalorien messen, aber ich habe wirklich keine Lust, mich mein ganzes Leben lang mit Zahlen zu beschäftigen und andauernd zu rechnen. Das verdirbt einem echt die Lebensfreude. Aber ich denke, es ist unvorstellbar für einen Außenstehenden, sich jeden Morgen aufs Neue gedanklich mit der Frage beschäftigen zu müssen, wie viel man essen darf. Und wie viel *muss* man essen? War das zu viel oder zu wenig? – Ich garantiere euch, das macht jeden irgendwann wahnsinnig!

Ich beschloss also krampfhaft, gesund zu werden, damit ich meine Jugend nicht verschwendete und wieder normal leben konnte. Aber genau diese Aktion zerstörte mich noch viel mehr, als ich es nicht ohnehin schon war. Auf die ambulante Therapie konnte ich nicht zählen, denn die schoss ich nach ein paar Wochen wieder in den Wind. Ich probierte eine Menge Therapeuten aus, aber nie fühlte ich mich wirklich ernst genommen. Mal spielte eine Therapeutin *Mensch ärgere dich nicht* mit mir und ein anderes Mal sollte ich meine Familie als Tiere zeichnen. Ich fragte mich oft, wo ich gelandet war, denn die meisten sahen mein ernsthaftes Problem nur als eine Laune an, die wieder vergeht. Niemand außer mir verstand den Ernst der Lage, weshalb ich auch so früh wieder mit den Therapien aufhörte.

Von nun an war ich ganz auf mich alleine gestellt. Der Druck von außen engte mich sehr ein. Ich wollte viel erleben, dafür musste ich gesund sein, ich durfte nichts verpassen und musste ja auch irgendwie perfekt sein. Oft trieb ich es mit dem Essen dann zu weit, weil ich Angst hatte, wieder die Kontrolle zu verlieren und gar nichts mehr zu mir zu nehmen. Schnell legte ich auch zu Hause an Gewicht zu. Ich wog mich nie, denn egal, wie das Ergebnis ausgefallen wäre, es wäre immer zu viel gewesen. Und ich meine, dass man zunimmt, sieht man auch, wenn man sich im Spiegel betrachtet. Die Klamotten fangen ja irgendwann auch an zu zwicken.

*

Letztlich rutschte ich dann in eine Art Sportbulimie hinein, was mir aber erst jetzt wirklich bewusst wird. Davon weiß kaum jemand etwas, auch weil es mir unangenehm ist. Ich meine, wer redet schon gerne übers Kotzen.

Sportbulimie ist eine Kombination aus übermäßig viel Sport und dem Brechen nach zu vielem Essen. Ich aß ja auch sehr viel und glaubte, immer mehr Sport als am Vortag machen zu müssen, um mich selber zu überbieten. Der Sport wurde zum Zwang und ich geriet in einen Kreislauf, den ich kaum beschreiben kann, so teuflisch ist er. Er wurde eines Tages von einer Verletzung am Fuß unterbrochen, was vermutlich der Auslöser für mein jetziges Loch war. Ich konnte keinen Sport mehr treiben, hatte das Essen kaum noch im Griff und fing dann aus Wut, Verzweiflung und Überforderung an, mich nach dem Essen auszukotzen. Das Gefühl des totalen Kontrollverlustes ist einfach unerträglich. An manchen Tagen konnte ich so gut wie nichts essen, weil ich Angst hatte, nicht wieder aufhören zu können. An anderen Tagen wiederum aß ich zu viel. So zwang mich schließlich mein Gewissen, mich für diesen

Kontrollverlust in gewisser Weise zu bestrafen, und die Angst, gewichtsmäßig immer weiter zuzulegen, übermannte mich.

Jedoch versuche ich seit einigen Wochen, einen relativen gesunden Weg einzuschlagen, um mein Problem zu lösen. Auch weil ich die meiste Zeit alleine wohne, bin ich sehr auf mich gestellt und muss auch selbst für mich sorgen. Ich gehe jeden Tag einkaufen, um mir immer nur die Menge an Nahrungsmitteln zu besorgen, die ich auch wirklich an diesem Tag esse. Nicht mehr und nicht weniger. Dann gerate ich nicht in Versuchung, mehr zu essen, und mache es mir damit viel leichter.

Ich habe mich auch schon um weitere Termine bei Psychologen gekümmert, weil ich weiß, dass ich noch nicht gesund bin und so nicht weiterleben möchte. Doch die Suche nach einem Therapeuten benötigt Ausdauer, denn es gibt einige, bei denen ich mich frage, wie die auch nur annähernd ihr Abitur geschafft haben, da man in Gesprächen das Gefühl hat, sie malen nur Blumen auf ihr tolles Klemmbrett, anstatt sich etwas Sinnvolles zu notieren. Bei anderen frage ich mich wiederum, ob sie nur geldgeile Egoisten sind, die eigentlich auf dich und dein Schicksal scheißen.

Ich meine, wenn ich einer Therapeutin mein Schicksal schildere, sie mich aber im Endeffekt nicht als Patientin annimmt, weil sie dann alle zwei Wochen eine halbe Stunde später Abendbrot essen müsste, kann ich nur noch mit dem Kopf schütteln. Dennoch ist meine Einsicht da, jetzt muss nur noch die richtige Person auf der Matte stehen, vor der ich unbekümmert all meinen Kummer ausbreiten kann. Eine neutrale Person, die sich wirklich dafür interessiert, mir zu helfen. Eine, die auch erkennt, dass meine Familie eine tragende Rolle bei der Entwicklung meiner Essstörung spielte.

Ich glaube, meine Krankheit ist ein Mosaikbild aus vielen Teilen, aus meinem Perfektionismus, der familiären Situation, meinen erblich bedingten Depressionen, meinem Ehrgeiz und wahrscheinlich noch anderem, aber das weiß ich nicht.

Ich habe mich noch lange nicht gefunden und ich denke, die Suche nach mir wird noch lang und anstrengend sein. Ich hoffe, mich irgendwann akzeptieren und zumindest sagen zu können: Hey, das bin ich und so bin ich okay und ja, ich bin gut, gut genug, so wie ich bin – doch ich denke, dass ich da noch eine lange Reise vor mir habe.

Und jetzt, wo ich hier sitze, würde ich der Gesellschaft gerne einen Spiegel vorhalten, in dem sie sieht, wie wichtig es ist, sich Hilfe zu holen. Alleine schafft man es oft nicht. Und wenn man dann eines Tages wieder lächelnd sein eigenes Spiegelbild betrachten kann, ist das bestimmt die schönste und überwältigendste Belohnung der Welt!

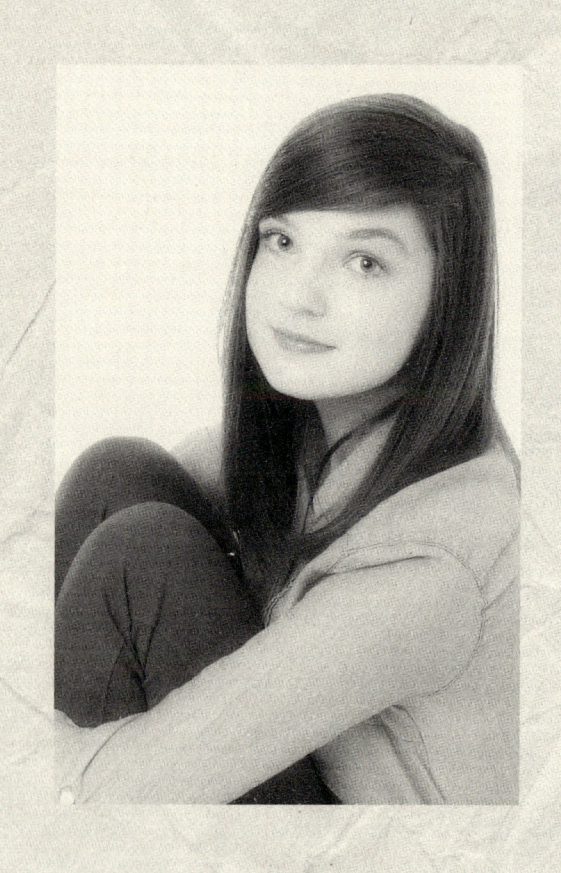

# 11

# Es ist nie zu spät

*Beke (17)*

»Nie mehr die magersüchtige, stumme Mitte der Masse. (Nein!)«, singt Casper in seinem Song *Unzerbrechlich*. Was für ein Typ, der rappt und Tausende damit fasziniert. Er trifft einfach mit jedem seiner Texte perfekt ins Schwarze. Kaum gehört, schon geflasht. So ging es mir zumindest, als ich diese Worte hörte. Er spricht mir förmlich aus der Seele.

\*

Ich weiß nicht, ob ich jemals die stumme Mitte der Masse war, aber ich war magersüchtig. Ich will gar nicht behaupten, dass ich heute von allen anorektischen Zügen befreit bin, aber ich stecke glück- licherweise nicht mehr so tief in der Scheiße wie vor drei Jahren. Mich hat vor ein paar Monaten der gute Wille gepackt und auf den Weg gebracht, der endlich in eine andere Richtung führt. Dieser neue Weg ist nicht so gefährlich und mit Steinen übersät. Auch Lö- cher sind nur noch vereinzelt vorhanden. Es lässt sich viel leichter laufen und munterer sind die Stationen, an denen ich haltmache, wie zum Beispiel die Partys. Vor zwei Jahren wäre ich nie auf eine Veranstaltung mit Musik gegangen, wenn ich wusste, da gibt es Alkohol und da wird getanzt. Die erheiternden Getränke, die auf diesen Partys literweise in die Körper der jungen Menschen fließen, machten mir eher Angst. Klar, meine Freunde achteten schon auch auf den Promille-Wert eines neu erworbenen Bacardis, was denn sonst?! Aber ich setzte mich schon Tage vorher an den PC, um zu googeln, wann ich wie viel Kalorien einsparen muss, damit ich vielleicht ein Glas Cola(light)-Korn trinken kann. Deswegen bin ich, was das angeht, auch ein waschechter Spätzünder. Ich hatte keine Angst davor, dass mir der Alkohol die Gehirnzellen wegballert, so wie es bis heute jeder denkt. Nein, mich lähmte die Vorstellung, wahre Kalorienbomben in mich reinzuschütten und mich dann wie ein aufgeplatzter Hefekloß zu fühlen. Es ist nämlich das schlimmste Gefühl auf Erden, mit sich selber – und ich meine nicht nur körperlich – nicht im Reinen zu sein. Natürlich bin ich auch jetzt noch brav und trinke nie zu viel, aber nicht, weil es mir um essgestörte Taktiken geht, sondern wegen meiner eigenen Sicherheit. Okay, ganz stimmt das nicht, aber das muss ja nicht jeder wissen. Ich schwöre mir jedoch, irgendwann einmal richtig abzustürzen, um mitreden zu können. Diese Erfahrung gehört nun mal zum Leben dazu. »Wer abstürzt, macht Bekanntschaft mit seinen eigenen Abgründen, er bekommt Antworten auf Fragen, die er sich anders vielleicht nie beantworten können würde«, schreiben Katharina Weiß und Marie Michalke in ihrem Buch *100 Dinge, die man tun sollte, bevor man 18 wird* und haben damit absolut recht.

Damals hätte ich auch nie getanzt, aus eigener Scham und Angst, mich vor aller Welt zu blamieren, aber heute bewege ich mich gern zu den dröhnenden Beats in unseren Dorfschuppen. Ich gehe ab, einfach, weil ich es überwältigend finde, dass meine Generation zu später Uhrzeit zusammenkommt, um einfach nur richtig abzufeiern. Keiner schläft, alles lacht. Das ist perfekt!

\*

Ich bin stolz auf das, was ich geschafft habe, und sprachlos zugleich, wenn es darum geht, jemandem zu erklären, wie ich es angestellt habe, meine Route zu ändern. Jetzt verstehe ich auch die Menschen, mit denen ich vor Jahren sprach und die mir prophezeiten: »Beke, glaub mir, irgendwann hast du die Schnauze gestrichen voll und es passiert einfach.« Ich denke, das mit der Genesung bei der Magersucht verhält sich so ähnlich wie das Ding mit der Liebe. Menschen, die Tag für Tag ihren persönlichen Chace Crawford suchen, werden wohl irgendwann ein einsames Leben führen. Sie müssen aufhören zu suchen, denn Liebe kann man nicht finden, höchstens findet sie einen.

Aber ihr Süßen, Amor hält für jeden von euch einen Apfel bereit. Ob frisch vom Baum gefallen oder schon in einer Kiste im Keller liegend. Ich gehöre zwar selber zu den Leuten, die das noch verinnerlichen müssen, aber ich denke mir immer, solange der Single-Club von mir und meinen Freundinnen nicht nur aus mir besteht, kann ich noch beruhigt sein.

*

Das mit den Typen war in meiner Krankheitsgeschichte sowieso ein heikles Thema. Ich wollte nie eine feste Beziehung oder einen Verehrer haben, ich verschmähte sie. Ganz einfach aus dem Grund, weil ich nicht aus meiner kindlichen Haut heraus wollte und das Erwachsenwerden verabscheute. Es ging mir sowohl ums Körperliche als auch um das, was sich in mir und meiner Psyche verändert. Für ein Mädchen, das essgestört ist und an der Lebenslinie kratzt, ist körperliche Nähe ganz schwierig. Klar, Ausnahmen bestätigen die Regel, aber in den meisten Fällen stimmt das tatsächlich. Wenn mir mit 13 ein Junge zu nahe kam, dann brannten in mir alle Sicherungen durch. Nicht nur, dass ich mich dann in meiner Ehre gekränkt fühlte, sondern rein wegen der Berührung. Ich hatte nie die Gewissheit, was er damit bezwecken wollte. Eine freundschaftliche Umarmung ist ja nichts Großartiges, es ist ein Zeichen der Zuneigung, aber das war mir schon zu viel. Zum anderen wusste ich nie, was danach in dem Kopf des Jungen vorging. Empfand er mich vielleicht als dick und speckig und ging demnächst auf

Abstand? Ein körperlicher Kontakt löste eine Kette von Gedanken aus, bei denen ich mich heute frage, wo die wohl ihren Ursprung hatten. Leider kann ich das auch nach drei Jahren Therapie nicht sagen, wie bei so vielen Themen. Woher kam die Krankheit? Wieso hat sie sich so entwickelt? Wie hat sie es geschafft, das aus mir zu machen, was ich heute bin? Ich habe mich damit abgefunden, die Antworten einfach in den Sternen zu suchen. Niemand kann und wird mir meine Fragen je beantworten können, vielleicht sendet mir aber der Kleine Bär oben am Himmel ja ein paar Signale. Meine Hoffnung stirbt auf jeden Fall zuletzt.

Glücklicherweise ist die Zeit nicht stehen geblieben. Damals war ich noch so klein. Jetzt sieht meine Einstellung natürlich dem Alter entsprechend ganz anders aus.

*

In einem bin ich mir nichtsdestotrotz sicher. *Einen* Auslöser kann ich zu 100 Prozent benennen. Mein Vater kann ein Lied davon singen. Wie oft mussten wir diese Geschichte zu Papier bringen oder sie irgendwelchen Therapeuten erzählen. Das Ganze verhielt sich so: Ich erinnere mich noch daran, als ich anlässlich meiner anstehenden Konfirmation zu meinem Papa sagte, er solle doch ein paar Kilo abnehmen, um wieder in seinen Anzug zu passen. Wahrscheinlich formulierte ich das etwas zu fordernd, denn er kam meiner Aufforderung wirklich nach. Nicht dass seine Maße so extrem waren, aber Normalgewicht hatte er auch nicht gerade. Er lebte ein bisschen nach der Devise: Warum ein Sixpack, wenn man auch ein Fass haben kann?

Mich haute seine Reaktion um und es schockte mich, dass er wegen mir abends nur noch eine Banane aß. Es war, als hätte er sich, was die Nahrungsumstellung anging, mir unterworfen. Ich realisierte, dass ich es mit meinem Gewissen nicht vereinbaren konnte, mehr als mein Vater zu essen. Ich begann, darauf zu achten, was meine Familie zu sich nahm, und richtete meine Mengen nach ihnen.

Ich habe einen Bruder und der war zu dem Zeitpunkt auch erst neun. Also aß ich wie eine Neunjährige, auf jeden Fall versuchte ich, das zu tun, ganz heimlich und so unauffällig wie möglich. Außerdem begann ich mit einer Art Süßigkeiten-Fasten. Jedoch wären meine Eltern nicht meine Eltern, wenn ihr Instinkt ihnen nicht gesagt hätte, dass etwas nicht stimmte. Meine Masche flog nach ein bis zwei Monaten auf. Diese Monate waren allerdings noch gar nicht so schlimm, es war eher ein Höhenflug. Ich begann, alles für mich Unnötige zwischen den Hauptmahlzeiten Frühstück, Mittagessen und Abendbrot wegzulassen. Wirklich alles, sogar unsere lebenswichtigste Quelle, das Wasser. Es fühlte sich toll an, überschwänglich und noch ausbaufähig. Ich entzog meinem Körper alle Vorräte und fühlte mich leer. Von Tag zu Tag wurde ich besser im Hungern und kam mir leichter vor. Da ich mich schon immer im Untergewicht befand, nahm den Gewichtsverlust kaum einer wahr und ich mit meinem Tunnelblick checkte eh nichts mehr. Es ging mir anfangs jedoch überhaupt nicht ums Gewicht, sondern darum, alles kontrollieren zu wollen, so wie ich es bei meinem Vater tat. Dadurch wollte ich mir selber garantieren, dass ich nicht versagen würde, egal, um was es ging. Meine Zielscheibe war das Essen.

*

Die Schule setzte mir auch gerade sehr zu. Wie viel Zeit ich damals in gute Noten und all den Kram steckte, ist an Wochen messbar. Dadurch dass ich mich nachmittags oft mit Hausaufgaben beschäftigte, vergaß ich das Essen manchmal einfach. Ich wollte nicht, dass es etwas Alltägliches blieb. Mein Perfektionismus trieb mich so an, dass ich aufpassen musste, noch genügend Luft zum Atmen zu bekommen. Ich wollte immer alles perfekt machen, für alle perfekt sein und Mittelmäßigkeit überbieten. Es ist sehr schwer, davon jemals wieder loszukommen. Wenn man damit an die Lorbeeren kommt und Gutes erreicht, will man das ja nicht einfach wieder aufgeben. Ich habe immer noch sehr hohe Ansprüche an mich und übertreibe es manchmal vielleicht, wenn es um meine Zukunft geht. Doch wenn man die Chancen hat, etwas zu erreichen, warum sollte man die dann nicht nutzen?

Ich glaube, darum ging es mir vor drei Jahren auch schon. Ich habe immer so vorausschauend gedacht und mir in den Kopf gesetzt, dass es ja nur förderlich sein kann, wenn ich in der Schule schon mal zum Überflieger mutiere. Also gab ich mein Bestes und nahm dabei den größten Schaden. Natürlich sind die Gedanken bis heute nicht verschwunden, aber sie halten sich in Grenzen, wie lange nicht mehr. Juhu, jetzt, wo es wirklich wichtig wird, strotze ich vor Gleichgültigkeit. Das hätte mir damals mal einer erzählen sollen.

Ich bin zwar immer noch sehr strebsam, das hat sich nicht geändert, aber ich tue nicht mehr *alles* für meine hochgesteckten Ziele. Damals war mein Ehrgeiz freilich unermesslich. Ich verglich mich mit Menschen, die eine solche Karriere aufs Parkett gelegt hatten, dass mein Leben dagegen trist und grau aussah. Klar, ich konnte nicht Hannah Montana sein, und das nicht nur wegen des fehlenden Talents, aber mein naiver Geist verstand das damals einfach nicht.

*

Mit meinem Verzicht auf Süßigkeiten fand ich etwas, wo ich mich wenigstens in einem Punkt beweisen konnte. Kein süßes Gummibärchen kam auch nur in meine Nähe. Heute kann ich es nicht mehr verstehen. Mein Gott, ich habe über 900 Tage auf Nutella verzichtet. Eigentlich echt traurig. Aber du gesegnete Welt der Naschereien, jetzt hast du mich wieder.

*

Als meine Eltern im April 2009 dann anfingen, ein Spektakel zu veranstalten, ging es das erste Mal so richtig zur Sache und ich bekam die Schattenseiten meiner Machenschaften zu spüren. In den letzten drei Monaten hatte ich bestimmt Gewicht verloren und war damit masochistisch geworden. Eines Abends klatschte meine Mama mir einen Wikipedia-Artikel über Magersucht auf den Tisch, verbunden mit einem Machtwort. Ich vergesse nicht, wie verzweifelt sie gewesen ist. Und was machte ich mit dem Artikel? Ich feuerte ihn mit voller Wucht vor den Augen meiner entgeisterten Mutter in den nächstbesten Mülleimer. Heute tut mir das in der Seele weh und unendlich leid.

Aber als frisches Opfer der Magersucht will man so etwas nicht lesen. Mir gefiel ja das Spiel, das ich spielte. Da ich zu der Zeit in meiner Teenie-*Bravo*-Phase war, kauften ich und ein paar Freundinnen die Zeitschrift öfter mal und lasen den neusten Klatsch und Tratsch über Promis, Mode-Tops-und-Flops und auch die Dr.-Sommer-Artikel. Es kann mir keiner weismachen, dass er sich nie diese Ratschläge reingezogen hat. Und wenn doch, Himmel, dann hat derjenige echt etwas verpasst. Die sind ja so was von prägend. Ob man im Endeffekt davon profitieren kann, muss jeder für sich selbst entscheiden, aber die Kichererbsen unter uns hatten damals bestimmt ihren Spaß.

Jedenfalls gab es da diese eine Reportage, aber nicht von dem guten Dr. Sommer, sondern über irgendeine Kampagne. Es ging um ein – wie sollte es auch anders sein – magersüchtiges Mädchen, das von sich erzählte. Ich glaube, ich fand das damals sehr inspirierend, zu inspirierend, und orientierte mich an ihrem Verlauf. 38 Kilo wog das Mädchen angeblich auf den dargestellten Fotos und ich fand das alles wunderschön: knochiges Dekolleté, spindeldürre Beinchen, ellen- und speichebetonte Arme und ein Gesicht wie ein Totenkopf. Insgeheim beschloss ich, auch so auszusehen. Vorarbeit hatte ich ja bereits geleistet. Der Artikel versetzte mich in eine Art ekstatische Euphorie und so ließ dieser körperliche

Zustand nicht lange auf sich warten. Das war bestimmt auch ein Auslöser, einer von vielen. Warum der mediale Druck gerade auf mich zielte, weiß ich nicht. Wahrscheinlich war ich damals viel zu leicht zu beeinflussen. Die Leute mit der Macht wussten schon, wie sie Menschen zum Nachdenken brachten. Ich meine, eigentlich sollte die Reportage allen Menschen nur als Information dienen, aber ich kleines, sensibles Ding sprang natürlich darauf an.

*

Mittlerweile versuche ich, mich etwas davon abzugrenzen, was mir nicht leichtfällt. Gerade weil ich mich total für Mode und Medien interessiere, also für die Bereiche, in denen das Thema am präsentesten ist. Die Gesellschaft – und ich appelliere besonders an meine Generation – muss auf sich aufpassen und versuchen, Schutz zu suchen, oder wenigstens die Forschheit besitzen, sich gegen die Verführungen zu rüsten. Magerwahn und der Hype zur Bulimie nehmen zu und schlagen regelrecht ein, sobald Menschen aus der High Society es vormachen. Ich kann verstehen, dass kleine Mädchen den Engeln von Victoria's Secret ähnlich sein wollen. Wer würde das nicht gern?! Aber man muss auch an sich denken, an die körperlichen Grenzen und an die eigenen Wertvorstellungen.

Zum Glück gibt es mittlerweile schon einige Organisationen und Designer, die sich dafür einsetzen, dass nur noch Models mit einem BMI von über 18,5 auf den Laufstegen dieser Welt zu sehen sind. Jedoch muss das noch konsequenter durchgesetzt werden, sonst geht die Idee irgendwann wieder unter. Ich meine, das kann es doch nicht sein. In was für einer Gesellschaft leben wir denn? Wir Deutschen tendieren ja mehr in die Adipositas-Richtung. Ein Gleichgewicht zwischen diesen Extremen gibt es anscheinend nicht. Vergleichen kann man das mit der Wirtschaft. Ob wir eines Tages die Balance zwischen Inflation, Deflation und einer für alle

Parteien akzeptablen und funktionstüchtigen Währung finden, ist auch offen. Ich hoffe, wir pendeln uns in den nächsten Jahrzehnten ein.

*

Sport, das auch immer wichtiger werdende Thema, war komischerweise kein Faktor, der mich in den Wahnsinn trieb. Ich lief keinen Marathon und versuchte auch nicht, meinem Körper Muskelmasse anzutrainieren. Die Intelligenten unter uns Betroffenen müssten eigentlich wissen, dass man im Untergewicht wirklich nur minimal Muskeln aufbauen kann. Theoretisch bringen einem die morgendlichen und abendlichen Work-outs auf dem Zimmerteppich so gut wie nichts. Praktisch erhält man trotzdem die Illusion aufrecht, etwas zu verbrennen und sich danach viel wohler zu fühlen. Ich war wohl schon krank und auch nicht schlau genug, das zu kapieren. Heute steht auf meiner Stirn geschrieben: Wenn ich groß bin, werde ich intellektuell. Dann trete ich in Zukunft vielleicht in keine so oberflächlichen Fettnäpfchen mehr.

Jedenfalls machte ich nur wenig Sport, natürlich vor dem Schlafengehen. Wenn ich abends mal zehn Liegestütze vergaß und es mir am nächsten Morgen einfiel, bestrafte ich mich gleich mit 50 mehr. Das muss man sich mal vorstellen. Also, dahinter steckt wirklich keine Logik mehr. Aber die Magersucht lässt sich auch in keinem ihrer Faktoren mit logischen Dingen komprimieren. Für Außenstehende ist jeder Zug, den man tut, um das essgestörte Leben zu führen, unlogisch. Aber für uns ergibt das alles einen Sinn.

*

Im Sommer 2009 trieb ich es dann so langsam auf die Spitze. Ich hatte schon einige Arztbesuche hinter mir und wurde gründlichst unter die Lupe genommen, dass ja kein Organ versagte. Meine Ärztin wollte, dass ich zunehme, und so sollte ich mir wieder angewöhnen, zwischen den Hauptmahlzeiten zu essen. Alleine wäre ich nie auf die Idee gekommen, in den Kühlschrank zu greifen und mir einen Fruchtzwerg zu schnappen, doch das musste ich ja auch nicht. Meine Mutter tat das für mich, brachte ihn mir und ich sollte ihn essen, wie ein kleines Kind. Manchmal gingen eineinhalb Stunden für diesen kleinen Joghurt drauf, weil ich die Löffelspitze mit einer sandkornkleinen Portion füllte und diese mindestens zehn Minuten lang im Mund gegen den Gaumen presste.

*

Ich sah inzwischen alles andere als anziehend aus und konnte, meinen Eltern nach zu urteilen, dem Bio-Skelett meiner Schule Konkurrenz machen. Auch jetzt fällt es mir noch ziemlich schwer zu glauben, dass ich damals wirklich so aussah. Mein Blick auf mein Spiegelbild und auch eigene Einschätzungen sind noch sehr verschwommen und oft nicht real, aber nur, wenn es um mich und meinen Körper geht. Anderen gegenüber bin ich fast nur positiv. Ich finde viele Menschen hübsch und liebe ein bisschen die Bad Boys, zum Anbeißen aussehende Männer. Hier in meiner Gegend, wo sich Fuchs und Hase Gute Nacht sagen, gibt es trotz der ländlichen Lage einige Hotties, bei denen ich anfangen könnte zu schmachten. Aber ich weiß nicht, ob ein Typ, den ich heiß finde, ein Auge auf mich werfen würde. Ich glaube, ich bin viel zu unauffällig, was aber wiederum auch an meiner Wahrnehmung liegen kann.

Die Zeiten, wo Spiegel abgeklebt wurden, um sich nicht mehr zu sehen, sind vorbei, aber das Bild, das ich da von mir erblicke, gibt mir irgendwie nichts. Meine Augen zielen dann eh immer nur auf die Stellen, die ich schon in- und auswendig kennen müsste, so oft habe ich sie angestarrt. Ich kann meinen Körper also auch nach jahrelanger Therapieerfahrung nicht leiden.

*

Ich kam im August des besagten Jahres das erste Mal stationär ins Krankenhaus. Das war eine freaky Horrorshow, das kann ich euch sagen. Meine Eltern waren verzweifelter denn je und trotzdem ließen sie mir meine Freiheiten. Ich begab mich kurz vor dem Aufenthalt noch in die Obhut von Fremden und reiste mit einer Jugendgruppe für zwei Wochen nach Schweden. Wenn das Kranke nicht gewesen wäre, hätte das eine echt schöne Freizeit werden können. Jedoch dachte ich Tag und Nacht fast nur ans Essen und machte mir Gedanken, wie ich den nächsten Tag mit so wenig wie möglich durchstehen konnte. Ich sparte an Stellen, wo es gar nichts mehr zu sparen gab, und so war am Ende der Reise fast nichts mehr von mir übrig. Ich fühlte mich schlapp, müde und erschöpft und weinte nur noch, tagelang. Obendrein war ich unmotiviert, saß nur noch mit Wärmflasche im Bett und alles reizte mich, sodass ich schon bei jeder kleinen Auffälligkeit einen Heulkrampf bekam. Ich drehte förmlich am Rad. Keine Ahnung, ob das je jemand wahrgenommen hat, aber ich war völlig am Ende mit mir und meiner Welt. Die Magersucht hat mich im Regen stehen gelassen. Gewogen habe ich mich zu der Zeit jede Stunde, um die Kontrolle nicht zu verlieren. Deren Verlust hätte mich wieder tausend Taschentücher voll Tränen gekostet.

*

In der Schule benahm ich mich immer noch normal und meine gute Miene zum bösen Spiel durchschaute (fast) keiner. Aber sobald ich wieder zu Hause war, ging der Terror von vorn los: Mama und Papa völlig aufgelöst, mein Bruder auf ihrer Seite und ich, als

Häufchen Elend, gegen alle. Streit hatten wir immer, das ging morgens beim Frühstück los und hörte abends beim Abendbrot auf. Es drehte sich immer um das Essen. Und jeden Tag das Gleiche. Man hätte das mit Sicherheit einmal aufnehmen können und dann jeden Tag nur noch auf Play drücken müssen.

*

Irgendwann hatte auch meine Mutter keine Kraft mehr. Hinter meinem Rücken packte sie ein paar Sachen und fuhr mit mir ins Krankenhaus, unter dem Vorwand, mich für eine ambulante Therapie vorzustellen. Mama, das war nicht die feine englische Art!

Natürlich wurde ich direkt eingewiesen. Dieser Tag kommt auf jeden Fall auf die Liste der scheußlichsten Erlebnisse in meinem Leben. Ich flennte acht Stunden durch.

Angekabelt an einen Herzfrequenzleser lag ich da, für alle sichtbar mit der Diagnose Anorexia nervosa, dieser Sache, von der alle die ganze Zeit sprachen, was ich aber nie verstanden habe. Drei Wochen verbrachte ich auf der Station mit wechselnden Patienten und ordentlich zu futtern. Ich musste strikte Regeln einhalten. Eigentlich hätte ich mich doch mal danebenbenehmen sollen. Was hätten die mit einer Furie wie mir gemacht? Das Ganze war wirklich nicht witzig. Denn wäre ich ein paar Monate länger zu Hause geblieben, säße ich heute nicht hier. Mein Herz hatte schon langsamer geschlagen und einige Organwände hatten sich verdickt.

*

Fassungslosigkeit breitet sich in mir aus, wenn ich darüber nachdenke, dass es tatsächlich um Leben und Tod ging. In meinem gut behüteten Leben verwüstete *ein* widerliches Gewitter alles. Was davon übrig blieb, war mein leichenähnlicher Körper. Krasse Scheiße.

Als es dann auf meine angebliche Entlassung zuging, freute ich mich schon. Ich hatte inzwischen das gesamte versäumte Schulpensum nachgeholt und meinen Freunden versucht zu erklären, was in mir vorging. Ein paar Gramm hatte ich bestimmt auch zugenommen, doch das wurde mir nicht gesagt. Als ich dann mit einem Rollstuhl durch die Kinder- und Jugendpsychiatrie des Krankenhauses geschoben wurde, eröffnete mir mein Bewusstsein, dass ich meinem neuen Zuhause schon mal Hallo sagen konnte. Das war das Schlimmste, was ich mir je hatte vorstellen können. Weg von allen Menschen, die man liebt, weg von allen Verpflichtungen und raus aus dem eigenen Leben, das man sich 14 Jahre aufgebaut hatte. Nach schwierigen Gesprächen und dem einen oder anderen Ausraster wurde ich zwei Tage später in die bereits erwähnte Psychiatrie verfrachtet. Psychiatrie hört sich immer so gruselig an, das ist es auch ein bisschen, aber nicht alle Leute sind so bekloppt, wie man sich das vielleicht vorstellt.

Ich erinnere mich noch an das Gespräch mit der zuständigen Psychologin, meinen Eltern und mir. Wir saßen in einem kahlen Zimmer, ich in meinem Rollstuhl. Es ging um die Einweisung. Ich konnte das Wort nicht hören und terrorisierte vermutlich das halbe Krankenhaus mit meinem Nervenzusammenbruch. Ich rastete total aus, ich schrie rum, sprang aus diesem beschissenen Rollstuhl und rannte aus dem Raum. Ich drehte komplett durch. Ich wollte einfach nur noch weg und suchte schnell einen Weg, um allem zu entfliehen. Letztendlich hatte ich nicht mehr das Gleichgewicht und die Kraft, mich in Bewegung zu setzen. Ich lief die ersten Schritte, da hörte ich schon die Tür hinter mir aufgehen und sackte schließlich zusammen. Am Boden zerstört.

*

In der Psychiatrie kannte ich niemanden, keinen einzigen dieser Menschen hatte ich in meinem Leben vorher zu Gesicht bekommen. Alles war so fremd und kurios. Widerwillig musste ich mich für zwei Wochen von meinen Eltern trennen und von all meinen früheren Kontakten.

Es gab eine strikte Kontaktsperre, sodass ich meiner Sehnsucht nur auf brieflichem Wege nachgehen konnte. Ich hing so sehr an allem, dass mir das richtig schwerfiel. Zwei Wochen waren nun wirklich nicht die Welt, aber in einem solchen Rahmen kommst du dir vor wie ein Verbrecher, den niemand sehen durfte, weil er gefährlich war. Diese Strategie ist mit Sicherheit für viele sinnvoll, da die Krankheit oft aus familiären Ursachen heraus entsteht und es dann guttut, mal für einige Tage aus allem rausgerissen zu werden. Dennoch, für mich war es paradox.

Trotzdem werde ich die gesamte Zeit niemals vergessen. Ich lernte tolle und auch verrückte Menschen kennen. Diese Erfahrung kann mir keiner nehmen. Therapie gab es dort so gut wie fast keine. Meine Therapeutin war eine Omi, mit der man heiter übers Wetter hätte plaudern können, aber helfen konnte sie mir nicht. Die Therapie ging, auf gut Deutsch gesagt, total in die Hose. Weil das aber meine erste psychologische Behandlung war, störte mich das damals gar nicht so. Heute könnte ich mich dafür schlagen. Dass ich damals nichts gesagt habe, ist unverständlich. Aber da spiegelt sich die stumme Mitte der Masse wider, von der ich anfangs sprach. Zugegebenermaßen hatten wir dort auch Spaß. Eine Menge sogar. Es war zwar nicht der Sinn der Sache, aber ein guter Nebeneffekt. Da machte die Prozedur doch schon gleich viel mehr Freude.

Weniger witzig war dann immer der Dienstag. Da hieß es dann wöchentlich: Auf, auf zum Wiegen. Schlangestehen mit schweißnassen Händen und klopfendem Herzen. Die Zahl, die wir da jede Woche angezeigt bekamen, machte einen Großteil unserer Tagesstimmung aus. Wenn das Gewicht hochgegangen war, versuchte man, das Essen wieder zu verringern, und das vor den Augen der achtsamen Betreuer. Wenn sich das Gewicht jedoch in die andere

Richtung bewegte, bekam man gleich die volle Portion Vorwürfe, gekoppelt mit anstrengenden Gesprächen. Ich hasste dieses Gerede mit den Menschen, die mich kaum kannten und meinten, mir predigen zu müssen, dass ich mich zusammenreißen und mir endlich mal Mühe geben sollte. Hallo, die hatten doch keine Ahnung von mir und doch wollten sie mir zum Leben in ihrem Sinne verhelfen. Pure Verwirrung.

Da sprach ich doch lieber mit meinen Mitpatienten, die zumindest das Gleiche fühlten wie ich. Unsere Gespräche waren schon eine Sache für sich. Jeder weiß, dass es guttut, sich mit verständnisvollen Menschen zu unterhalten, die einem helfen können und dabei noch in derselben Klemme stecken. Das ist schließlich die Basis der Freundschaft. Wir wären nicht mit anderen befreundet, wenn wir unsere Erfahrungen nicht mit ihnen teilen könnten. Ich bin überzeugt, dass jeder, der offen durchs Leben geht, mindestens einen Menschen finden wird, bei dem er voll und ganz den Eindruck hat, auf Mitgefühl und Teilnahme zu treffen.

In der Psychiatrie habe ich ganz viele von ihnen getroffen und es war eine Bereicherung, solche tiefsinnigen Menschen kennenlernen zu dürfen. Und wenn man wirklich etwas voneinander hält, dann bleibt man auch in Kontakt, egal, wie groß die Entfernung ist.

Als ich nach einem halben Jahr nach Hause kam, landete ich wieder in meinem alten Umfeld. An manchen Wochenenden hatte ich vorher besuchsweise immer mal wieder für ein paar Stunden in meine alte Welt gedurft, aber richtig entlassen wurde ich erst, sobald ich eine Gewichtsgrenze erreicht hatte und als gesund eingestuft wurde. Dass das nicht der Wahrheit entsprach, wusste ich genau. Ich hatte doch immer noch die kranken Gedanken in mir, alles war so geblieben, nur meine Hülle hatte sich verändert. Aber da ich mich nicht geöffnet hatte, war das keinem aufgefallen. Ich fieberte dem Tag entgegen, an dem ich nach Hause durfte, und freute mich schon auf die Zeit, wieder zu hungern. Ich habe danach gedürstet wie Edward nach dem Blut Bellas. Sechs Monate musste ich darauf warten.

*

Der Vorhang, hinter dem ich mich versteckt hatte, fiel aber schon nach wenigen Wochen. Meine Eltern merkten, dass es wieder genauso anfing, wie es aufgehört hatte, und schleppten mich zum hundertsten Mal zum Arzt. Mein Gewicht wurde wieder weniger und ich bekam eine verfluchte Grenze gesteckt, unter die ich, bezogen aufs Gewicht, nicht geraten durfte, wenn ich zu Hause bleiben wollte. Damit machten sie meiner Magersucht einen Strich durch die Rechnung und wollten ihr die Stirn bieten. Ganz ohne meine Einwilligung.

Zweifelsohne ließ ich das nicht zu und geriet in den nächsten Monaten immer weiter unter diese Grenze. Ich glaube, meine Eltern wussten das, man sah es mir einfach an, aber sie ließen mich machen. Da ich wöchentlich zum Arzt zum Wiegen musste, fiel es mir immer schwerer, das verlorene Gewicht kurz vorher durch Wasser zu ersetzen. Ich schüttete Unmengen davon in meinen Körper, um weiter abnehmen zu können und dabei doch nicht aufzufallen. Wenn ich dann dienstags mit dem Schulbus nach Hause fuhr, rechnete ich mit dem Taschenrechner nach, wie viel Wasser ich brauchte, um den Verlust auszugleichen. Dabei geriet ich körperlich das erste Mal so richtig an meine Grenzen. Mit drei Litern im Körper, die ich mir in 20 Minuten reingekippt hatte, bekam ich tatsächlich das Gefühl, gleich zu platzen. Die Last, die auf die Blase drückte, war tierisch hoch und ich kann froh sein, keine Nebenwirkungen erlitten zu haben. Meinen Organen geht es heute prächtig, nur meine Haare trotzen dem Ganzen noch. Ihr Ausfall ist überschaubar, aber ihre Struktur ist wirklich scheiße, das finde ich zumindest.

Meine Wasser-Schummelei fiel dann eines Tages auf. Ich hatte von Woche zu Woche Gewichtssprünge, die ich lieber nicht benennen möchte. Aber das war schon heftig. Noch bevor ich vom Arzt nach Hause kam, wurde meine Mutter informiert, dass ich sie wohl tatsächlich über ein halbes Jahr an der Nase herumgeführt hatte. So ein Mist aber auch. Ich bekam einen folterähnlichen Einlauf und wurde wieder zurück ins Krankenhaus geschickt. In ein anderes, wohlgemerkt. Dort gefiel es mir gleich viel besser und ich musste auch nur vier Wochen bleiben. Rechtzeitig für meine Klassenfahrt nach München wurde ich wieder entlassen. Das war im Oktober 2010.

Die Sache mit der Schule hatte ich übrigens gut im Griff. Meine Strebsamkeit ermöglichte es mir, das Beste aus mir rauszuholen und mit der Klasse weiterzumachen. Es wäre schrecklich gewesen, das Jahr zu wiederholen. Mein persönliches Niveau wäre zu Boden gesunken. Bis heute habe ich wahrlich keinen Schimmer davon, was meine Klassenkameraden damals von mir dachten. Besser so, ich will es gar nicht wissen. In diesem Alter redet noch keiner mit einem darüber. Aber wie auch? Ich kann es so gut nachvollziehen. Ich wüsste ja auch nicht, wie ich mit jemandem sprechen sollte, der im schwersten Stadium des Drogenentzugs steckt.

*

2011 war dann mein Glücksjahr. Ich musste in kein Krankenhaus und es veränderte sich so vieles in meinem Leben. Süße 16 und schon lief die Sause. Ich wechselte die Schule, weil ich vorhatte, mein Abitur zu machen. Das wollte ich, weil ich keinen Plan hatte, was meinen beruflichen Werdegang anging, und ich brauchte es für mein Ego. Da ich eh mit der zehnten Klasse fertig war, passte das sehr gut.

Ich kann einen Schulwechsel wirklich jedem ans Herz legen, der mit dem Gedanken spielt. Natürlich sollte man selbstbewusst sein und dem Neuen offenherzig begegnen, aber wenn man will, kann sich dadurch vieles zum Guten wenden. Alle Leute, mit denen ich bis heute zur Schule gehe, sind viel reifer und erwachsener, was möglicherweise auch an meiner Sicht der Dinge liegt. Ich bin ja auch erwachsener geworden. Das tat mir zumindest damals auch sehr gut. Meine Angst vor dem Erwachsenwerden schwand und ich fühlte mich nicht mehr plattgewalzt von Überforderungen.

Meine ambulante Therapie trug dann endlich auch mal Früchte. Es ergab für mich einen Sinn, mit jemandem zu sprechen, der mir helfen wollte. Und es tat so gut. Meine Therapeutin und ich hatten uns darauf geeinigt, dass ich langsam mal selber das Zepter in die Hand nehmen sollte, um zu lernen, für mich Verantwortung zu übernehmen. Ich glaube, das kann man nicht mit jeder diagnostizierten Magersucht machen, weil man vorher angefangen haben sollte, eine gewisse Abgrenzung zu erreichen. Man sollte sich im Klaren sein, ob man sich wirklich darauf einlassen kann. Viele würden der Essstörung nachgeben. Aber die Willensstarken unter uns schaffen das. Ich habe das auch gepackt.

*

Jetzt gerate ich an den Punkt, wo ich versuche, mein persönliches Wunder zu erklären. Es ist schwierig darzulegen, was mich dazu bewegt hat aufzuhören, für die Magersucht zu leben. Ich versuche es einfach mal mit diesen Worten:

Freiheit, Freunde, Lust aufs Leben, Ziele, Ehrgeiz und Einsicht.

1.: Ich bekam die besagte Freiheit, selber Verantwortung für mich und mein Leben zu übernehmen und dadurch *für mich* zu leben. Ich wurde 16 und das eröffnete mir Türen, die zuvor immer geschlossen waren. Mein Gewicht bekam nur noch ich zu Gesicht und der Druck von außen, also von meinen Eltern und von den Ärzten, der mich immer belastet hatte, war wie weggeblasen. Ich merkte, ich konnte selber darauf achten, dass ich nicht wieder abnahm, und das tat ich auch. Autonom besuchte ich die ersten richtigen Partys (nicht die Kleinkinder-Absturz-in-der-Ecke-lieg-

Partys, die hatte ich schon lang hinter mich gebracht) und wurde rebellischer. Ich kann David Hasselhoff jetzt verstehen, wenn er grölt *I've been looking for freedom*.

2.: Freunde sind wichtig für das Wohlbefinden eines jeden Menschen. Ich hatte sie zwar auch schon während der Magersucht, aber als ich die Barriere zur Krankheit baute, fand ich noch ein paar neue, die zu meinen alten den perfekten Ausgleich schafften. Meine Freundeskreise sind sehr verschieden, aber das ist gut so. Diese bunte Mischung tut mir gut. Zudem gab es ja auch noch die Leute, die das Gleiche wie ich empfanden. Besuche und Gespräche mit ihnen helfen mir bis heute.

3.: Ich bin euphorisch, kreische und denke mir: So jung bist du nie wieder. Warum Zeit vergeuden und sich nicht aufs Leben freuen. Es wird noch so viele Dinge geben, die mich faszinieren können und mich sprachlos machen. Ich merkte, dass ich mich nach Abenteuern sehnte, richtig Lust auf Krawall und Remmidemmi hatte und so auch aufs Leben. Unter dieser Lust ließ sich die Krankheit teilweise vergraben.

4.: Ziele habe ich eine ganze Kiste voll. Ich denke, jeder junge und auch alte Mensch hat Ziele, für die es sich zu leben lohnt. Man sollte nur darauf achten, dass die Ziele nicht die höchste aller Messlatten übersteigen. Sonst werden sie unerreichbar und man geht unter. Aber Ziele sind etwas Schönes. Setze dir einfach mal ein kleines Ziel und du wirst staunen, wie gut es dir nach dem Erreichen geht.

5.: Ehrgeiz ist so eine Sache für sich. Ich setze mich grundsätzlich mit Eifer an alles, was ich beginne. Und so entwickelte ich Ambitionen, auch die Magersucht ordentlich in den Wind zu schießen. Aber ich bin überzeugt davon, dass man das auch mit Faulheit zustande bringt.

6.: Die Einsicht, mir mit der Magersucht nicht ermöglichen zu können, was ich mir vom Leben verspreche, erlangte ich spät. Aber besser spät als nie. Alle aufgezählten Faktoren haben da eine Rolle gespielt. Ich freue mich heute unendlich darüber und würde meine neuen Erkenntnisse gern tütenweise in die Welt hinauswerfen, um auch andere davon zu überzeugen, dass es weitergehen kann.

*

Die Magersucht ist nicht alles, sie ist fast nichts. Aber nur fast. Es war nicht alles an ihr schlecht. Ich habe wunderbare neue Freunde gefunden und bin viel reifer geworden, reflektierter und habe gelernt, was es heißt, für sich zu kämpfen. Trotzdem muss das kein Kapitel im Leben sein. Man kann es gern überspringen.

*

Im Januar 2012 bekam ich dann die Nachricht, dass ich noch einmal in eine professionelle Klinik sollte. Nicht weil ich todkrank war, sondern weil meine Eltern und meine Therapeutin alles dafür taten, mich auf eine besonders sichere Bahn zu schieben. Absurd fand ich das, gerade, weil es sich für mich zu Hause gut leben ließ. Aber eigentlich wäre der Aufenthalt sowieso schon im Frühjahr 2011 fällig gewesen, da ich zu dem Zeitpunkt noch nicht so gut drauf war. Doch meine Krankenkasse und die Rentenversicherung hatten kein Verständnis dafür. Wir gerieten in einen endlosen Bürokratiekreisel, was die Kosten für die Klinik anging. Niemand wollte mir diesen Aufenthalt bezahlen, der so wichtig sein sollte.

Letztendlich ließen sie sich acht Monate damit Zeit und schickten mich dann dorthin, als ich es nicht mehr allzu nötig hatte. Doch natürlich ging ich trotzdem. Drei Monate verbrachte ich da, wurde noch etwas aufgepäppelt und habe viel Neues über Ernährung und die Krankheit gelernt. Herzliche Menschen gab es dort ebenfalls. Der Aufenthalt gefiel mir viel besser, wahrscheinlich weil ich älter war, mich auf die Hilfe einlassen konnte und mir viel mehr Möglichkeiten geboten wurden. Jedoch war das Umfeld krasser.

Ich erinnere mich an meinen ersten Tag, an dem ich zu Mittag neben einer Frau saß, die mich fragte, wie alt ich sei. »16, und du?«, antwortete ich, mit der Vermutung, eine Zwölfjährige neben mir sitzen zu haben. Dann gab sie ein leises »28« von sich und mir fielen fast die Augen aus den Höhlen.

Meine Eltern konnten, nachdem sie mich in die Klinik gebracht hatten, nächtelang nicht ruhig schlafen. Das offenbarten sie mir später. Sie empfanden das, was sie dort sahen, als sehr prägend. Auch mir ist der Tod nie zuvor so sehr ins Gesicht gesprungen wie in dieser Klinik für Essstörungen. Aber das war gut. Es half mir dabei, die Magersucht als widerwärtig zu erkennen und ihr den Platz zu rauben, den sie bei mir eingenommen hatte.

*

Die Krankheit macht aus Menschen Monster. Man muss sie bekämpfen und wieder einen Menschen aus dem Monster machen. Dafür ist es nie zu spät. Jeder schreibt seine eigene Lebensgeschichte, seine eigenen Kapitel mit den unterschiedlichsten Überschriften. Gute und auch böse. Dieser Abschnitt war böse. Doch auch Bücher mit hässlichen Passagen können ein gutes Ende nehmen. Menschen und Geschichten ändern sich schließlich.

Ich für meinen Teil bin froh, den Absprung geschafft zu haben. Die Krankheit wird wohl immer etwas in mir nachhallen, so wie sie es in jedem einmal Infizierten tut. Aber ich bin motiviert, sie aus meinem Leben zu verbannen. Deswegen wird jetzt anständig gefeiert und gelacht. Ich habe noch nie im Leben so viel gelacht, wie ich es momentan tue. Manche halten mich deswegen für verrückt, aber das ist nicht schlimm. Ich bin gern verrückt.

Auf alles, was vor uns liegt: Cheers!

Aufrichtigkeit ist höchstwahrscheinlich
die verwegenste Form der Tapferkeit.

*William Somerset Maugham*

# Wenn Menschen aufhören zu essen

*Interview zum Thema »Essstörungen, vor allem Magersucht«
mit Frau Dr. med. Wünsch-Leiteritz, Leitende Oberärztin der
Klinik Lüneburger Heide in Bad Bevensen*

**Beke: Frau Dr. Wünsch-Leiteritz, wie lange arbeiten Sie schon
an Essstörungen?**
Dr. med. Wünsch-Leiteritz: Ungefähr 15 bis 20 Jahre.

**Beke: Wissen Sie zufällig, wann das, historisch gesehen, mit den
Essstörungen angefangen hat?**
Fr. W.-Lt.: Essstörungen scheint es schon immer gegeben zu haben;
erste Anorexie-Beschreibungen gibt es bereits aus dem Mittelalter.
Gull (England) und Charcot (Frankreich) haben Ende des 19. Jahr-
hunderts den Begriff »Anorexia nervosa« geprägt und das Krankheitsbild in Fachzeitschriften beschrieben. In Zeiten von Barbie
und Twiggy, also in den 60ern, hat das Schlankheitsstreben zugenommen und mit Beginn der 80er sind die Zahlen sehr schnell angestiegen. Die Diagnose Bulimie hat man erst Ende der 80er-Jahre
begonnen zu stellen und sie von den Anorexien als eigenständige
Essstörung abgegrenzt. Hier gibt es viele Gemeinsamkeiten mit der
Anorexie, aber die hat immer ein höheres Gewicht.

**Beke: Wo fängt denn eine Essstörung an?**

Fr. W.-Lt.: Das ist eine schwierige Frage, oft gibt es ein Hineingleiten in die Essstörung und essgestörtes Verhalten ist ja in unserer Gesellschaft weit verbreitet. So gibt es essgestörtes Verhalten, atypische und typische Essstörungen, wobei man unter Letzteren die Vollbilder der bekannten Essstörungserkrankungen meint. Essgestörtes Verhalten unterscheidet sich von Essstörungserkrankungen durch den Krankheitswert, das heißt, eine darunterliegende emotionelle Problematik mit Einschränkungen des altersentsprechenden Lebens, vor allem im sozialen Bereich. Wenn jemand zum Beispiel einmal einen Fressanfall hat und dann erbricht, zeigt er zwar die Symptome einer Essstörung, ist aber noch nicht automatisch erkrankt. Tut er/sie das häufiger am Tag und hat es einen Einfluss auf das körperliche und seelische (Wohl-)Befinden und die Lebensführung ganz allgemein, wird es zur Krankheit.

Dabei kommt es auch darauf an, in welcher Gesellschaft man lebt, und damit darauf, was als normal oder unnormal angesehen wird. So wird in unserer Gesellschaft zum Beispiel ein Abführmittelkonsum als weitaus kränker eingestuft als die vermehrte Bewegung durch sehr häufige Besuche im Fitness-Studio.

Die Krankheit Essstörung hat typischerweise mit einem niedrigen Selbstwert und einer schlechten Selbstbewertung und damit auch Körperbewertung zu tun. Es gibt Menschen, die halten ihr Leben lang Diät, sind aber trotzdem zumindest zeitweise glücklich beziehungsweise gesund, ziehen sich nicht zurück, verabreden sich und gehen auf Partys. Aber sobald sich das essgestörte Denken und Handeln so stark auswirkt, dass vieles oder das Denken insgesamt davon eingenommen wird, andere Krankheitssymptome oder Einschränkungen auftreten (keine sozialen Kontakte mehr bis hin zur Isolierung, nur noch Lernen, Erschöpfung u.a.), wird eine Essstörung immer mehr krankheitswertig. Dieser Übergang zwischen einer ab und an auftretenden Störung oder dauerndem Diäthalten und einer diagnostizierten Krankheit ist meistens fließend.

**Beke: In welchem Alter treten Essstörungen am häufigsten auf?**
Fr. W.-Lt.: Es gibt mehrere Zeitpunkte; häufig ist es der Zeitpunkt der Pubertät. Essprobleme unter dem Alter von acht Jahren werden als Fütterstörungen bezeichnet. Essstörungen können in allen möglichen Lebensabschnitten (in sogenannten Schwellensituationen) auftreten, jedoch gibt es um das Alter 18 Jahre, also mit dem Schulabschluss und Beginn der Volljährigkeit und damit dem beginnenden Erwachsensein, einen erneuten Gipfel. Man geht davon aus, dass das an zunehmend wichtigen Anforderungen liegt, also an Lebensanforderungen, die vermehrte Eigenständigkeit, eine altersentsprechende Ich-Entwicklung und einiges an Organisationstalent und sozialen Kompetenzen, Zivilcourage und allgemein Selbstbehauptung erfordern.

Heute wissen wir, dass die Altersspanne im Auftreten von Essstörungen breiter geworden ist, das heißt, dass die Betroffenen sowohl immer jünger als auch älter werden, sodass wir auf der einen Seite Zehnjährige mit Essstörungserkrankungen sehen und auf der anderen Seite erwachsene Frauen, die bis in die Wechseljahre hinein erstmals eine Essstörung entwickeln.

**Beke: Gibt es Menschen, die beispielsweise aufgrund einer speziellen Persönlichkeitsstruktur besonders anfällig für eine Essstörung sind, oder kann das jeden treffen?**
Fr. W.-Lt.: Wir meinen nicht, dass das jeden treffen kann. Ich spreche hier jetzt besonders von den Anorexien, wobei vieles auch auf Bulimien zutrifft. Diejenigen, die eine solche Essstörung entwickeln, zeigen von der Persönlichkeit her immer etwas Besonderes. Sie sind hochsensibel, sehr einfühlsam, sehr beeinflussbar und außenorientiert, womit sie sich von den Problematiken anderer zu sehr einnehmen lassen. Sie nehmen sich vieles zu sehr zu Herzen und sind sehr selbstkritisch. Hinzu kommt, dass Anorexien sich sehr schlecht abgrenzen können und meist einen hohen Perfektionismus und ein hohes Maß an Leistungsstreben haben, wobei

man davon ausgeht, dass sich das schon in ihren Anlagen befindet. Oft sind sie damit besonders pflegeleichte, liebe und brave Kinder, was mit dem Übergang in das Jugendalter schwierig wird, da eine Neigung vorhanden ist, das Leben zu schwer zu nehmen. Neuere Forschungen haben ergeben, dass anorektische Menschen eher detailgenau denken und weniger das große Ganze im Blick haben und damit eher unflexibel sind, so ein Stück festgefahrener eben, dass dies aber mit Hilfen (zum Beispiel einem guten Coach) gut beeinflussbar und verbesserbar ist.

**Beke: Was sind die bei einer Anorexie am häufigsten diagnostizierten Auslöser?**

Fr. W.-Lt.: Auslöser sind vor allem Lebensanforderungen, mit denen das Leben schwerer zu werden scheint. Sich nicht richtig oder zu viel und falsch zu fühlen ist in der Pubertät nicht ungewöhnlich, aber nicht in dem übergroßen Ausmaß wie bei unseren Patientinnen oder Patienten. Sie sind zutiefst irritiert über sich, hoch empfindsam und damit »uncool«, was besonders im Jugendalter schwierig unter Gleichaltrigen ist.

Anorexien können an allen möglichen Lebensstationen auftreten, an denen man meint, den (auch nur scheinbar) zu hohen Anforderungen nicht gerecht werden zu können. Auch das Umfeld kann mit zum Auslösen der Krankheit beitragen, wenn man keine starken Gegenüber hat, die einen in besonderen Situationen wie zum Beispiel Hänseleien oder Mobbing zur Seite stehen oder sich um einen kümmern.

**Beke: Was sind die bei einer Anorexie am häufigsten diagnostizierten Ursachen?**

Fr. W.-Lt.: Die Ursachen werden als multifaktoriell beschrieben, also viele Faktoren müssen ineinandergreifen, damit eine Essstörung entsteht. Wir wissen heute, dass es genetische (also angeborene) Faktoren in der Persönlichkeit der Betroffenen gibt, wie oben schon beschrieben. Die brauchen aber Auslöser, damit es zum Auftreten der Erkrankungen kommt. Anorexien haben ein besonderes Naturell, das den Übergang ins Jugendalter schwieriger macht. Sie sind eher vernünftige Kinder, die meistens klug, oft auch besonders brav und hoch angepasst sind; oft Vorzeigekinder. Auch der oben bereits beschriebene Denkstil macht die gesunde Persönlichkeitsentwicklung schwieriger. Einiges zum Thema der falschen Einschätzung des Körpers (der Körperbildstörung: sich immer noch zu dick fühlen, auch wenn man schon sehr dünn ist) ist aber noch nicht so ganz erforscht.

**Beke: Was verändert sich durch die Essstörung in einer Familie?**
Fr. W.-Lt.: Was wir als Therapeuten sehen, ist, dass Familien oft auffällig hilflos sind und dadurch mit Stress verbundene Vorwürfe entstehen. Familienmitglieder werden unglücklich und traurig und das bemerken die Betroffenen. Diese wiederum fühlen sich dann schuldig, weil sie selbst so überkritisch sind, alles perfekt machen wollen und nun alle Familienmitglieder und zum Teil auch Freunde so zu belasten glauben, dass ein ungünstiger Kreislauf angetrieben wird. Außerdem gibt es oft eine hohe Besorgnis seitens der Eltern mit daraus folgend zu wenig Autonomie (Eigenständigkeit) fördernden Impulsen, welche die Betroffenen dringendst brauchen, da sie sie selbst zu wenig haben. Angehörige können auch übertrieben einmischend und besonders starr und stur in Auseinandersetzungen um zunehmende Freiheitsgrade sein, was sich sehr ungünstig auf Menschen mit der beschriebenen Persönlichkeitsstruktur auswirkt. Essstörungserkrankungen haben aber nichts mit mangelnder Liebe zu tun.

**Beke: Sind Essstörungen innerhalb der Familie vererbbar?**
Fr. W.-Lt.: Nicht direkt. Wir wissen, dass anlagebedingte, also genetische Faktoren eine wichtige Rolle spielen. Aber das bedeutet zum Beispiel nicht gleich: Die Mutter hat eine Essstörung und

damit hat auch das Kind eine Essstörung. Da spielten das Verhalten der Mutter und ihr Umgang mit dem Essen die größere Rolle. Dass eine Essstörungserkrankung auftritt, setzt eine emotionale Störung voraus, also eine Störung im Gefühlserleben und in der Gefühlsregulation. Zudem spielt es eine Rolle, wie in Familie und Gesellschaft mit dem Thema Gewicht, Essen und Figur/Körper umgegangen wird.

**Beke: Spielen die Medien bei der Verbreitung der Essstörungen auch eine Rolle?**

Fr. W.-Lt.: Die Medien spielen insofern eine Rolle, als dass sie ein unrealistisches Schlankheitsideal befördern und dadurch eine Menge Druck besonders auch auf immer Jüngere und damit unreife Menschen auslösen können, die ihren Selbstwert erst noch aufbauen müssen. Dabei ist es ungünstig, wenn der (noch instabile) Selbstwert zu früh und zu stark mit dem »Körperwert« beziehungsweise der Körperakzeptanz verbunden wird. Selbstakzeptanz und Körperakzeptanz sind nämlich eng miteinander verknüpft, womit eine gesund entwickelte Selbstakzeptanz die Körperakzeptanz gut halten kann. Der Druck der Medien hat aber nicht bei jedem dieselben Folgen, sie helfen aber mit, ein falsches Ideal zu verbreiten, mit dem dann viele, vor allem Frauen, zu sehr beschäftigt sind und sich mit unsinnigen Diäten abmühen, statt sich wohlfühlen zu lernen auch in einem unperfekten Körper.

Bulimische Menschen sind in dieser Hinsicht am stärksten betroffen. In der Essstörungstherapie begrüßen wir es zum Beispiel, wenn es Zeitschriften gibt, die normalgewichtige Models für Kampagnen wählen, weil dann andere Vorbilder gezeigt werden.

**Beke: Welches Krankheitsbild ist eigentlich schwieriger zu behandeln? Diagnose Anorexie oder Diagnose Bulimie?**

Fr. W.-Lt.: Das ist schwer zu sagen. Bei einer Bulimie braucht man oft keine so langwierige Therapie, da hier die Gewichtszunahme und damit die Normalisierung der medizinischen Folgen eines Hungerzustandes keine entscheidende Rolle spielt, ganz anders als bei der Anorexie. Aber auch Bulimien haben medizinische Folgen wie Zahnschäden und Elektrolytstörungen (vor allem Kaliummangel) und Periodenstörungen.

Bei der Anorexie dauert der Therapieprozess mit der Wiederernährung und Gewichtszunahme meistens länger, aber die Auseinandersetzung mit der seelischen Problematik ist bei beiden Krankheitsbildern gleich schwer.

**Beke: Was unterscheidet bulimische von anorektischen Patienten?**
Fr. W.-Lt.: Anorexien haben ein Gewicht unterhalb der Anorexiegrenze, Bulimien darüber, sie sind zumeist normalgewichtig. Patienten mit Anorexien und Bulimien gehen unterschiedlich mit emotionellen Belastungen um. Von einer Anorexie Betroffene betäuben oder deckeln eher Probleme durch das Hungern, um sie dann weniger zu spüren. Von einer Bulimie Betroffene reagieren diese explosiver aus. Aber grundsätzlich haben beide Essstörungen viele Gemeinsamkeiten und können ineinander übergehen.

**Beke: Wie schaut es bei den Männern aus?**
Fr. W.-Lt.: Das ist genauso wie bei den Frauen. Auslöser, Ursachen und Symptomatik sind identisch, nur treten Essstörungen bei Jungen und Männern deutlich seltener auf.

**Beke: Wie viele Männer behandeln Sie im Schnitt?**
Fr. W.-Lt.: Unter fünf Prozent.

**Beke: Wie schätzen Sie die steigende Tendenz der männlichen Patienten mit Essstörungen ein?**
Fr. W.-Lt.: Ob Essstörungen bei Männern tatsächlich im Ansteigen sind, ist, soweit ich weiß, nicht sicher. Es ist bekannt, dass der Körperkult zunehmend auch auf Jungen und Männer übergeht, wobei

es dort eher um Muskelaufbau und Bodybuilding in übertriebener Form geht.

**Beke: Wie nehmen Sie die allgemein steigende Tendenz aller Essstörungen wahr?**

Fr. W.-Lt.: Da muss man wieder unter den einzelnen Krankheitsbildern unterscheiden. Anorexien scheinen in den letzten zwei Jahrzehnten nur gering angestiegen zu sein, Bulimien deutlicher, scheinen aber ihren Höhepunkt auch erreicht zu haben.

**Beke: Worin sehen Sie den Knackpunkt, dass viele es nicht schaffen, gesund zu werden?**

Fr. W.-Lt.: Das hängt meiner Meinung nach in erster Linie mit der Komplexität der Erkrankung zusammen, da eine Essstörung ja immer eine darunterliegende Störung in der altersentsprechenden Persönlichkeitsentwicklung hat. Man kann eine Essstörung nicht mit einer Mandelentzündung vergleichen, die man mit einem Antibiotikum behandelt, und wenn das häufiger der Fall ist und die Mandeln größer werden, nimmt man sie heraus. So einfach ist das bei einer Essstörung nicht. Eine Essstörungstherapie ist intensiv, verzahnt und alles ist miteinander verwoben. Es spielen viele Faktoren eine Rolle. Allerdings heißt das auch, dass je stimmiger und je passiger wir in der Therapie werden, desto erfolgreicher werden wir sein.

Auch muss die Familie beziehungsweise das wichtige Umfeld einbezogen werden, was oft zu kurz kommt. Dann haben wir auch kaum Zugriff auf die häuslichen Dinge wie Schule und Freunde, Verwandte. Denn wie macht man jemanden stark, wenn er sehr empfindsam ist? Letztendlich brauchen die Betroffenen ein Lebensumfeld, in dem sie sich mit ihren Möglichkeiten wiederfinden und einbringen können, dabei rundum gefördert werden. Darin liegt oft der entscheidende Punkt. Dieser Schwierigkeit versuchen wir auch durch den Einzug in eine störungsspezifisch arbeitende betreute Wohneinrichtung immer mehr zu begegnen, wenn Erkrankungen zu Hause rezidivieren. Wir erleben dann, dass durch die weiterhin gegebene Betreuung und Unterstützung Normalgewicht erreichbar ist, die Symptomatik aufgegeben und Gewicht gehalten werden kann und so ein Übergang in ein gesundes Leben entsteht beziehungsweise möglich wird und damit auch die Rückkehr nach Hause.

**Beke: Wie viele von Ihren Patienten gehen denn in ein betreutes Wohnen?**
Fr. W.-Lt.: Aus dieser Klinik gehen und kommen rund ein Viertel der Patientinnen in und aus einem betreuten Wohnen.

**Beke: Wie viele von Ihren Patienten sind pauschal »Wiedereinkehrer« und wie viele sind »Neuankömmlinge«?**
Fr. W.-Lt.: Das kann ich nicht genau sagen, aber es gibt immer einen unterschiedlich großen Teil der Patientinnen/Patienten, die nicht zum ersten Mal in einer Klinik sind. Es gehört auch zum Krankheitsbild, dass weitere stationäre Therapiephasen vorkommen – das Wichtigste ist, dass die Erkrankung konsequent überwunden wird. Uns ist es eher recht, wenn jemand frühzeitiger wiederkommt, sobald es Schwierigkeiten gibt, die in die Krankheit zurückführen, die nicht in ambulanter Therapie aufgefangen werden können, denn dann sind die stationären Therapien kürzer. Eine Wiederaufnahme ist kein Versagen, da eine Entlassung aus einer Klinik nicht bedeutet, zu 100 Prozent gesund zu sein und nicht wieder zu rezidivieren. Wir wissen aber, dass bei den Anorexien ein in der Klinik normalisiertes Gewicht das Rückfallrisikio im Vergleich zu einem noch niedrigen Gewicht bei Entlassung deutlich senkt.

**Beke: Was kennzeichnet eine erfolgreiche Therapie der Anorexie?**
Fr. W.-Lt.: Eine erfolgreiche Therapie muss immer zweigleisig laufen. Auf der einen Seite ist das die Gewichtserhöhung, die

durch die Wiederernährung und Symptomaufgabe möglich wird, falls eine Patientin gleichzeitig anorektisch und bulimisch ist, womit dann auch die medizinischen und psychischen Folgen des Hungerns und/oder des Erbrechens überwunden werden können.

Gleichrangig dazu braucht es den Psychotherapieprozess, um ein Verständnis dafür zu erarbeiten und gemeinsam begreifen zu lernen, wofür die Störung steht, und damit an Persönlichkeitsreifungsdefiziten zu arbeiten beziehungsweise diese zu überwinden.

**Beke: Nun, man hört, die Sterberate sei im Bereich der Anorexien hoch. Hatten Sie mit ihren 15 Jahren Erfahrung schon Patienten in Ihrer Behandlung, die während dieser gestorben sind?**

Fr. W.-Lt.: Nein, bisher nicht in der Klinik, was damit zusammenhängt, dass wir einen medizinischen Überwachungsbereich haben und alle bekannten Risiken eines schweren Hungerzustandes oder einer Bulimie immer im Auge behalten. Die Sterberate ist hoch, wenn man eine Anorexie nicht behandelt.

**Beke: Welche Schäden hinterlässt das Hungern trotzdem immer?**

Fr. W.-Lt.: Es gibt eine Menge psychischer Begleiterscheinungen, da das Hungern, je länger es dauert und je schwerer es wird, immer mehr Folgen mit sich bringt. Die häufigste psychische Folge ist die Depression. Es entstehen aber auch Ängste und Zwänge, eine erhöhte Reizbarkeit und mangelnde Frustrationstoleranz, die Betroffenen sind emotionell labil (»Leben braucht Gewicht«). Wenn das Gewicht unter die Anorexiegrenze rutscht, entstehen immer auch medizinische Folgen. Das heißt nicht unbedingt, dass man diese spürt, so zum Beispiel die Störungen im Knochenmark, im Blutbild, erhöhte Leberwerte oder eine eingeschränkte Nierenfunktion.

**Beke: Ist es erwiesen, dass es bei zu untergewichtigen Menschen zu Hirnschäden kommen kann?**

Fr. W.-Lt.: Eine Computertomografie oder ein MRT kann bei sehr niedrig gewichtigen Anorexien eine sogenannte Pseudo-Hirnatrophie zeigen, was einem Schrumpfen des Gehirns gleichkommt und bei der sich der Flüssigkeitssaum um das Gehirn herum verbreitert darstellt. Typischerweise bildet sich diese Folge mit Normalgewicht wieder zurück.

**Beke: Wie sehen Sie die Heilungschancen?**

Fr. W.-Lt.: Wenn ich dich ansehe, meine ich, stehen die Chancen auf jeden Fall gut. *Zwinkert.* Grundsätzlich sind die Heilungschancen gut, doch der Prozess ist oft langwierig und man muss dranbleiben, um die Krankheit komplett zu überwinden, was jahrelang dauern kann.

**Beke: Haben Sie Tipps an Angehörige?**

Fr. W.-Lt.: Ja, auf jeden Fall. Das Erkennen, dass jemand Hilfe benötigt, ist von großer Bedeutung. Streitereien um das Essen sind zwar verständlich, bringen aber nichts als weiteren Ärger und Belastungen. Familienmitglieder sollten sehr schnell erkennen, wo ihre Grenzen sind, und sich Hilfe von außen holen. Eine Essstörung signalisiert immer, dass etwas zutiefst nicht in Ordnung ist mit dem Betroffenen und sie/er mit seinen eigenen Möglichkeiten am Ende ist, und da ist Hilfe von außen unverzichtbar, aber es geht auch um störungsspezifische Hilfe. In Deutschland gibt es viele und gute Beratungsstellen – zum Beispiel als Anlaufstellen –, auch wenn dann einmal ein weiterer Weg in Kauf genommen werden muss. Auch Hausärzte, Kinderärzte, ambulante Therapeuten können neben Essstörungskliniken und Informationen übers Internet (zum über den Bundesfachverband Essstörungen) wichtige Anlaufstellen sein, um ersten Rat einzuholen. Wichtig ist: Nicht vorwurfsvoll sein, nicht belastet sein, nicht zeigen, wie es einen mitnimmt, eben weil die Betroffenen selbst hochsensibel sind, und sich dann in Schuldgefühle verstricken, was wiederum die kranke Symptomatik antreibt. Die Betroffenen brauchen starke Gegenüber; innerlich schwach und ungenügend fühlen sie sich schon selber genug.

**Beke: Haben Sie auch Tipps für Betroffene?**
Fr. W.-Lt.: Die meisten meiner Tipps richten sich an Angehörige, weil die Betroffenen, die krank geworden sind, nicht wissen können, wie sie aus ihrer Krankheit wieder herauskommen. Sie können sich höchstens Hilfe von außerhalb holen, indem sie mit ihnen zugewandten Menschen (Freunden, Fachleuten usw.) sprechen oder sich im Internet oder über Bücher und Zeitschriften (auch über die BZfgA) informieren.

**Vielen herzlichen Dank für das Interview!**

# Meine Empfehlungen für euch

Für dieses Register habe ich mich auf die Suche nach bekannten Kliniken, betreuten Wohneinheiten und Beratungsstellen gemacht, die auf Essstörungen spezialisiert sind und alle einen guten Therapieeindruck oder den Eindruck, Hilfe vermitteln zu können, erwecken. Nicht jede von mir aufgezählte Beratungsstelle, Klinik oder Einrichtung für betreutes Wohnen behandelt *nur* Essstörungen. Die meisten bieten auch Behandlungsmöglichkeiten für andere psychische Krankheiten an.

Ich hoffe, mit diesen Anlaufstellen kann ich euch als Betroffenen oder Angehörigen weiterhelfen, jedoch sind diese Angaben ohne Gewähr. Einige von den Kliniken, Hilfseinrichtungen und betreuten Wohnen haben mir die zehn Betroffenen aus dem Buch selbst genannt, aber es gibt auch einige, über die ich persönlich in meiner Recherche gestolpert bin und die ich unbedingt in diese Liste aufnehmen wollte, obwohl weder meine Bekannten noch ich Erfahrungen dort gemacht haben.

Die Kliniken habe ich um eine kurze Selbstdarstellung gebeten, um euch einen besseren Eindruck von dem jeweiligen Therapieschwerpunkt zu verschaffen. Was man bei der Wahl einer Einrichtung immer bedenken muss, ist, dass nicht alles für jeden passt. Dem einen, der bereit ist, sich auf Unterstützung einzulassen, hilft die XY-Klinik vielleicht und dem anderen, der abblockt, eben nicht.

# KLINIKEN

## BADEN-WÜRTTEMBERG

*Kitzberg-Klinik in Bad Mergentheim*
»Die Kitzberg-Klinik behandelt stationär Patienten mit Essstörungen ab zwölf Jahren. Sie bietet auch Psychotherapie für Erwachsene sowie für Mütter mit Kindern an. Die Arbeitsweise verzichtet auf Zwang und verlangt deshalb aktive Mitarbeit und eine eindeutige Entscheidung, die Essstörung beenden zu wollen. Die Erfolgsquote ist sehr hoch. Die Behandlungen werden von allen Krankenkassen und Privatkrankenkassen übernommen.«
*Psychotherapeutisches Zentrum Kitzberg-Klinik Bad Mergentheim, Erlenbachweg 22/24, 97980 Bad Mergentheim, Tel. 07931 5316-0, E-Mail: kontakt@ptz.de*

## BAYERN

*Schön Klinik Roseneck
in Prien am Chiemsee*
»Seit 26 Jahren werden in unserer Klinik Patienten mit Essstörungen behandelt. In Studien zeigte sich, dass Mädchen und Jungen in immer jüngerem Alter an Essstörungen erkranken. Aus diesem Grund bieten wir nun ein spezielles Angebot für jugendliche Patienten an: In unserer Fachabteilung behandeln wir Jugendliche mit psychischen Störungen – Schwerpunkt Essstörungen – im Alter von 14-18 Jahren. Denn unsere Erfahrung zeigt: Je früher eine Therapie einsetzt, desto besser sind die Chancen, dass die Erkrankung die jungen Patienten nicht bis ins Erwachsenenalter hinein belastet.«
*Schön Klinik Roseneck, Am Roseneck 6, 83209 Prien am Chiemsee, Tel. 08051 68-0*

## HESSEN

*Parklandklinik in Bad Wildungen*
»Nach unserem Verständnis ist eine Essstörung Ausdruck und Lösungsversuch seelischer Konflikte, die aus früheren Erfahrungen herrühren und durch Lebensveränderungen aktualisiert werden. Oft kommt es durch diese Veränderungen zu nachhaltigen und tiefgehenden Erschütterungen des Selbstwertgefühles. Das Vertrauen in die eigenen Fähigkeiten lässt nach und der Wunsch nach Hilfe und Beistand wächst. Nicht selten hat sich ein Gefühl der Ohnmacht und des Versagens entwickelt, weshalb Hilfsangebote anzunehmen schwer fallen kann.
Mit Gründung der Akutklinik wurde in unserer Klinik der Behandlungsschwerpunkt ›Essstörungen‹ eingerichtet, in dem ausgeprägte Magersucht und Ess-Brechsucht behandelt werden. Durch eine enge inhaltliche und personelle Kooperation mit der Asklepios Stadtklinik können wir auch für essgestörte Patienten mit ausgeprägter körperlicher Symptomatik eine hohe Qualität und Sicherheit in der Therapie gewährleisten.«
*Parkland-Klinik, Im Kreuzfeld 6, 34537 Bad Wildungen-Reinhardshausen, Tel. 05621 706-0, E-Mail: info@parkland-klinik.de*

## NIEDERSACHSEN

*Klinik Lüneburger Heide
in Bad Bevensen*
»Die Klinik Lüneburger Heide ist eine psychosomatische Klinik mit den beiden Behandlungsschwerpunkten Essstörungen und ADHS. Wir behandeln alle Formen und Schweregrade von Essstörungserkrankungen und zeichnen

uns durch eine magensonden-freie Behandlung auch schwerer Anorexien aus. Wir haben dazu die Esspsychotherapie mit Essplan gestützter Wiederernährung und ein Therapieprogramm mit Bezugsgruppen in etwa gleichaltriger, ebenfalls essgestörter Mitpatientinnen/Mitpatienten. Daneben zeichnen uns als Besonderheit die Elternintensivwochen (Multifamilientherapieeinheiten) aus, im Rahmen derer wir die Eltern unserer Patientinnen und Patienten in den Therapieprozess ihrer Kinder einbeziehen, womit familiäre Belastungen und Schuldkonflikte sehr gut reduziert werden können. Wir setzen auf eine fortgesetzte Erhöhung der Krankheitseinsicht und Therapiemotivation und damit auf die Auseinandersetzung mit allen möglichen ursächlichen und Auslösefaktoren von Anorexien und Bulimien.«

*Klinik Lüneburger Heide, Am Klaubusch 21, 29549 Bad Bevensen, Tel. 05821 960-0, E-Mail: info@klinik-lueneburger-heide.de*

## MediClin Seeparkklinik
### in Bad Bodenteich

»Unsere Klinik behandelt im Rahmen einer Fach- und Rehabilitationsdiagnostik Kinder, Jugendliche und Erwachsene mit Essstörungen (Anorexie, Bulimie, Adipositas, Binge Eating). Unsere Einrichtung steht für Psychosomatische Medizin, Psychotherapie und für Akutpsychosomatik im Krankenhausrahmen. Wir bieten rund 215 Betten in vielen verschiedenen Bereichen an, unter anderem im medizinischen Zentrum für Essstörungen.

Die Therapie, die wir anbieten, basiert auf einem ganzheitlichen, interdisziplinären und familienorientierten Konzept, geleitet vom Motto: Rehabilitation und Medizin, stets den ganzen Menschen im Blick.«

*MediClin Seepark Klinik, Sebastian-Kneipp-Str. 1, 29389 Bad Bodenteich, Tel. 05824 21-0*

## AHG Psychosomatische Klinik
### in Bad Pyrmont

»Unsere Klinik ist seit 25 Jahren in der verhaltenstherapeutischen Behandlung von Essstörungen beteiligt, im Rahmen von Akut- oder Rehabilitationsbehandlungen. Mit unseren Patienten erarbeiten wir Therapieziele wie zum Beispiel: Erlernen eines geregelten Essverhaltens im Sinne einer Fünf-Mahlzeiten-Struktur, Abbau der Ängste vor dem Essen und Gewichtszunahme, Festsetzung eines zu erreichenden Zielgewichtes, Verbesserung der Körperakzeptanz, Steigerung des Selbstwertgefühls und der sozialen Kompetenzen, Verbesserung der Entspannungs- und Genussfähigkeit sowie Erkennen von individuellen Auslösern und aufrechterhaltenden Bedingungen für das Krankheitsbild. Um diese Ziele zu erreichen, führen wir Einzelgespräche und vor allem Gruppenpsychotherapien durch. Manchmal sind auch Medikamente in der Behandlung notwendig. Ein Therapieerfolg stellt sich am ehesten dann ein, wenn Patienten gut motiviert sind, an ihrem Essverhalten etwas zu ändern, neue Verhaltensweisen auszuprobieren und sich aktiv in den Gruppentherapien zu beteiligen. Unsere Aufenthaltsdauern sind in der Regel zwischen sechs und zehn Wochen. Wir raten allen Betroffenen, möglichst schnell professionelle Hilfe in Anspruch zu nehmen.«

*AHG Psychosomatische Klinik Bad Pyrmont, Bombergallee 10, 31812 Bad Pyrmont, Tel. 05281 619-0, E-Mail: pfkpyrmont@ahg.de*

## NORDRHEIN-WESTFALEN

*Klinik am Korso*
*in Bad Oeynhausen*

»Die Klinik am Korso ist Deutschlands einzige Klinik, die ausschließlich Menschen mit Essstörungen in stationärem Rahmen behandelt. Der Leitspruch der Klinik lautet: Wir wollen unseren Patientinnen und Patienten einen Ort bieten, an dem sie ihr Leben ändern können. Das Aufgeben einer Essstörung bedeutet häufig, mit sich selbst und dem eigenen Körper liebevoller umzugehen. Die uns aufsuchenden Menschen möchten wir ernst nehmen, wertschätzen und als gleichberechtigte PartnerInnen dabei unterstützen.«

*Klinik am Korso gGmbH, Ostkorso 4, 32545 Bad Oeynhausen, Tel. 05731 1810, E-Mail: info@klinik-am-korso.de*

*Universitätsklinikum*
*in Münster*

»Was unsere Klinik im Bereich Essstörungen als Besonderheit anbieten kann, ist eine sogenannte integrierte Behandlung. Das bedeutet, dass es ein Behandlungsangebot gibt, das ambulante, teilstationäre und stationäre Behandlungsbausteine umfasst und miteinander verknüpft. Außerdem haben wir eine eigene Station für Patienten mit Essstörungen.« *(Kinder- und Jugendpsychiatrien gibt es in fast jedem üblichen Krankenhaus, weshalb ich diese nicht extra aufliste. Einer meiner Gesprächspartner hat mir diese KJP jedoch sehr ans Herz gelegt, weshalb ich mich entschieden habe, mit ihr eine Ausnahme zu machen.)*

*Universitätsklinikum Münster, Klinik für Kinder- und Jugendpsychiatrie, -psychosomatik und -psychotherapie, Schmeddingstraße 50, 48149 Münster, Tel. 0251 83-56673, E-Mail: furniss@uni-muenster.de*

## RHEINLAND-PFALZ

*AHG Klinik für Psychosomatik*
*in Bad Dürkheim*

»Wir sind eine Psychosomatische Klinik mit verhaltenstherapeutischem Therapiekonzept und haben unter anderem Therapieschwerpunkte zur Behandlung Jugendlicher ab 16 Jahren und jungen Erwachsenen sowie ein ausgefeiltes Therapiekonzept zur Behandlung von Essstörungen, bestehend aus Gruppentherapie, Körpererfahrungseinheiten, begleitetem Essen u.v.m. sowohl für Patientinnen mit Anorexia nervosa, Bulimie, aber auch ein spezielles Angebot für Übergewichtige.«

*AHG Klinik für Psychosomatik Bad Dürkheim, Kurbrunnenstraße 12, 67098 Bad Dürkheim, Tel. 06322 934-0, E-Mail: duerkheim@ahg.de*

## SAARLAND

*AHG Klinik Münchwies*
*in Neunkirchen*

»Die AHG Klinik Münchwies ist eine stationäre Rehabilitationseinrichtung zur Behandlung von Abhängigkeitserkrankungen, psychosomatischen Störungen und psychischen Erkrankungen. Einer der Behandlungsschwerpunkte ist die Therapie von Essstörungen (Bulimia und Anorexia nervosa sowie Adipositas). Die Klinik behandelt auch Patientinnen und Patienten, bei denen zusätzlich zur Essstörung eine Alkohol- und/oder Medikamentenabhängigkeit besteht.«

*AHG Klinik Münchwies, Turmstraße 50-58, 66540 Neunkirchen, Tel. 06858 691-0, E-Mail: muenchwies@ahg.de*

## SCHLESWIG-HOLSTEIN

*Schön Klinik*

*in Bad Bramstedt*

»Die Schön Klinik Bad Bramstedt ist Deutschlands größte psychosomatische Fachklinik. Die Patienten sind je nach Krankheitsbild auf eigenen Schwerpunktstationen untergebracht und werden von interdisziplinären therapeutischen Teams betreut. Der Bereich Essstörungen bildet mit verschiedenen Behandlungskonzepten für Magersucht, Adipositas, Bulimie und Binge Eating einen besonderen Schwerpunkt. Darüber hinaus zählen Angststörungen, Zwangserkrankungen, Burn-out, Depressionen, Persönlichkeitsstörungen sowie somatoforme und Schmerzstörungen zu den Behandlungsschwerpunkten des Fachkrankenhauses. Das Therapiekonzept ist integrativ-verhaltensmedizinisch ausgerichtet. Insgesamt behandelt die Schön Klinik Bad Bramstedt in mehr als 400 Betten pro Jahr rund 3.400 Patienten.«

*Schön Klinik Bad Bramstedt, Birkenweg 10, 24576 Bad Bramstedt, Tel. 04192 504-0*

# BETREUTES WOHNEN

## BAYERN

ANAD e.V. – Beratung und therapeutische Wohngruppe, Poccistr. 5, 80336 München, Tel. 089 219973-0, E-Mail: kontakt@anad.de

## BERLIN

Mondlicht – Therapeutische Wohngemeinschaft für junge Frauen mit Essstörungen Mondlicht, Methfesselstraße 21, 10965 Berlin, Tel. 030 8182-8544, E-Mail: Mondlicht@nwik.de

Mondlicht 24 – Therapeutische Wohngemeinschaft für junge Frauen mit Essstörungen (Rundumbetreuung), Berliner Straße 9, 10715 Berlin, Tel. 030 3251-4665, E-Mail: Mondlicht24@nwik.de

## NIEDERSACHSEN

amanda wohnprojekte für Mädchen und junge Frauen mit Essstörungen GmbH, Franz-Bork-Straße 4, 30163 Hannover, Tel. 0511 80762730, E-Mail: info@amanda-wohnprojekte.de

Amidon – Hilfe für Menschen mit Essstörungen, Lindenstraße 20, 29525 Uelzen, Tel. 0581 97124-0, E-Mail: info@amIDon-uelzen.de

Perspektive – Jugendwohngruppe für Mädchen und junge Frauen mit Essstörungen CJD Braunschweig, Georg-Westermann-Allee 76, 38104 Braunschweig, Tel. 0531 7078-510, E-Mail: perspektive@cjd-braunschweig.de

## NORDRHEIN-WESTFALEN

Neue Heimat – Intensivwohngruppe der Jugendhilfe Bethel, Ramaweg 5, 33617 Bielefeld, Tel. 0521 144-3232, E-Mail: christine.tappe@bethel.de

LaVie Entwicklungsräume für junge Menschen gemeinnützige GmbH, Kirchweg 47, 57072 Siegen, Tel. 0271 70305270, E-Mail: info@lavie-jugendhilfe.de

## RHEINLAND-PFALZ

Villa Phoenix – Wohngruppe für essgestörte Mädchen und junge Frauen, Kumpstraße 39, 57610 Altenkirchen, Tel. 02681 98356-01, info@villaphoenix.de

## THÜRINGEN

Wohngemeinschaften für Jugendliche und junge Erwachsene mit Essstörungen – Stiftung »Dr. Georg Haar«, Dichterweg 2a, 99425 Weimar, Tel. 0364 8354-0

# BERATUNGSSTELLEN

## BADEN-WÜRTTEMBERG

ABAS, Anlaufstelle bei Essstörungen, Mädchengesundheitsladen e.V., Lindenspürstr. 32, 70176 Stuttgart, Tel: 0711 30568520, E-mail: info@maedchengesundheitsladen.de

## BAYERN

Beratungsstelle im Therapienetz Essstörung e.V., Sonnenstraße 2, 80331 München, Tel. 089 720136780, E-Mail: beratung@therapienetz-essstoerung.de

Ambulantes Centrum für Essstörungen, Sport- und Ernährungsmedizin e.V. c/o Praxis Dr. Daniel Drexler / Dr. Lill, Facharzt für Kinder- und Jugendpsychiatrie, Bahnhofstr. 11, 83022 Rosenheim, Tel: 08031 9412471, E-Mail: ace@kjp-netz.de

## BERLIN

Beratungsstelle Dick & Dünn e.V., Innsbrucker Str. 37, 10825 Berlin, Tel. 030 854-4994, E-Mail: dick-und-duenn@freenet.de

## BREMEN

Mädchenhaus Bremen e.V., Anlauf- und Beratungsstelle, Rembertistr. 32, 28203 Bremen, Tel. 0421 3365-444, E-Mail: info@maedchenhaus-bremen.de

## HAMBURG

Die Brücke e.V. Essstörungstherapie, Walddörferstraße 337, 22045 Hamburg, Tel. 040 666-120, E-mail: info@essstoerungs-therapie.de

## HESSEN

Kabera e.V. Beratung und Behandlung bei Essstörungen, Goethestraße 31, 34119 Kassel, Tel. 0561 70133-10, E-Mail: kabera@t-online.de

Balance Beratung und Therapie bei Essstörungen e.V., Waldschmidtstr. 11, 60316 Frankfurt/M, Tel. 069 490863-30, E-Mail: baless@t-online.de

Frankfurter Zentrum für Essstörungen gGmbH, Hansaallee 18, 60322 Frankfurt/Main, Tel. 069 550176, E-Mail: info@essstoerungen-frankfurt.de

## NIEDERSACHSEN

Esslust e.V., Lange Str. 11, 29664 Walsrode, Tel. 05161 487299, E-Mail: mail@esslust-niedersachsen.de

## NORDRHEIN-WESTFALEN

Düsseldorfer Zentrum für Essstörungen, Berliner Allee 25, 40212 Düsseldorf, Tel. 0211 86399075, E-Mail: kontakt@essstoerungen-duesseldorf.de

Bonner Zentrum für Essstörungen, Kaiser Str. 9, 53113 Bonn, Tel: 0228-210126, E-Mail: info@b-z-e.de

Lobby für Mädchen e.V., Fridolinstr.14, 50823 Köln, Tel. 0221 453556-50, Kostenlose Hotline: 0800 5035885 (Di. 16 Uhr - 18 Uhr), E-Mail: info@lobby-fuer-maedchen.de

## RHEINLAND-PFALZ

Mädchenhaus Mainz Mädchenberatung, Heidelbergerfaßgasse 14, 55116 Mainz, Tel. 06131 6130-68, E-Mail: maedchenberatung@maedchenhaus-mainz.de

## SAARLAND

Saarbrücker Ambulanz für Essstörungen, Anton Kellner, Zähringerstr. 9, 66119 Saarbrücken, Tel. 0681 53491, E-Mail: anton.kellner@t-online.de

## INTERNETADRESSEN

www.magersucht-online.de
www.hungrig-online.de
www.magersucht.de

www.ab-server.de
www.bundesfachverbandessstoerungen.de

## ICH DANKE ...

- dem Schwarzkopf & Schwarzkopf Verlag für den Mut, die Mühe, das Verständnis und das Vertrauen. Ihr seid wirklich die allercoolsten Berliner Schnauzen! Ganz besonders danke ich Oliver, Uta, Annika und Klara, die mir jede noch so kleine Frage beantwortet haben.
- Mami und Papi, dafür, dass ihr mir immer alles erlaubt und immer für mich da seid.
- Mathis für die sinnlosen Auseinandersetzungen und die Geschwisterliebe sowie dem Rest meiner tollen Familie. Timo, jetzt bist du fame!
- meinen zehn Süßen aus diesem Buch. Ihr könnt so stolz auf euch sein! Und Rebekka, mein Herz, danke für alles!
- Frau Dr. med. Wünsch-Leiteritz für die schöne Zusammenarbeit.
- Jonas für seine Liebe. Du belebst und vollendest mich und bist so wunderbar! Ich liebe dich, Baby.
- Den geilsten Partypeople der Welt. Jule, Nadine L., Anna, Caro und Malina. Ich höre uns schon kreischen »You're in Vegas, Baby!«
- Sarah, Tami und Saskia für die unzähligen gemeinsamen Stunden und die, die noch kommen werden.
- Nadine P., Denise und dem Rest meines Jahrgangs für die lustigsten Unterrichtsstunden. Ihr seid der Burner!
- Frau Cordshagen-Fischer für die Hilfe.
- Niken für all den Zauber, Lena für die Facebook-Ketten, Natalie, Isabel, Lisa, Michele und Maibritt für alles, was ihr mir gebt.
- allen, die mit mir das Leben feiern.

*Bitte beachten Sie auch die Hinweise*
*auf den folgenden Seiten*

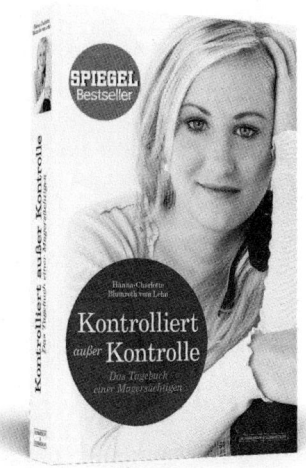

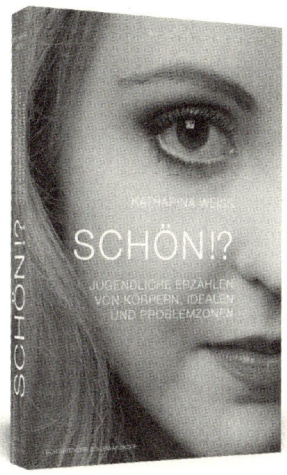

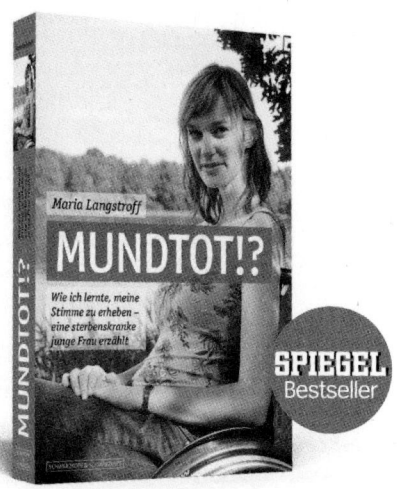

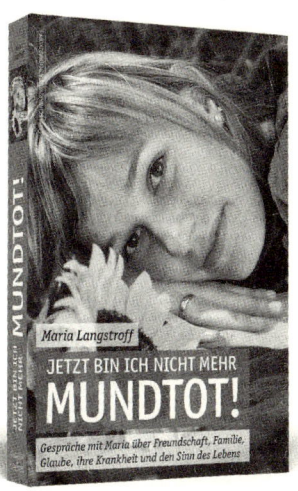

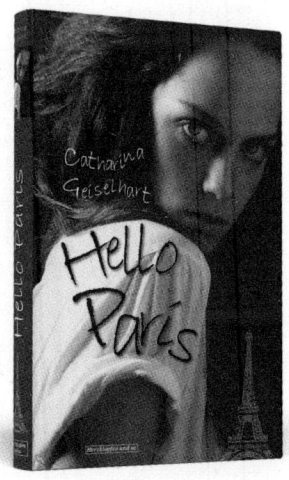

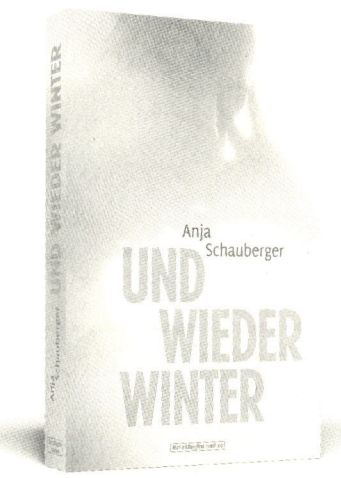

DIE AUTORIN

Beke Worthmann, 1995 in der Lüneburger Heide geboren, besucht die 12. Klasse eines Wirtschaftsgymnasiums. Mit 13 erkrankte sie an Anorexie. In ihrem Kampf gegen die Magersucht hat sie sich immer nach einem Buch gesehnt, das die Perspektive der Jugendlichen berücksichtigt. Nachdem sie ihre Krankheit überwunden hatte, schrieb sie dieses Buch einfach selbst. Mit »Dein Leben hat Gewicht« möchte sie allen Anorexie-Erkrankten auf ihrem schwierigen Weg helfen.

Beke Worthmann
DEIN LEBEN HAT GEWICHT
Elf Porträts junger Magersüchtiger

ISBN 978-3-86265-213-6

KATALOG
Wir senden Ihnen gern kostenlos unseren Katalog.
Schwarzkopf & Schwarzkopf Verlag GmbH
Kastanienallee 32, 10435 Berlin
Telefon: 030 – 44 33 63 00
Fax: 030 – 44 33 63 044

INTERNET | E-MAIL
www.schwarzkopf-schwarzkopf.de
info@schwarzkopf-schwarzkopf.de